# CRESCIMENTO E DESENVOLVIMENTO
# COM QUALIDADE DE VIDA

Instituto Phorte Educação
Phorte Editora

*Diretor-Presidente*
Fabio Mazzonetto

*Diretora Financeira*
Vânia M.V. Mazzonetto

*Editor-Executivo*
Fabio Mazzonetto

*Diretora Administrativa*
Elizabeth Toscanelli

Conselho Editorial

*Educação Física*
Francisco Navarro
José Irineu Gorla
Paulo Roberto de Oliveira
Reury Frank Bacurau
Roberto Simão
Sandra Matsudo

*Educação*
Marcos Neira
Neli Garcia

*Fisioterapia*
Paulo Valle

*Nutrição*
Vanessa Coutinho

Simone Sagres Arena

# CRESCIMENTO E DESENVOLVIMENTO COM QUALIDADE DE VIDA

São Paulo, 2016

*Crescimento e desenvolvimento com qualidade de vida*
Copyright © 2016 by Phorte Editora

Rua Rui Barbosa, 408
Bela Vista – São Paulo – SP
CEP: 01326-010
Tel./fax: (11) 3141-1033
*Site*: www.phorte.com.br
*E-mail*: phorte@phorte.com.br

Nenhuma parte deste livro pode ser reproduzida ou transmitida de qualquer forma, sem autorização prévia por escrito da Phorte Editora Ltda.

**CIP-BRASIL. CATALOGAÇÃO NA PUBLICAÇÃO**
**SINDICATO NACIONAL DOS EDITORES DE LIVROS, RJ**

A726c

Arena, Simone Sagres
Crescimento e desenvolvimento com qualidade de vida / Simone Sagres Arena. - 1. ed. - São Paulo : Phorte, 2016.
320 p. : il. ; 28 cm.

Inclui bibliografia
ISBN 978-85-7655-604-6

1. Crescimento humano. 2. Exercícios físicos - Aspectos fisiológicos. I. Título.

| 16-30790 | CDD: 612.6 |
| | CDU: 612.6 |

ph1968.1

Este livro foi avaliado e aprovado pelo Conselho Editorial da Phorte Editora.

Impresso no Brasil
*Printed in Brazil*

Ao tesouro que a vida me
concedeu, a filhota Mariana,
pelos inúmeros momentos
de alegria, de felicidade
e de realização.

# Agradecimentos

À minha família, em especial, aos meus pais Moacir Arena e Aparecida Sagres Arena, pelos ensinamentos, pelo apoio e pelo afeto.

Aos amigos, pela paciência de ouvir minhas reflexões profissionais.

Aos meus orientadores, professora doutora Maria Tereza Silveira Bohme e professor doutor João Gilberto Carazzato, pelos ensinamentos durante os meus programas de mestrado e de doutorado.

Aos colegas professores das Faculdades Metropolitanas Unidas (FMU), pela convivência amigável e alegre durante todos esses anos.

Aos meus alunos de graduação do curso de Educação Física da FMU, pelo carinho e pelo reconhecimento do meu profissionalismo.

Aos coordenadores do curso de Educação Física da FMU, professor Flávio Delmanto e professora Doralice Signore, pelo apoio profissional e pelo suporte acadêmico.

Ao professor Fábio Mazzoneto e à Phorte Editora, em especial, à Liris e à Gabriela, pelo suporte nas tarefas processuais durante a confecção do livro.

Aos professores e amigos Allan Kardec e Bráulio França, que gentilmente autorizaram a participação de seus filhos Rafael e Juan nas fotos que ilustram alguns capítulos da obra.

Ao meu companheiro de todas as horas, Luís Fernando, pelo apoio, pela dedicação e pelo amor.

# Apresentação

O livro *Crescimento e desenvolvimento com qualidade de vida* é fruto de uma experiência profissional duplamente relacionada ao tema, em primeiro lugar, pela atuação na área técnica do treinamento esportivo infantojuvenil em clubes de São Paulo, e, em segundo lugar, pela carreira acadêmica, com a organização da disciplina Crescimento e Desenvolvimento. Com a unificação da experiência técnica e dos anos de carreira acadêmica, esta obra reflete a relação direta entre os aspectos biopsicossociais do crescimento humano e a atividade física.

Os primeiros três capítulos do livro reforçam a discussão conceitual da terminologia das divisões de crescimento proposta pela obra, justificam as divisões dos períodos de crescimento e, na sequência, apresentam os fatores intrínsecos e extrínsecos que nele interferem.

Em seguida, os capítulos padronizam-se na apresentação dos aspectos de crescimento somático, cognitivo, afetivo e motor, referentes aos períodos pré-natal, de 0 a 2 anos, infâncias (de 2 a 6 anos e 7 a 11 anos de idade) e puberdade, com uma proposta de atividade ideal para um desenvolvimento saudável em cada fase.

As principais alterações que ocorrem nos tecidos ósseo, muscular e adiposo durante o crescimento, justificadas pela interferência dos sistemas endócrino, cardiorrespiratório e circulatório e relacionadas aos fatores nutricionais completam a ênfase biológica do livro até esse ponto.

Depois disso, são apresentados os procedimentos das medidas de avaliação do crescimento, da maturação biológica e dos testes das capacidades motoras associados às suas orientações de prescrição, valorizando a necessidade de um sistema de avaliação interligado ao processo de prescrição de exercícios físicos para crianças e para jovens.

E, por fim, os últimos dois capítulos, que tratam do talento esportivo e das lesões esportivas, apresentam temas relacionados às minhas pesquisas de mestrado e de doutorado, respectivamente.

Em resumo, este livro compila temas da área do Crescimento e da Atividade Física com base em experiências, reflexões e levantamentos teóricos que podem, de forma objetiva, direcionar os conhecimentos de profissionais da Educação e da Saúde que atuam em programas de atividade física e de esporte com crianças e jovens.

# Prefácio

No meio acadêmico, é uma grande honra ser convidado a prefaciar um livro científico. Orgulhoso pelo convite, vem a dupla satisfação de participar deste momento da professora Simone Arena, pois aquela que foi minha aluna no curso de Educação Física nas Faculdades Integradas de Guarulhos (FIG), na década de 1990, passou a ser nossa colega, professora no curso de Educação Física das Faculdades Metropolitanas Unidas (FMU). Sua obra *Crescimento e desenvolvimento com qualidade de vida* relata os aspectos básicos do crescimento e do desenvolvimento, enfatizando os seus fatores intrínsecos e extrínsecos e segmentando seus conhecimentos nos diferentes períodos etários. Somente esses aspectos seriam o bastante para qualificar esta obra como imprescindível, não só para os alunos de Educação Física, mas para todos os profissionais da área da Saúde.

Entretanto, a professora Simone vai além, e aborda os aspectos nutricionais do nascimento à puberdade, além de dedicar um capítulo aos sistemas endócrino, cardíaco, respiratório e circulatório. A autora ainda nos presenteia com mais três capítulos – um sobre avaliação do crescimento e orientação para prescrição de exercícios, outro sobre treinamento e talento esportivos e, finalmente, escreve a respeito das lesões esportivas em atletas jovens. Fantástico!

Certamente, esta obra trará grandes benefícios aos alunos dos diferentes cursos de Educação Física espalhados pelo País, auxiliando-os no entendimento do crescimento e do desenvolvimento, sendo um grande norteador para aqueles que já atuam nas áreas de Educação Física e Medicina Esportiva. Seguramente, este livro estará citado nas referências bibliográficas de vários trabalhos científicos.

Por fim, a honraria transforma-se no privilégio de assistir ao crescimento e ao desenvolvimento intelectual da professora Simone, e na grande alegria de participar de sua evolução nesses últimos 20 anos.

Doutor Cesar Pereira Soares de Oliveira
Pediatra e especialista em Medicina Esportiva
Professor titular das Faculdades Metropolitanas Unidas

# Sumário

**Parte I – Enfoque teórico, qualidade de vida e crescimento** ........................................ **17**

1 Qualidade de vida durante o crescimento e conceitos associados ........................................19

   1.1 Qualidade de vida ........................................................................................19

      1.1.1 Conceito de qualidade de vida ........................................................20

   1.2 Estilo e qualidade de vida da criança e do adolescente ................................20

   1.3 Qualidade de vida e o resgate do brincar e da juventude ............................21

      1.3.1 Qualidade de vida da criança e do jovem que praticam atividades físicas....24

      1.3.2 O que acontece com a criança que não brinca com o corpo em movimento?....24

   1.4 Crescimento, desenvolvimento e maturação ...............................................24

      1.4.1 Conceito de crescimento...................................................................25

      1.4.2 Conceito de desenvolvimento ..........................................................25

      1.4.3 Crescimento somático.......................................................................26

      1.4.4 Crescimento cognitivo ......................................................................26

      1.4.5 Crescimento afetivo ..........................................................................27

      1.4.6 Crescimento motor............................................................................27

      1.4.7 Conceito de maturação .....................................................................27

      1.4.8 Idade cronológica..............................................................................27

      1.4.9 Idade biológica..................................................................................27

   1.5 Desenvolvimento motor ..............................................................................28

   1.6 Atividade física e esporte ............................................................................30

      1.6.1 Atividade física .................................................................................30

      1.6.2 Esporte ..............................................................................................31

   1.7 Habilidades e capacidades motoras ............................................................32

      1.7.1 Habilidade motora ............................................................................33

      1.7.2 Capacidade motora ...........................................................................33

2 Períodos de crescimento e fatores que interferem no desenvolvimento.........................37

   2.1 Períodos de crescimento e de desenvolvimento humano.............................38

      2.1.1 Período neonatal e primeira infância (de 0 aos 5 anos)...................38

      2.1.2 Média infância (de 6 a 12 anos) ......................................................39

      2.1.3 Adolescência (de 13 a 18 anos) .......................................................39

      2.1.4 Início da idade adulta (de 19 a 29 anos) .........................................39

      2.1.5 Idade adulta média (de 30 a 60 anos) ..............................................39

      2.1.6 Maturidade posterior (de 60 anos acima) ........................................40

2.2 Fatores que interferem no crescimento e no desenvolvimento ...........................................42

2.3 Fatores intrínsecos que interferem no crescimento.......................................................43

    2.3.1 Fatores genéticos.................................................................................................43

2.4 Fatores extrínsecos que interferem no crescimento .......................................................45

    2.4.1 Aspectos nutricionais e condição socioeconômica...............................................45

**Parte II – Estratégias de desenvolvimento e de crescimento físico ............................. 51**

3 Período pré-natal.................................................................................................................53

3.1 Estágios de desenvolvimento pré-natal ..........................................................................53

    3.1.1 Semanas do desenvolvimento pré-natal................................................................55

3.2 Fatores que interferem no tamanho do recém-nascido...................................................63

    3.2.1 Aspectos nutricionais e condição socioeconômica da mãe ...................................64

    3.2.2 Tabagismo, alcoolismo e consumo de drogas em geral .........................................65

    3.2.3 Atividade física em excesso ...................................................................................66

4 Meninice: de 0 a 2 anos de idade........................................................................................69

4.1 Crescimento somático.....................................................................................................70

4.2 Movimentos reflexos do recém-nascido .........................................................................71

    4.2.1 Reflexo de alimentação.........................................................................................72

    4.2.2 Reflexo de sucção.................................................................................................72

    4.2.3 Reflexo de preensão..............................................................................................73

    4.2.4 Reflexo lateral ......................................................................................................73

    4.2.5 Reflexo da marcha ................................................................................................73

    4.2.6 Reflexo de susto ...................................................................................................74

4.3 Desenvolvimento físico, cognitivo e afetivo de 0 a 2 anos de idade...............................74

    4.3.1 Desenvolvimento físico, cognitivo e social de 0 a 6 meses de idade .....................76

    4.3.2 Desenvolvimento físico, cognitivo e social de 6 a 12 meses de idade....................77

    4.3.3 Desenvolvimento físico, cognitivo e social de 1 a 2 anos de idade .......................78

4.4. Desenvolvimento psicomotor de 0 a 2 anos de idade ....................................................78

    4.4.1 Uso de reflexos .....................................................................................................79

    4.4.2 Reação circular primária .......................................................................................79

    4.4.3 Reação circular secundária ...................................................................................80

    4.4.4 Coordenação de esquemas secundários.................................................................80

    4.4.5 Reação circular terciária .......................................................................................80

4.5 Sequência motora de desenvolvimento normal e idade aproximada ..............................80

4.6 Proposta de estimulação motora essencial para os bebês ...............................................82

5 Primeira infância (de 2 a 6 anos de idade) .........................................................................85

5.1 Crescimento somático de 2 a 6 anos...............................................................................86

5.2 Crescimento cognitivo de 2 a 6 anos..............................................................................87

5.3 Crescimento afetivo de 2 a 6 anos .................................................................................88

5.4 Desenvolvimento motor de 2 a 6 anos ...........................................................................89

5.5 Avaliação do desenvolvimento motor ............................................................................93

5.6 Técnicas de avaliação motora para a primeira infância: de 2 a 6 anos ...........................95

    5.6.1 Testes por componente da motricidade (Rosa Neto, 2002) ..................................95

    5.6.2 Observação psicomotora de Fonseca (1995)..........................................................96

    5.6.3 Classificação dos estágios e/ou níveis das habilidades motoras fundamentais

        na perspectiva de diferentes autores ......................................................................98

5.7 Proposta de atividades físicas estruturadas de 3 a 6 anos de idade.................................105

    5.71 Proposta de atividades físicas com habilidades de locomoção......................................106

    5.7.2 Esportes adaptados com ênfase nas habilidades motoras de locomoção .......................107

    5.7.3 Proposta lúdica com as habilidades de locomoção ...............................................108

    5.7.4 Proposta de atividades físicas com habilidades de manipulação............................110

    5.7.5 Exemplos de atividades lúdicas com habilidades de manipulação .............................113

5.7.6 Esportes adaptados com ênfase nas habilidades de manipulação .................... 115

5.7.7 Proposta de atividades físicas com habilidades de estabilização ................... 116

5.7.8 Propostas lúdicas utilizando as habilidades de estabilização .................... 118

5.7.9 Esportes adaptados com ênfase nas habilidades de estabilização................... 120

## 6 Segunda infância (de 7 a 11 anos de idade) .................... 121

6.1 Crescimento somático de 7 a 11 anos.................... 122

6.2 Crescimento cognitivo de 7 a 11 anos .................... 124

6.3 Crescimento afetivo-social de 7 a 11 anos .................... 124

6.4 Crescimento no aspecto motor de 7 a 11 anos .................... 125

6.5 Implicações do treinamento esportivo regular na segunda infância .................... 127

6.6 Competição esportiva regular no período da segunda infância .................... 129

6.7 Proposta de atividades físicas e esportivas para a segunda infância .................... 132

6.7.1 Fase de 7 a 8 anos .................... 132

6.7.2 Fase de 9 a 11 anos.................... 139

## 7 Puberdade e adolescência .................... 143

7.1 Alterações corporais e características sexuais da puberdade .................... 145

7.2 Idade de menarca.................... 148

7.3 Crescimento somático, surto de crescimento e alterações hormonais.................... 149

7.4 Crescimento cognitivo durante a puberdade .................... 154

7.5 Crescimento afetivo-social durante a puberdade .................... 154

7.6 Características motoras da puberdade .................... 156

7.6.1 Estágio de aplicação .................... 157

7.6.2 Estágio de utilização permanente.................... 157

7.7 Proposta de atividade física e esporte para a puberdade .................... 159

## 8 Nutrição durante o crescimento.................... 163

8.1 Aleitamento materno e prevenção de doenças .................... 165

8.2 Orientações nutricionais durante o crescimento .................... 168

8.3 Obesidade associada ao sedentarismo e aos hábitos alimentares infantojuvenis.................... 173

## 9 Sistemas e tecidos durante o crescimento.................... 177

9.1 Crescimento e sistema endócrino .................... 177

9.1.1 Hipotálamo e hipófise .................... 179

9.1.2 Tireoide .................... 181

9.1.3 Paratireoides.................... 182

9.1.4 Suprarrenais .................... 182

9.1.5 Pâncreas .................... 182

9.1.6 Ovários e testículos .................... 183

9.2 Sistemas cardíaco, respiratório e circulatório durante o crescimento .................... 184

9.2.1 Sistema cardíaco.................... 184

9.2.2 Sistema respiratório .................... 186

9.2.3 Sistema circulatório.................... 188

9.3 Tecidos ósseo, adiposo e muscular durante o crescimento .................... 192

9.3.1 Tecido ósseo.................... 192

9.3.2 Tecido muscular .................... 194

9.3.3 Tecido adiposo .................... 195

## 10 Avaliação do crescimento, da aptidão física e orientações para prescrição de exercícios físicos para crianças e jovens.................... 199

10.1 Critérios para seleção de testes de aptidão física .................... 199

10.2 Anamnese .................... 200

10.3 Baterias de testes.................... 202

10.3.1 Internacionais .................... 202

10.3.2 Nacionais.................... 203

10.4 Avaliação da composição corporal durante o crescimento ....................................................203

    10.4.1 Avaliação do crescimento ..................................................................................204

    10.4.2 Medidas corporais ...........................................................................................212

    10.4.3 Limitações do IMC em adultos .......................................................................214

    10.4.4 IMC em crianças e jovens ...............................................................................214

    10.4.5 Protocolos de avaliação da composição corporal .............................................215

    10.4.6 Dobras cutâneas em crianças e jovens .............................................................216

10.5 Avaliação da maturação biológica .......................................................................................219

    10.5.1 Técnicas de avaliação da maturação biológica .................................................221

10.6 Avaliação da aptidão física em crianças e jovens .................................................................226

10.7 Resistência aeróbia em crianças e jovens .............................................................................227

    10.7.1 Descrição dos testes de campo mais utilizados ...............................................228

    10.7.2 Orientações para prescrição de treinamento aeróbio em crianças e jovens ...............229

10.8 Força e resistência musculares em crianças e jovens ...........................................................231

    10.8.1 Descrição dos testes mais utilizados ...............................................................233

    10.8.2 Orientações para prescrição de treinamento de força em crianças e jovens ...............236

10.9 Flexibilidade em crianças e jovens ......................................................................................240

    10.9.1 Descrição dos testes de flexibilidade ...............................................................241

    10.9.2 Orientações para prescrição de treinamento da flexibilidade em crianças e jovens....246

10.10 Velocidade e potência anaeróbia em crianças e jovens .......................................................248

    10.10.1 Descrição dos principais testes de velocidade e de agilidade .........................248

    10.10.2 Orientações para prescrição de treinamento da velocidade e da potência
              anaeróbia em crianças e jovens...................................................................251

10.11 Interpretando os resultados dos testes descritos .................................................................254

**Parte III – Treinamento esportivo para jovens atletas e lesões associadas....................257**

**11 Programa esportivo em longo prazo na infância e na juventude** ...........................................259

11.1 Programas brasileiros de iniciação e especialização esportiva ..............................................260

11.2 Modelos de programas esportivos para jovens .....................................................................264

11.3 Sistemas de competição esportiva para crianças e jovens ....................................................268

**12 Lesões esportivas em atletas jovens**.......................................................................................275

12.1 Conceito de lesão esportiva .................................................................................................275

12.2 Tipos de lesões mais comuns em atletas jovens ...................................................................277

12.3 Lesões esportivas na infância e na adolescência ..................................................................279

    12.3.1 Lesões epifisárias ............................................................................................279

    12.3.2 Apofisites e osteocondrites mais comuns em jovens .......................................283

    12.3.3 Fraturas por estresse .......................................................................................285

    12.3.4 Tendinites e bursites .......................................................................................286

    12.3.5 Incidência de lesões esportivas em atletas jovens brasileiros ...........................286

12.4 Fatores de risco relacionados a lesões esportivas em atletas jovens .....................................287

12.5 O exame de pré-participação ..............................................................................................291

**Referências**.................................................................................................................................297

**Sobre a autora**...........................................................................................................................319

# Enfoque teórico, qualidade de vida e crescimento

## Parte I

# Qualidade de vida durante o crescimento e conceitos associados

**1**

## 1.1 Qualidade de vida

O tema qualidade de vida tem sido constantemente investigado na sociedade contemporânea e em todas as áreas do conhecimento. Observa-se, portanto, a necessidade de determinar o que esse conceito representa, tanto nas áreas de Humanas (que buscam estudar o ser humano dentro da sociedade) quanto nas áreas de Biológicas e da Saúde (que estudam o homem dentro do conjunto de seres vivos), e, até mesmo, nas áreas de Exatas (que, com a produção de tantos recursos tecnológicos, também buscam a melhor qualidade de vida da humanidade). Tal fato indica que determinar o significado da qualidade de vida implica conhecer os principais indicadores que, atualmente, norteiam tais parâmetros.

A sociedade contemporânea, nas últimas décadas, tem presenciado uma mudança drástica de comportamento, o que afeta diretamente a definição do conceito de qualidade de vida, e as transições ocorridas em três grandes patamares sociais justificam a necessidade de compreender que a referida mudança de comportamento foi influenciada por diversos fatores.

Por terem ocorrido alterações demográficas, tecnológicas e epidemiológicas marcantes, cresce a importância do estudo da qualidade de vida com base nas novas tendências comportamentais. Investigá-la se faz necessário, sobretudo nos grandes centros urbanos, que apresentam limitações de espaço livre para atividade física, além de um custo de vida mais elevado e hábitos alimentares que pendem para o consumo de alimentos industrializados.

### 1.1.1 Conceito de qualidade de vida

*Percepção de bem-estar resultante de um conjunto de fatores individuais e socioambientais que caracterizam as condições em que vivem as pessoas* (Nahas, 2001).

A promoção de uma sociedade com qualidade de vida depende, então, tanto do estilo de vida que um indivíduo adota em sua rotina diária como, também, de fatores ambientais estabelecidos pelo país ou região onde se reside.

O estilo de vida está associado a um modelo cultural imposto pelo local/região em que se habita, bem como pela organização de pequenos grupos sociais denominados *famílias*. O primeiro modelo cultural que uma criança – e, consequentemente, um adolescente – recebe advém da sua família ou do grupo de indivíduos que lhe fornece os primeiros cuidados e orientações, desde o nascimento até o início da idade adulta.

Dessa forma, quando se pensa em qualidade de vida ou percepção de bem-estar de uma criança e de um adulto, tem-se que partir do princípio de que eles são diferentes, apesar de serem interdependentes, ou seja, que as necessidades de uma criança são diferentes das de um adulto, mas que o adulto é aquele que determina o que é bom para a criança.

Por mais que os educadores ou aqueles que pesquisam sobre saúde e crescimento da criança e do adolescente publiquem livros, estudos e orientações sobre o que é importante para um crescimento saudável, o grupo social familiar é o primeiro agente de interferência no estilo de vida de uma criança e, por conseguinte, de um adolescente.

Identificar nas pessoas (do nascimento aos últimos anos de vida) uma percepção de bem-estar com base em fatores individuais e socioambientais torna-se, atualmente, um dos maiores desafios para as grandes potências mundiais da sociedade contemporânea.

## 1.2 Estilo e qualidade de vida da criança e do adolescente

Basicamente, o estilo de vida de uma criança é determinado pelo grupo social familiar ao qual ela pertende e compreende os hábitos diários da família em relação à criança, como alimentação, horas de sono, períodos de lazer e de atividade física. Já a qualidade de vida da criança e do jovem é muito mais abrangente e depende diretamente do estilo de vida proporcionado pela família e, também, pelo meio ambiente em que eles vivem, como os aspectos relacionados à estrutura da cidade, muitas vezes determinados pelo Estado. Entre estes, destacam-se os itens de saneamento básico, acesso a programas de saúde pública, sistema público educacional, programas públicos de esporte e de atividade física (Quadro 1.1).

Quadro 1.1 – Estilo e qualidade de vida da criança

| Estilo de vida | Qualidade de vida |
|---|---|
| Hábitos individuais diários, saudáveis ou não, da família da criança. | Depende do estilo de vida e do ambiente em que vive a criança. |
| Exemplos:<br>• alimentação;<br>• lazer;<br>• atividade física e/ou esporte. | Exemplos:<br>• saneamento básico;<br>• educação;<br>• saúde pública. |

## 1.3 Qualidade de vida e o resgate do brincar e da juventude

A qualidade de vida de uma criança depende diretamente do resgate do brincar, e a do adolescente, das ações típicas da juventude. Por que se coloca aqui, contudo, a palavra "resgate", como se o brincar e o lazer estivessem em desuso no período da infância e da adolescência?

Conforme mencionado anteriormente, as últimas décadas foram marcadas por alterações acentuadas nos aspectos demográficos, tecnológicos e epidemiológicos da nossa sociedade, que vão desde o grande crescimento populacional à gigantesca concentração urbana, do crescimento acelerado das parafernálias eletrônicas à erradicação de doenças infectocontagiosas e, em contrapartida, à explosão de doenças decorrentes da valorização da atividade intelectual e de hábitos alimentares inadequados.

Todas essas mudanças comportamentais da sociedade atual interferem diretamente sobre a educação e o crescimento saudável de uma criança e, portanto, também de um jovem. Como o brincar e o lazer são atividades desempenhadas durante o tempo livre, elas parecem ser algo descompromissado e que não envolve responsabilidades, não sendo consideradas tarefas importantes por parte dos adultos, ainda que se trate da infância. Quantas vezes não se ouve uma mãe ou um pai dizerem: "*Meu filho não precisa brincar, ele precisa estudar!*"? Evidentemente, ele precisa estudar, mas o brincar ocupa um papel de destaque quando o que está em questão é um crescimento saudável.

O ato de brincar é pertinente a todo o período da infância. A fase da fantasia, típica do universo infantil, permite a experimentação e as inúmeras possibilidades de aprendizagem. O recurso lúdico desenvolve na criança habilidades cognitivas e motoras que estimulam a curiosidade, a linguagem, a atenção e a concentração.

Em um ambiente saudável e que respeite a essência lúdica, à medida que a criança cresce e se desenvolve, ocorrem mudanças sólidas e diversificadas que a capacitam, de maneira cada vez mais efetiva e adequada, para enfrentar os desafios típicos da vida cotidiana de forma autônoma e autoconfiante.

Todas as vezes que uma criança brinca com jogos ou participa de alguma brincadeira de forma prazerosa, ela se sente desafiada a realizar tal tarefa. Esse sentimento de desafio estimula a sua inteligência por meio da busca de soluções baseadas em possíveis alternativas que necessitam, dependendo da tarefa, de concentração, coordenação, controle emocional e muita imaginação. A combinação desses fatores estimula o raciocínio intelectual da criança, além de contribuir para um desenvolvimento psicomotor saudável, equilibrado nos estímulos e, acima de tudo, que respeite a sua essência lúdica.

Além dos aspectos psicomotores, as brincadeiras infantis estimulam o desenvolvimento das regras sociais durante as etapas de crescimento. As brincadeiras de faz de conta, como brincar de casinha, restaurante ou supermercado, estimulam a criança a compreender a representação de diferentes papéis sociais. O jogo lúdico favorece, além da socialização da criança, o entendimento de que é preciso respeitar as regras estabelecidas para a participação, como, por exemplo, esperar a sua vez pacientemente, ou mesmo entender que às vezes se perde e em outras se ganha. E, ainda, permite à criança compreender as relações de ajuda e companheirismo nas brincadeiras de grupos ou equipes.

Por causa do estressante e corrido mundo contemporâneo, pais e outros adultos dispõem de pouco tempo livre para participar de atividades lúdicas com seus filhos. O pouco tempo que passam com eles é destinado a uma educação repressora, a cobranças nas tarefas escolares, e é sabido que esse método de educação não é o mais eficiente para que os pais exerçam a sua autoridade e também contribuam para um desenvolvimento adequado para o exercício da cidadania.

Na atualidade, as crianças ingressam cada vez mais cedo em instituições de ensino, como creches, escolas de educação infantil ou núcleos de educação, e, em muitos casos, os pais, por terem pouca disponibilidade de tempo, relegam o ato de brincar com os seus filhos, delegando essa função aos educadores, recreadores ou monitores. Em todas as fases de seu desenvolvimento, a criança sente a necessidade de brincar com os pais. É típico do universo infantil que a criança chame a atenção dos adultos para a participação em brincadeiras ou jogos infantis. As atividades lúdicas entre pais e filhos, além de estabelecerem laços afetivos mais consistentes, elevam o interesse da criança pela atividade, o que permite um aprendizado eficiente e prazeroso para ambos.

Infelizmente, o ato de pais e filhos brincarem juntos tem se tornado cada vez mais escasso entre as famílias, sobretudo quando as crianças já estão alfabetizadas. Com o advento da inovação tecnológica, em suas horas livres, os pais geralmente optam por atividades individualistas, como assistir à televisão ou navegar na internet. Na faixa etária a partir de 6-7 anos de idade, a convivência entre ambos está muito atrelada à convivência pertinente às tarefas escolares. Uma pesquisa conduzida pelo Instituto Ipsos, realizada em 77 cidades brasileiras, com 31,5 milhões de pais e 24,3 milhões de crianças, teve como objetivo realizar um levantamento sobre os hábitos de brincar de crianças na faixa etária de 6 a 12 anos de idade (Buchalla, 2007). Segundo o estudo, foram identificados os principais motivos da importância do ato de brincar durante a infância (Quadro 1.2).

Quadro 1.2 – A importância do brincar para a qualidade de vida da criança

| A importância do brincar |
|---|
| • Ajuda a desenvolver as diferentes formas de raciocínio. |
| • Possibilita simular situações e antecipar soluções. |
| • Ensina valores. |
| • Promove autoconhecimento, ao colocar a criança em contato com suas habilidades e suas dificuldades. |
| • Aguça os sentidos. |
| • Desperta a imaginação e a criatividade. |
| • Alivia tensões. |
| • Favorece a sociabilização: ensina a convivência, a tolerância e o respeito a regras. |

Fonte: adaptado de Buchalla (2007).

A qualidade da brincadeira está relacionada à sua variabilidade e ao prazer das crianças ao realizá-la. Pesquisadores do Instituto Ipsos criaram o "Índice Brincar", a fim de avaliar a qualidade das brincadeiras, considerando o tipo de atividade e o tempo gasto com ela. Segundo os dados desse índice, 39% das crianças brasileiras não brincam como poderiam (Buchalla, 2007). O Quadro 1.3 corrobora essa informação com base na percepção dos pais sobre o brincar.

Quadro 1.3 – A brincadeira, segundo a opinião dos pais entrevistados, e os principais tipos de atividades recreativas realizadas pelas crianças avaliadas

| A brincadeira segundo os pais... |
|---|
| • 84% acreditam que, para estarem preparadas para a vida, as crianças, desde cedo devem, estudar mais do que brincar. |
| • 44% acham que as crianças devem preencher o tempo livre com atividades extracurriculares. |
| • 53% brincam com os filhos diariamente. |
| • Apenas 14% sentem prazer em brincar com os filhos – a maioria prefere assistir à televisão e ouvir música a brincar com eles. |
| ...e como brincam as crianças brasileiras |
| • 97% citam a televisão, o DVD ou os vídeos em casa como a principal distração.* |
| • 58% brincam no quarto.** |
| • 76% brincam principalmente com os amigos na escola.** |
| • 11% brincam sozinhas. |
| • 39% não brincam o bastante – o tempo dedicado aos jogos é pequeno e a brincadeira tende a ser sempre a mesma. |

* Respostas múltiplas.
** Respostas múltiplas, classe AB.
Fonte: adaptado de Buchalla (2007).

### 1.3.1 Qualidade de vida da criança e do jovem que praticam atividades físicas

Com a prática de atividade física e de esportes, tanto a criança quanto o jovem aprendem que, na vida, é preciso dividir, respeitar diferenças, esperar a vez, ganhar e perder. O esporte ajuda a trabalhar o medo, a timidez, a apatia, a lidar com inseguranças e a expressar sentimentos. A atividade física lúdica envolve jogos de imaginação e interação, e, como a criança tem muita disposição física, brincar com o corpo em movimento é a melhor opção de desenvolvimento saudável, tanto mental quanto fisicamente. O que se tem hoje, infelizmente, são duas condições negativas distintas. Crianças e jovens com um bom nível socioeconômico têm agendas lotadas (inglês, futebol, tênis, balé, pintura etc.); já as crianças menos abastadas, por questões de segurança, saem pouco de casa para brincar. De alguma forma, existe uma falta de equilíbrio nas diferentes propostas dos programas de atividade física para crianças e jovens: ou eles têm muitos compromissos, que não envolvem necessariamente uma atividade física regular e lúdica, ou ficam restritos apenas aos ambientes da escola e do lar, o que também limita muito a exploração das brincadeiras que envolvem atividades corporais. Dessa maneira, eles são conduzidos a uma situação típica de infância perdida.

### 1.3.2 O que acontece com a criança que não brinca com o corpo em movimento?

Nesse caso, seu desenvolvimento ficará comprometido: ela terá dificuldades em se enturmar; sentirá insegurança, timidez ou vergonha; poderá apresentar uma tendência a ser dominadora – querendo impor apenas as suas brincadeiras –; demonstrará um apego exagerado aos seus brinquedos; ou, então, ficará viciada em jogos eletrônicos, que em nada contribuem para o seu crescimento biopsicossocial. Tudo isso ainda pode se agravar se a criança adquirir hábitos de vida sedentária, acarretando doenças como obesidade e distúrbios alimentares, comprometendo a saúde física e, também, a sua autoestima.

Existe a necessidade de pais e responsáveis se conscientizarem de todos os benefícios do lúdico associado às atividades físicas, para equilibrar todas essas emoções e permitir à criança um brincar e um viver saudáveis, de forma harmônica.

## 1.4 Crescimento, desenvolvimento e maturação

O crescimento na espécie humana se dá de forma bem peculiar. Consiste em uma atividade biológica dominante durante as duas primeiras décadas de vida, desde a concepção, os nove meses de vida intrauterina, até o fim da puberdade, com o término do aumento da estatura (crescimento linear). Os domínios biológico e comportamental interagem à medida que o indivíduo evolui do nascimento até o envelhecimento. Os indicadores de crescimento biológico são imprescindíveis para a determinação do estado de saúde de uma criança, e são dependentes de fatores socioambientais, como alimentação, controle de doenças, saneamento básico, acesso a sistema de saúde e condições de vida em geral.

## 1.4.1 Conceito de crescimento

Refere-se ao aumento do tamanho do corpo como um todo e de partes específicas (Malina e Bouchard, 2002).

O crescimento ocorre por meio de três processos:

- *hiperplasia*: aumento do número de células;
- *hipertrofia*: aumento do tamanho das células;
- *acreção*: aumento das substâncias intracelulares.

Os processos de hiperplasia, de hipertrofia e de acreção ocorrem todos durante o crescimento, mas a predominância de um ou de outro processo varia de acordo com a idade e o tecido envolvido. Por exemplo, o crescimento dos tecidos musculoesquelético e adiposo (gordura) ocorre na infância, predominantemente pelo processo de hiperplasia. Já na puberdade, a predominância se inverte, e o processo de hipertrofia é o principal responsável pelo crescimento corporal.

O aumento no número de células ocorre em razão da divisão celular (mitose), que envolve a replicação de DNA, com a subsequente migração do cromossomo replicado em células funcionais e idênticas. Por sua vez, o aumento do tamanho das células envolve um aumento nas unidades funcionais intracelulares, particularmente proteínas e substratos, como ocorre na hipertrofia muscular pela prática regular de exercícios. As substâncias intracelulares são orgânicas e inorgânicas, e têm a função de agregar as células em complexos, como as fibras colágenas fazem na matriz e os adipócitos, no tecido adiposo (Malina e Bouchard, 2002).

## 1.4.2 Conceito de desenvolvimento

Refere-se a alterações no nível de funcionamento de um indivíduo ao longo do tempo, no que diz respeito aos aspectos somático, cognitivo, afetivo e motor.

Obviamente, caso se atente para a grande diversidade de fenótipos que o ser humano apresenta – não só na idade adulta, mas, inclusive, no decorrer de todo o período de tempo necessário para atingi-la (cerca de 20 anos) –, a tarefa de reconhecer todas as variações do considerado crescimento normal pode parecer muito difícil.

Outra característica do crescimento que facilita a tarefa de sua compreensão é que ele se processa sempre da mesma maneira em todos os indivíduos, isto é, as mudanças ocorrem sempre na mesma ordem.

O crescimento não é contínuo, pois pode ocorrer alternância de etapas de surtos de crescimento rápido com momentos de repouso (denominados *stase*, em que praticamente não se observa nenhum crescimento), e é possível, também, que ele não ocorra de maneira igual e simultânea em todos os tecidos e órgãos. O crescimento normal, contudo, acontece sempre obedecendo a mesma sequência de eventos, o que o torna previsível.

Entre os diferentes indivíduos, o que varia é o momento de início (idade), a duração (tempo) e a intensidade (velocidade ou magnitude) de cada etapa do crescimento. Estas características (início, duração e intensidade) variam habitualmente entre limites razoavelmente bem definidos, o que permite utilizá-las para avaliar indivíduos isoladamente ou, até mesmo, avaliar a maneira como o crescimento está acontecendo em determinada população ou comunidade.

O crescimento corporal normal ou alterado pode ser observado com base nos aspectos somáticos, cognitivos, afetivos e motores (Figura 1.1).

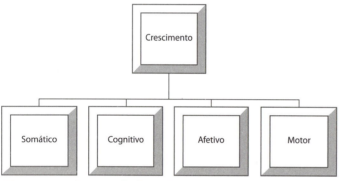

FIGURA 1.1 – Conceito de desenvolvimento.

## 1.4.3 Crescimento somático

O crescimento somático é passível da mensuração direta de um conjunto de mudanças físicas do corpo, como o peso (massa em gramas ou em quilos), a estatura, os perímetros (cefálico, braquial, abdominal), a envergadura, as distâncias entre pontos de referência (biacromial, bicrista ilíaca) em centímetros. Além disso, ainda permite a criação de índices, como, por exemplo, o índice de massa corporal (IMC), que corresponde ao peso (em quilos) dividido pela estatura (em metros) ao quadrado ($kg/m^2$).

## 1.4.4 Crescimento cognitivo

O crescimento no aspecto cognitivo tem relação com mecanismos perceptivos (visão, audição, linguagem), com respostas a determinadas atividades intelectuais e a condições de aprendizagem.

### 1.4.5 Crescimento afetivo

O crescimento no aspecto afetivo está relacionado com a interatividade social. Diz respeito ao período emocional em que a criança ou o indivíduo se encontra e a sua relação com o grupo social.

### 1.4.6 Crescimento motor

O crescimento no aspecto motor tem relação direta com as possibilidades de movimento, ou seja, com os estímulos motores aplicados e com a aprendizagem de habilidades básicas ou especializadas.

A maturidade varia de acordo com o sistema biológico considerado: a maturidade sexual, por exemplo, é atingida pela capacidade reprodutiva; já a maturidade do esqueleto é atingida pela ossificação completa do esqueleto adulto.

Constantemente, os diferentes temas relacionados à saúde fazem alusão ao termo "relógio biológico", que se refere à possibilidade de, apesar de se ter determinada idade, apresentar características de aparência ou de indicadores de saúde mais jovens – ou seja, se um indivíduo tiver um estilo de vida saudável, ele pode, biologicamente, ter uma idade menor do que sua idade cronológica real.

### 1.4.7 Conceito de maturação

Refere-se ao tempo e ao controle temporal do progresso pelo estado biológico maduro (Malina e Bouchard, 2002).

A maturação depende do processo biológico que, em muitos casos, independe da idade cronológica. Essa consideração é de extrema importância durante a infância e a adolescência, porque, apesar de os jovens apresentarem uma determinada idade cronológica, nem sempre sua idade biológica será correspondente. Aproximadamente 50% das crianças e dos jovens podem ser considerados biologicamente tardios ou precoces em relação à sua idade cronológica. Tal fato, todavia, não indica necessariamente algum tipo de anormalidade, mas a existência de uma maturação biológica particular de cada pessoa.

### 1.4.8 Idade cronológica

É a idade medida em anos e em meses desde o nascimento. Por exemplo: uma criança de 2 anos e 5 meses de idade.

### 1.4.9 Idade biológica

É a idade do corpo físico e psicológico. Por exemplo: quando se faz alusão à idade óssea, sexual, psicológica etc.

## 1.5 Desenvolvimento motor

A base do conhecimento científico da Educação Física atual são os estudos de uma grande área do conhecimento, a do *desenvolvimento motor*, que tem sido de grande interesse para educadores e profissionais do esporte nas últimas décadas. Os profissionais desenvolvimentistas do campo da Educação reconhecem que, embora seja um aspecto importante do processo de ensino-aprendizagem, somente o ensino não explica o aprendizado em si; o desenvolvimento, porém, é capaz de fazê-lo.

Os psicólogos desenvolvimentistas tenderam a mostrar algum interesse pelo desenvolvimento motor, mas apenas como indicador visual do funcionamento cognitivo. A partir dos anos 1970, porém, o estudo do desenvolvimento motor ganhou o interesse dos profissionais da atividade física, e – sobretudo desde a década de 1980 – pesquisas nesse campo passaram a fundamentar as teorias nas áreas de Fisiologia do Exercício, Biomecânica e Aprendizagem Motora.

Segundo Gallahue, Ozmun e Goodway (2013, p. 21),

> Desenvolvimento motor é a contínua alteração no comportamento motor ao longo do ciclo da vida, proporcionada pela interação entre as necessidades da tarefa, a biologia do indivíduo e as condições do ambiente.

Nos últimos 50 anos, vários teóricos desenvolvimentistas estudaram o fenômeno do desenvolvimento humano, produzindo modelos teóricos que retratam os processos desenvolvimentistas envolvidos em todos os períodos da vida, desde o nascimento até a morte. As primeiras inclinações filosóficas encontradas sobre esse tema foram discutidas por Sigmund Freud, Erik Erikson, Arnold Gesell, Urie Bronfenbrenner, Robert Havighurst, Jean Piaget entre outros. Os principais teóricos e teorias sobre o estudo do desenvolvimento humano são apresentados no Quadro 1.4, enquanto as fases e os estágios de desenvolvimento humano, segundo a proposta de Piaget, Kephart e Gallahue, são apresentados no Quadro 1.5 (Gallahue e Ozmun, 2005).

Quadro 1.4 – Principais teóricos e teorias sobre o estudo do desenvolvimento humano

| Abordagem conceitual | Teórico representante | Foco da pesquisa |
|---|---|---|
| Teoria Fase-Estágio | Sigmund Freud | Estudo do desenvolvimento psicossexual ao longo da vida a partir do nascimento. |
| | Erik Erikson | Estudo do desenvolvimento psicossocial ao longo da vida. |
| | Arnold Gesell | Estudos dos processos maturacionais no desenvolvimento do sistema nervoso central desde o nascimento e ao longo da infância. |
| Teoria da Tarefa Desenvolvimentista | Robert Havighurst | Estudo da interação da biologia e da sociedade com a maturação desenvolvimentista a partir da primeira infância até a velhice. |

Continua

Continuação

| Abordagem conceitual | Teórico representante | Foco da pesquisa |
|---|---|---|
| Teoria do Marco Desenvolvimentista | Jean Piaget | Estudo do desenvolvimento cognitivo como um processo interativo entre a biologia e o meio ambiente a partir do período neonatal até a infância. |
| Teoria Ecológica (Ramos dos Sistemas Dinâmicos) | Nicholas Bernstein, Kigler, Kelso e Turkey | Estudo do desenvolvimento como um processo descontinuado, auto-organizado e transacional entre a tarefa, o indivíduo e o meio ambiente ao longo da vida. |
| Teoria Ecológica (Ramo do Ambiente Comportamental) | Roger Baker e Urie Bronfenbrenner | Estudo do desenvolvimento como uma função da interpretação do indivíduo sobre cenários ambientais específicos em transação com o meio sociocultural e histórico. |

Fonte: adaptado de Gallahue e Ozmun (2005).

Quadro 1.5 – Fases e estágios de desenvolvimento de Piaget, Kephart e Gallahue

| Idade cronológica | Piaget Fases e estágios | Kephart Sequência de desenvolvimento | Gallahue Fases e estágios de desenvolvimento |
|---|---|---|---|
| 0 a 6 meses | Fase sensório-motora. Uso dos reflexos. Coordenação de preensão e visão. | Estágio reflexivo. Padrão de desenvolvimento motor rudimentar. | Fase reflexiva. Estágio de codificação. Estágio de decodificação. |
| 6 a 12 meses | Esquematização secundária. Descoberta de novos meios. | Equilíbrio. Recepção e propulsão. Forma globular. | Fase rudimentar. Estágio de reflexo de inibição. |
| 1 a 2 anos | Início de *insight* e relações de causa e efeito. Organização egocêntrica. Movimento perceptivo. | Estágio de percepção motora. Lateralidade. Coordenação mão-olho. Desenvolvimento de padrões motores grossos. | Estágio de pré-controle. |
| 2 a 4 anos | Fase do pensamento pré-operacional. Orientado pela percepção. Comportamento social rudimentar. Primórdios da cognição. | | Fase de movimentos fundamentais. Estágio inicial. Estágio elementar. |
| 4 a 6 anos | Primórdios das abstrações. | Estágio motor-perceptivo. Direcionalidade. Estágio perceptivo. | Estágio maduro. |
| 7 a 10 anos | Fase de operações concretas. Composição aditiva, reversibilidade, associação, identidade, razão dedutiva. Relacionamentos. Classificação. | Estágio cognitivo-perceptivo. | Fase de movimentos especializados. Estágio de transição. |
| 11 anos ou mais | Fase de operações formais. Maturidade intelectual. Operações simbólicas. Pensamento abstrato e intencional. | Estágio cognitivo-perceptivo. Estágio cognitivo. | Estágio de aplicação. Estágio de utilização. |

Fonte: adaptado de Gallahue e Ozmun (2005).

Qualidade de vida durante o crescimento e conceitos associados

## 1.6 Atividade física e esporte

A atividade física não se restringe apenas àquela realizada em academias e em clubes, mas está presente na vida de todos por meio do locomover-se dentro de casa, para o trabalho, nas tarefas domésticas e nos passeios em geral. Dessa forma, pode-se dividir a atividade física em dois grandes grupos: estruturada e não estruturada. A não estruturada está relacionada às atividades físicas da vida diária, que envolvem dispêndio de energia, mas não têm planejamento e, tampouco, objetivo definido. Já a atividade física estruturada se vale dos exercícios físicos para organizar um programa sistematizado com meta e planejamento definidos, orientado por um profissional da Educação Física (Quadro 1.6).

Quadro 1.6 – Divisões da atividade física

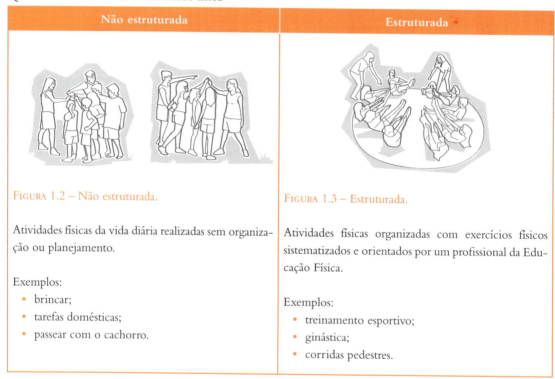

| Não estruturada | Estruturada |
|---|---|
| FIGURA 1.2 – Não estruturada. | FIGURA 1.3 – Estruturada. |
| Atividades físicas da vida diária realizadas sem organização ou planejamento. | Atividades físicas organizadas com exercícios físicos sistematizados e orientados por um profissional da Educação Física. |
| Exemplos:<br>• brincar;<br>• tarefas domésticas;<br>• passear com o cachorro. | Exemplos:<br>• treinamento esportivo;<br>• ginástica;<br>• corridas pedestres. |

### 1.6.1 Atividade física

Toda atividade corporal que envolve mais dispêndio (gasto) de energia que repouso.

## 1.6.2 Esporte

Atividade física estruturada e institucionalizada por regras estabelecidas por federações internacionais.

A atividade física exerce um papel imprescindível no desenvolvimento saudável de crianças e de jovens. Além de promoverem a saúde, os atributos físicos e motores e sua utilização no desempenho de jogos e brincadeiras com o corpo em movimento afetam consideravelmente a percepção e os sentimentos dos envolvidos. As emoções experimentadas nessas atividades, principalmente em situações de divertimento, de satisfação e de sucesso, elevam os níveis de motivação e tornam as crianças e os jovens mais ativos fisicamente. Contudo, para a prática de tais atividades, existe a necessidade de espaço físico.

Estima-se que, atualmente, cerca de 50% da população mundial habita em grandes centros urbanos, e que esse número chegará a 70% até 2050 (ONUBR, 2013). Essa urbanização acelerada e desordenada, associada à falta de segurança e ao aumento da violência, afetou as áreas típicas de espaço recreacional infantil. Nos dias de hoje, a criança brinca muito menos com o corpo em movimento do que há 30 anos. As brincadeiras típicas da infância eram praticadas em ruas dos diferentes bairros das cidades, como o pega-pega, o pique-esconde, a amarelinha e o bobinho, e necessariamente envolviam, além da ludicidade, gasto energético normal da infância. Hoje, raramente essas brincadeiras são observadas entre as crianças.

Segundo um recente posicionamento do American College of Sports Medicine (ACSM, 2011) em associação com a Organização Mundial da Saúde (OMS), todos os indivíduos, inclusive crianças a partir de 2 anos de idade, devem estar envolvidos em alguma prática de atividade física por, no mínimo, 30 minutos por dia. No período do ensino fundamental, a recomendação de atividades físicas estruturadas é de 60 minutos diários, e, durante a puberdade, a recomendação se amplia para 120 minutos por dia, de preferência, dentro do âmbito escolar.

São inúmeros os benefícios à saúde física, mental e social que a atividade física de lazer ou mesmo a estruturada podem proporcionar aos seus praticantes desde os primeiros anos de vida. Além de controlar o excesso de peso e fortalecer o sistema muscular, a atividade física regular também aumenta a resistência dos sistemas cardíaco, respiratório e circulatório. Com isso, atua diretamente no combate e na prevenção de várias doenças da atualidade, como a hipertensão arterial, a obesidade, o diabetes, a osteoporose e as cardiopatias em geral. Existe um consenso de que as crianças e os jovens necessitam de movimento para que o seu crescimento e desenvolvimento sejam harmônicos e saudáveis. Ressalta-se, também, que hábitos saudáveis desenvolvidos durante a infância e a juventude, como a prática de atividades físicas e de esportes, tendem a continuar durante a fase adulta.

# 1.7 Habilidades e capacidades motoras

As habilidades motoras podem ser consideradas filogenéticas ou ontogenéticas. As filogenéticas tendem a aparecer em sequência ordenada e previsível na criança em maturação. Conforme assinalam Gallahue, Ozmun e Goodway (2013, p. 88):

> As *habilidades filogenéticas* são resistentes às influências ambientais externas. Habilidades motoras – como as tarefas manipulativas rudimentares de alcançar, agarrar e soltar objetos; as tarefas estabilizadoras de ganhar controle da musculatura total do corpo; e as habilidades locomotoras fundamentais de caminhar, pular e correr – são exemplos do que pode ser considerado habilidades filogenéticas. As *habilidades ontogenéticas*, ao contrário, dependem basicamente do aprendizado e das oportunidades ambientais. Habilidades como nadar, andar de bicicleta e patinar no gelo são consideradas ontogenéticas porque não aparecem automaticamente nos indivíduos, mas requerem um período de prática e de experiência e são influenciadas pela cultura do indivíduo.

Com relação aos modelos de desenvolvimento motor, estes são fundamentados em sequências de acordo com a divisão das faixas etárias e das habilidades motoras pertinentes, classificadas como *habilidades básicas* e *habilidades específicas*. No modelo proposto por Gallahue e Ozmun (2005), para se atingir um domínio completo de habilidades esportivas, o organismo humano precisa percorrer um processo longo e contínuo, vivenciando experiências motoras que envolvam habilidades básicas (movimentos fundamentais) e outras formas de combinação possíveis.

Segundo Harrow (1983), as habilidades básicas são atividades voluntárias que permitem a locomoção e a manipulação em diferentes situações, e que apresentam um objetivo geral, servindo de base para a aquisição futura de tarefas mais complexas, como andar, saltar, chutar etc. Já as habilidades específicas são atividades motoras voluntárias mais complexas e que apresentam objetivos específicos – como a cortada no vôlei, o chute no futebol etc.

As habilidades básicas podem ser consideradas atividades motoras comuns, podendo servir de base para atividades motoras mais avançadas e altamente específicas. Segundo Tani et al. (1988), até 6-7 anos de idade, as crianças têm condições motoras de adquirir, de estabilizar e de diversificar uma série de habilidades básicas; nesse período, essas habilidades podem alcançar padrões maduros observados em adultos. Nos anos posteriores, até aproximadamente a idade de 10-12 anos, o desenvolvimento se caracteriza pelo refinamento e pela diversificação na combinação das habilidades adquiridas em padrões sequenciais cada vez mais complexos. Para compreender os problemas que algumas pessoas têm na aquisição de determinadas habilidades específicas, ainda de acordo com Tani et al. (1988), é necessário retomar os processos pelos quais as habilidades básicas foram ou não adquiridas.

A dificuldade para resolução de um problema motor e aquisição de habilidades mais complexas e específicas pode ser resultado de uma deficiência no período de pleno desenvolvimento das habilidades básicas.

Dessa forma, basicamente, as habilidades motoras são tarefas motoras aprendidas durante o crescimento físico, sendo subdivididas em habilidades motoras *fundamentais* e *especializadas* (Gallahue e Ozmun, 2005); já as capacidades motoras são condições físicas inatas e geneticamente determinadas (Weineck, 2005), aumentando em decorrência do crescimento físico, estabilizando-se na idade adulta e decaindo com o sedentarismo e com o envelhecimento. Alguns autores subdividem as capacidades motoras em *condicionantes* e *coordenativas*, para facilitar a sua compreensão (Barbanti, 1997). O Quadro 1.7 segue essa determinação.

## 1.7.1 Habilidade motora

Trata-se de uma tarefa motora que se adquire ou se aprende ao longo da vida.

## 1.7.2 Capacidade motora

É a condição física e motora com a qual se nasce.

Quadro 1.7 – Habilidades e capacidades motoras

| Habilidades motoras | Capacidades motoras |
|---|---|
| *Fundamentais*:<br>• locomoção: andar, correr, saltar;<br>• manipulação: segurar, lançar, alcançar, rolar, quicar, chutar, rebater;<br>• estabilização: girar, rolar o corpo, equilibrar-se em um apoio, dependurar-se. | *Condicionantes*:<br>• velocidade;<br>• força;<br>• flexibilidade;<br>• resistência. |
| *Especializadas*:<br>• técnicas motoras específicas: escrever, costurar, pintar etc.;<br>• técnicas esportivas: fundamentos esportivos conforme a modalidade. | *Coordenativas*:<br>• agilidade;<br>• equilíbrio;<br>• ritmo;<br>• percepção espaço-tempo;<br>• lateralidade. |

As habilidades motoras fundamentais são essenciais para a independência motora do ser humano no planeta. Crianças do mundo todo são estimuladas a aprender as habilidades ou movimentos básicos do ser humano, principalmente na faixa etária de 0 a 2 anos. Por volta de 3-4 anos de idade, se não houver nenhum distúrbio físico ou cognitivo, uma criança consegue realizar todas as habilidades fundamentais, como andar, correr, manipular objetos, escalar obstáculos, rolar o corpo, entre outras. É nessa idade, com o domínio dessas habilidades motoras básicas que elas aprendem a vestir-se, a banhar-se e a calçar os sapatos, gerando uma menor preocupação nos pais em relação aos acidentes. É a vida seguindo o curso natural para gerar a independência motora do ser humano.

A essência do conhecimento científico, elaborada pela área da Educação Física aplicada tanto à área da Saúde como à do esporte, fundamenta-se na organização e na aplicação das inúmeras habilidades motoras. A atividade física estruturada organiza, planeja e sistematiza todas essas habilidades motoras nos diferentes programas de Educação Física Escolar ou, até mesmo, nos programas esportivos de clubes, de academias e de centros educacionais.

A infância como um todo (aproximadamente de 0 a 10 anos de idade) é o período mais favorável para a aprendizagem, tanto de habilidades cognitivas como motoras. É nesse período que o papel da Educação Física se fundamenta por meio da elaboração de programas de ensino-aprendizagem das diferentes habilidades motoras, organizados em forma de exercícios físicos. As fundamentais são prioridade na primeira parte da infância (de 2 a 6 anos de idade) e as especializadas de diferentes modalidades começam a ser introduzidas gradativamente nos programas de 7 a 11 anos de idade.

Quando se pratica atividade física, existe, consequentemente, um gasto de energia corporal, que é reposto pelos nutrientes dos alimentos. Se, na atividade envolvida, houve gasto de energia, diferentes sistemas fisiológicos (como o cardiorrespiratório, o circulatório, o musculoesquelético etc.) serão acionados de forma mais intensa para produzir alterações quantitativas nas capacidades motoras envolvidas. Por exemplo, a ativação mais intensa do sistema cardiocirculatório aumenta a resistência aeróbia e as atividades exercidas por grupos musculares específicos, que aumentam a força e a velocidade dos praticantes.

A predominância das capacidades motoras que cada pessoa apresenta é determinada geneticamente; essa herança, ou condição inata, porém, não se define nos primeiros anos de vida. A criança aumenta a sua condição motora simplesmente porque está em constante crescimento físico e fisiológico. Sendo assim, um treinamento físico (que tem como meta o aumento do condicionamento físico) não deve ser prioridade nos programas de atividade física e saúde para crianças. A grande meta desse período é explorar a imensa capacidade cognitiva da criança para adquirir e desenvolver inúmeras habilidades motoras. Já na puberdade, as capacidades herdadas começam a definir-se, mas é apenas depois do estirão (ou início da puberdade) que há condições de direcionar ou especializar um jovem em determinada modalidade esportiva.

Os processos de crescimento e desenvolvimento do ser humano nos aspectos físico, psíquico e social devem ser considerados desde o nascimento até o final da adolescência, dado que cada capacidade motora atinge o seu desenvolvimento máximo em diferentes idades. É por meio da relação entre o aumento da capacidade dos sistemas funcionais e a idade da criança que se determina o início do treinamento esportivo específico, os limites apropriados e a orientação para a aplicação de cargas de treinamento.

Gallahue, Ozmun e Goodway (2013) e Gallahue e Donelly (2008) propõem uma classificação dos movimentos desde o nascimento até a evolução para as habilidades motoras determinadas no início da puberdade. Os movimentos reflexos ou involuntários predominam nos primeiros 4 meses de vida e, após esse período, até 2 anos de idade, aproximadamente, ocorre uma transição para os principais movimentos voluntários e rudimentares (sentar, engatinhar, ficar em pé, andar e correr). A partir desse período, os movimentos ou as habilidades podem ser agrupadas em fundamentais (inicial: 2-3 anos; elementar: 4-5 anos; e maduro: 6-7 anos) e especializadas (transição das fundamentais para as especializadas: 7-10 anos; específicas direcionadas para a especialização esportiva: 11-13 anos; e especializadas para alto rendimento: 14 anos em diante).

Com base nessas considerações, os próximos capítulos fornecerão subsídios para que a área de Educação Física tenha condições de elaborar programas de atividade física para crianças e jovens, tendo como prioridade a saúde e a qualidade de vida. Para isso, as características de crescimento e de desenvolvimento, desde os primeiros anos de vida até o final da puberdade, serão apresentadas com base nas divisões de crescimento somático, cognitivo, afetivo, motor e suas implicações na promoção da atividade física para a saúde de crianças e de jovens, além da aplicabilidade desses conhecimentos em uma proposta de atividade física para cada período de crescimento.

# Períodos de crescimento e fatores que interferem no desenvolvimento

2

O crescimento e a respectiva classificação da sua normalidade dentro da nossa sociedade são controlados pela idade cronológica, ou seja, pela simples contagem do tempo em anos e meses, e pela sua relação direta com as características de desenvolvimento típicas de cada idade. Já os processos biológicos têm seus próprios ritmos temporais e nem sempre coincidem com o tempo cronológico; porém, a associação entre a contagem do tempo e as características de desenvolvimento permite estabelecer uma estimativa aproximada de crescimento na infância e na puberdade.

O ritmo biológico durante as fases de crescimento pode ser mensurado com base na simples coleta das medidas corporais (peso e estatura) e na consequente comparação dessas medidas com as tabelas de crescimento, como também por meio da idade óssea, dental e, até mesmo, sexual durante a fase da puberdade.

Apesar de a idade biológica fornecer informações mais precisas do real desenvolvimento de um indivíduo, a divisão dos períodos em idades cronológicas é de uso universal (representa uma constante para todos), fornece uma base de avaliação e precisa ser determinada para uma organização de diferentes setores da nossa sociedade.

## 2.1 Períodos de crescimento e de desenvolvimento humano

A divisão das diversas faixas etárias da vida humana é considerada diferentemente por diversos autores. Na literatura alemã (Weineck, 2005) da área de treinamento esportivo e de desenvolvimento motor são considerados oito períodos, conforme apresentado no Quadro 2.1.

Quadro 2.1 – Fases do desenvolvimento segundo a idade cronológica

| Nível de desenvolvimento | Idade cronológica (anos) |
|---|---|
| Lactante | 0 a 1 |
| Bebê | 1 a 3 |
| Pré-escolar | 3 a 6-7 |
| Primeira infância escolar | 6-7 a 10 |
| Infância escolar tardia | 10 – entrada na puberdade (Meninas – 11-12) (Meninos – 12-13) |
| Primeira fase puberal (pubescência) | Meninas 11-12 a 13-14 Meninos 12-13 a 14-15 |
| Segunda fase puberal (adolescência) | Meninas 13-14 a 17-18 Meninos 14-15 a 18-19 |
| Idade adulta | Depois de 17-18 e 18-19, respectivamente |

Fonte: adaptado de Weineck (2005).

Havighurst (1972 apud Gallahue, Ozmun e Goodway, 2013) sugeriu seis períodos principais de desenvolvimento: período neonatal e primeira infância (do nascimento até 5 anos); média infância (de 6 a 12 anos); adolescência (de 13 a 18 anos); início da idade adulta (de 19 a 29 anos); idade adulta média (de 30 a 60 anos); e maturidade posterior (mais de 60 anos). Por meio dessas divisões, o autor propõe um sumário de tarefas desenvolvimentistas relacionadas a cada idade, advertindo, porém, que são somente aproximações convenientes, e não devem ser consideradas como enquadramentos rígidos de tempo.

### 2.1.1 Período neonatal e primeira infância (de 0 a 5 anos)

- Aprende a caminhar.
- Aprende a ingerir alimentos sólidos.
- Aprende a falar.
- Aprende a controlar a eliminação de resíduos corporais.
- Aprende as diferenças sexuais e o recato sexual.
- Adquire conceitos e linguagem para descrever as realidades social e física.

- Demonstra aptidão para leitura.
- Aprende a distinguir o "certo" do "errado" e desenvolve uma consciência.

## 2.1.2 Média infância (de 6 a 12 anos)

- Aprende as habilidades físicas necessárias para jogos comuns.
- Constrói uma atitude saudável em relação a si mesmo.
- Aprende a relacionar-se com colegas da mesma idade.
- Aprende um papel sexual apropriado.
- Desenvolve habilidades fundamentais de leitura, de escrita e de cálculo.
- Desenvolve conceitos necessários para a vida diária.
- Desenvolve consciência, moralidade e uma escala de valores.
- Atinge a independência pessoal.
- Desenvolve atitudes aceitáveis em relação à sociedade.

## 2.1.3 Adolescência (de 13 a 18 anos)

- Atinge relações maduras com ambos os sexos.
- Atinge um papel social masculino ou feminino.
- Aceita o próprio físico.
- Alcança a independência emocional dos adultos.
- Prepara-se para o casamento e para a vida familiar.
- Prepara-se para uma carreira econômica.
- Adquire valores e um sistema ético para guiar o comportamento.
- Deseja e alcança um comportamento socialmente responsável.

## 2.1.4 Início da idade adulta (de 19 a 29 anos)

- Escolhe um parceiro.
- Aprende a viver com um companheiro.
- Inicia uma família e cria filhos.
- Administra uma casa.
- Inicia uma ocupação.
- Assume responsabilidade cívica.

## 2.1.5 Idade adulta média (de 30 a 60 anos)

- Ajuda os filhos a tornarem-se adultos responsáveis.
- Atinge a responsabilidade adulta, social e cívica.
- Realização profissional satisfatória.
- Desenvolve atividades adultas nas horas de lazer.

- Relaciona-se com o cônjuge como pessoa.
- Aceita as alterações fisiológicas da meia-idade.
- Ajusta-se aos pais idosos.

## 2.1.6 Maturidade posterior (de 60 anos acima)

- Ajusta-se ao declínio da força e da saúde.
- Ajusta-se à aposentadoria e à redução de renda.
- Ajusta-se à morte do cônjuge.
- Estabelece relações com seu próprio grupo etário.
- Satisfaz obrigações cívicas e sociais.
- Estabelece condições satisfatórias de vida.

Gallahue e Donelly (2008) fornecem uma classificação de idade cronológica convencional desde a concepção até a terceira idade. As idades cronológicas propostas pelos autores são altamente específicas nos primeiros anos, e se tornam crescentemente mais generalizadas no decorrer da vida (Quadro 2.2).

Quadro 2.2 – Classificação de idade cronológica convencional

| Período | Escala aproximada de idade |
|---|---|
| Vida pré-natal:<br>• período de zigoto;<br>• período embrionário;<br>• período fetal. | Da concepção ao nascimento:<br>• concepção – 1ª semana;<br>• 2 a 8 semanas;<br>• 8 semanas – nascimento. |
| Primeira infância:<br>• período neonatal;<br>• início da infância;<br>• infância posterior. | Do nascimento aos 24 meses:<br>• nascimento a 1 mês;<br>• 1 a 12 meses;<br>• 12 a 24 meses. |
| Infância:<br>• período de aprendizado;<br>• infância precoce;<br>• infância intermediária. | De 2 a 10 anos:<br>• 24 a 36 meses;<br>• 3 a 5 anos;<br>• 6 a 10 anos. |
| Adolescência:<br>• pré-pubescência;<br>• pós-pubescência. | De 10 a 20 anos:<br>• 10 a 12 anos (F); 11 a 13 anos (M);<br>• 12 a 18 anos (F); 14 a 20 anos (M). |
| Idade adulta jovem:<br>• período de aprendizado;<br>• período de fixação. | De 20 a 40 anos:<br>• 20 a 30 anos;<br>• 30 a 40 anos. |
| Meia-idade:<br>• transição para a meia-idade;<br>• meia-idade. | De 40 a 60 anos:<br>• 40 a 45 anos;<br>• 45 a 60 anos. |
| Idade terciária:<br>• início da terceira idade;<br>• período intermediário;<br>• senilidade. | Acima de 60 anos:<br>• 60 a 70 anos;<br>• 70 a 80 anos;<br>• Mais de 80 anos. |

Fonte: adaptado de Gallahue e Donelly (2008).

Segundo Marcondes (2003), a divisão etária dos períodos de crescimento e desenvolvimento é a seguinte:

- *Período pré-natal*:
  - embrionário: primeiro trimestre;
  - fetal precoce: segundo trimestre;
  - fetal tardio: terceiro trimestre.

- *Período pós-natal*:
  - neonatal: 0 a 28 dias;
  - infância: lactente: 29 dias a 2 anos;
    - pré-escolar: 2 anos a 6 anos;
    - escolar: 6 anos a 10 anos.

- *Adolescência*:
  - pré-puberal: 10 anos a 12-14 anos;
  - puberal: 12-14 anos a 14-16 anos;
  - pós-puberal: 14-16 anos a 18-20 anos.

O desenvolvimento é um processo contínuo que ocorre durante toda a vida do indivíduo. Em cada uma das fases etárias indicadas, o indivíduo apresenta um determinado nível de maturidade neuropsicomotora. Para facilitar a abordagem das características de crescimento e de desenvolvimento humano (divididas em crescimento somático, cognitivo, afetivo e motor), neste estudo, foi adotada uma divisão etária que permite o agrupamento dessas características físicas, psíquicas e motoras com base em particularidades importantes da relação entre crescimento e prescrição de atividade física. Assim, as fases de crescimento e de desenvolvimento humano propostas aqui, ocorridas a partir da fase pré-natal, seguiram a proposição de divisão de sete períodos: pré-natal; meninice; primeira infância; segunda infância; puberdade; adulto; e idoso (Quadro 2.3).

Quadro 2.3 – Períodos de crescimento e de desenvolvimento humano

| Períodos | Idade (anos) | Crescimento | Vulnerabilidade |
|---|---|---|---|
| *Pré-natal* | 1 a 40 semanas | Rápido | Maior |
| *Meninice* | 0 a 2 | Rápido | Maior |
| *Primeira infância* | 2 a 6 | Lento | Menor |
| *Segunda infância* | 6 a 10 | Lento | Menor |
| *Puberdade* Pubescência Adolescência | 11-15 16-20 | Muito rápido Lento | Maior Menor |
| *Adulto* | 21-60 | Estável | Menor |
| *Idoso* | > 60 | Declínio | Maior |

A proposta do Quadro 2.3 é apresentar, além da divisão etária das fases de crescimento e de desenvolvimento humano, a relação resumida entre a velocidade de crescimento, a estabilidade ou o declínio neurofisiológico com a maior ou menor vulnerabilidade do corpo como um todo. A relação apresentada mostra que, a partir do nascimento, quanto mais rápida é a velocidade de crescimento do corpo maior é a vulnerabilidade em relação à suscetibilidade a doenças – ou mesmo lesões no aparelho locomotor (como é caso dos períodos da meninice e da pubescência); porém, embora não ocorra crescimento na fase de envelhecimento (idoso), o declínio natural das funções corporais leva a uma maior vulnerabilidade do corpo nesse período da vida.

As características de crescimento somático, cognitivo, afetivo e motor de cada período, bem como a relação pormenorizada entre velocidade de crescimento e vulnerabilidade, serão apresentadas nos capítulos seguintes, desde o período pré--natal até 20 anos de idade (adolescência).

## 2.2 Fatores que interferem no crescimento e no desenvolvimento

O crescimento, nas suas particularidades somáticas, cognitivas, afetivas e moto-ras, é particularmente sensível às condições socioambientais, entre as quais se destacam a imigração, as doenças da atualidade, o sedentarismo, a urbanização e a decorrente poluição, assim como as disparidades socioeconômicas, o acesso ao sistema básico de saúde e os hábitos alimentares. Dessa forma, a estatura de um indivíduo "é o resultado da interação entre sua carga genética e os fatores do meio ambiente que permitirão a maior ou menor expressão do seu potencial genético" (Brasil, 2002, p. 12).

Assim, todas as modificações corporais que ocorrem em diferentes períodos de crescimento e de desenvolvimento na espécie humana são determinadas basica-mente por dois fatores:

- *Intrínsecos*: inatos do próprio indivíduo.
- *Extrínsecos*: presentes no meio em que a pessoa se desenvolve.

O crescimento das crianças e dos jovens é dependente da ação de fato-res socioeconômicos e culturais e do efeito significativo da hereditariedade. Os fatores genéticos apresentam maior influência no início da puberdade e, consequen-temente, até o final da adolescência. Nas crianças menores de 5 anos, ao contrário, a influência dos fatores ambientais é muito mais preponderante para a expressão de seu potencial de crescimento. Quando um indivíduo (ou uma população) vive em um ambiente adequado, os genes terão a possibilidade de expressar seu potencial máximo (Malina, Bouchard e Bar-Or, 2009).

O desenvolvimento físico individual depende basicamente de fatores hereditários. Entre os fatores intrínsecos, destacam-se a genética, a etnia e o aumento dos hormônios próprios da puberdade. Já em relação aos fatores extrínsecos (ambientais), a literatura destaca aspectos nutricionais, doenças graves (como infectocontagiosas ou alguns tipos de câncer), exercício físico, entre outros.

## 2.3 Fatores intrínsecos que interferem no crescimento

### 2.3.1 Fatores genéticos

A estatura final de um jovem depende de uma variabilidade acentuada de interferências genéticas. Alguns profissionais da Pediatria tentam estimar a estatura final de crianças a partir dos valores apresentados pela estatura dos pais, adicionando as orientações das tabelas das curvas de crescimento humano (NCSH, 2000). As tabelas das curvas de crescimento humano e os respectivos referenciais de desenvolvimento saudável serão apresentados no Capítulo 10, que trata da avaliação do crescimento.

O potencial genético do crescimento físico humano e a maturação biológica, com base em avaliações extensivas em grupos de indivíduos da mesma família e em gêmeos, têm sido utilizados para determinar a importância dos fatores genéticos e a identificação dos genes responsáveis pela variabilidade interindividual e grupal. Esses parentes compartilham de 0% a 100% de seus genomas por descendência direta. No entanto, muitos vivem juntos como pares de parentes, e, assim, têm ambientes comuns (De Onis et al., 2004).

Com base apenas nesses dados, portanto, é quase impossível clarificar apropriadamente o papel dos genes e das condições ambientais comuns no crescimento e na maturação, sem mencionar a significância do genótipo como fator de adaptação nessas condições.

Malina, Bouchard e Bar-Or (2009) apresentam três generalizações que resumem bem o conhecimento atual a respeito da regulação genética da estatura e do peso:

- genes associados ao comprimento e ao peso do recém-nascido têm apenas um pequeno efeito sobre os genes responsáveis pela estatura e pelo peso do adulto;
- existe um conjunto de genes associado à estatura e ao peso do adulto;
- outra série independente de genes regula a taxa de crescimento em tamanho corporal.

O controle genético para a estatura adulta é maior do que o controle genético para peso corporal adulto. Ainda se debate, porém, a dimensão desses efeitos genéticos.

A contribuição genética para a estatura adulta tende a ser mais alta, por exemplo, em populações com melhor nível socioeconômico. A contribuição do genótipo para a estatura em qualquer idade durante a infância e a adolescência e para a estatura do adulto é estimada em cerca de 60% ou um pouco mais; ou seja, cerca de 60% das diferenças individuais no fenótipo no que concerne à estatura são de responsabilidade do genótipo. Já as estimativas genéticas semelhantes para o peso corporal são mais baixas, cerca de 40%. Essas estimativas procuram apenas verificar a possível relação de que pais altos tendem a ter filhos altos e de que pais gordos tendem a ter filhos gordos. Em geral, as crianças que têm pais altos são, em média, mais altas do que as crianças cujos pais são mais baixos; a mesma relação, porém, não pode ser encontrada quando se considera o peso corporal, ou seja, o peso corporal de um adulto é muito mais influenciado pelo ambiente do que pela genética (Malina e Bouchard, 2002).

Por intermédio de um cálculo simples, existe a possibilidade de estimar a determinação do alvo parental (Tanner, 1986 apud Zeferino et al., 2003). Funciona como uma espécie de proporcionalidade entre as estaturas dos pais, com o intuito de prever uma possível estatura dos filhos. Para isso, deve-se medir a estatura dos pais, porque esses dados, quando obtidos apenas por informação, sem medição, frequentemente estão incorretos.

O alvo parental é determinado acrescentando-se 13 cm na estatura da mãe, se o avaliado for menino, ou subtraindo-se 13 cm na estatura do pai, se for menina. Depois, verifica-se a média da altura dos dois. No caso dos meninos, acrescentam-se 10 cm acima e 10 cm abaixo, determinando, assim, o intervalo da altura que 95% dos filhos desse casal devem atingir na idade adulta. Para as meninas, para construir essa margem, somam-se e subtraem-se 9 cm. Propõe-se o valor de 13 cm em razão de, na fase adulta, corresponder à diferença das alturas médias entre o homem e a mulher.

Um dado interessante relatado pela literatura é que a estatura da mãe interfere mais no crescimento final do jovem – obviamente, associado à idade e a fatores nutricionais da mãe. Pesquisas mostraram que a estatura dos pais (especialmente a da mãe) e o baixo peso da mãe revelaram maior *deficit* da estatura entre as crianças (Ashworth, Morris e Lira, 1997; Engstrom e Anjos, 1999; Guimarães, Latorre e Barros, 1999). Outra consideração relacionada à genética seria a influência da etnia. Durante muito tempo, a baixa estatura de alguns povos negros da África, de povos orientais e das populações da América Latina foi considerada uma característica étnica. Atualmente, atribui-se essa baixa estatura a fatores ambientais adversos, o que põe em dúvida o poder do potencial genético do crescimento (Unicef, 2000).

Além dos fatores intrínsecos relacionados à herança genética dos familiares, a estatura de um indivíduo e a sua relação com o peso corporal está associada a fatores endócrinos, como os hormônios tireoidianos, o hormônio do crescimento, os hormônios sexuais, os mineralocorticoides e os glicocorticoides, capazes de influenciar no crescimento dos diferentes tecidos e órgãos do corpo humano. De acordo com Malina e Bouchard (2002), são também considerados fatores intrínsecos as substâncias que intermedeiam os hormônios (as somatomedinas ou fatores de crescimento insulina-símile I e II, os fatores de crescimento neural e epitelial, a eritropoetina e outros) e os receptores celulares, cuja integridade é indispensável para que as ordens do sistema neuroendócrino sejam traduzidas, captadas e assimiladas pelas células, o que resulta no crescimento.

## 2.4 Fatores extrínsecos que interferem no crescimento

### 2.4.1 Aspectos nutricionais e condição socioeconômica

#### Desnutrição e condição socioeconômica

Desde o nascimento até o início da vida adulta, a desnutrição está associada a problemas de crescimento. Um estado prolongado de desnutrição origina problemas graves de saúde, manifestando-se por alterações no metabolismo, na função orgânica e na composição corporal.

A desnutrição, conforme a gravidade, pode ser classificada como leve, moderada ou grave. Está relacionada a falhas no crescimento, à baixa estatura para a idade e ao baixo nível de escolaridade dos pais, combinado com o baixo nível socioeconômico, sendo também responsável por aproximadamente 35% dos óbitos de crianças abaixo de 5 anos de idade (Sawaya, 2006). O baixo teor calórico alimentar e a carência de nutrientes provenientes dos quatro grupos de alimentos são fatores desencadeantes da desnutrição infantil (Monte, 2000; Lopez e Campos Júnior, 2010). De acordo com Sazawal et al. (2010 apud Brandão, 2013), 21% das mortes de crianças de até 5 anos ocorrem em decorrência da subnutrição e de sua relação sinérgica com doenças infecciosas que podem ser evitadas, e, em todo o mundo, por ano, cerca de 5,2 milhões de crianças com menos de 5 anos morrem por causa dessas doenças, principalmente por pneumonia, malária, sarampo e diarreia.

No Brasil, o panorama nutricional indica uma redução acentuada dos casos de desnutrição infantil, mas em algumas regiões mais carentes, em razão das diferenças sociais, continua-se lidando com o problema, especialmente nos sertões e, até mesmo, nas favelas das grandes cidades (Soares et al., 2014). Nos lugares mais pobres, a figura materna torna-se o agente familiar mais determinante nas condições nutricionais das crianças menores, sendo a restrição nutricional da mãe durante a gestação um fator desencadeante para o baixo peso de muitos dos recém-nascidos (Victora et al., 2008).

Deficiências nutricionais durante o período da gestação e/ou nos primeiros anos de vida poderiam ocasionar uma diminuição das necessidades energéticas ao ponto de alterar o sistema endócrino dos envolvidos, afetando tanto a estatura final quanto, possivelmente, contribuindo para a obesidade no futuro. Populações que passaram por períodos de fome crônica têm maiores índices de baixa estatura, o que é quase sempre correlacionado a uma maior prevalência de obesidade (Barbosa et al., 2009). Um estudo de Florêncio et al. (2003 apud Silveira et al., 2010) nas favelas de Maceió (AL) indicou a associação entre baixa estatura e obesidade em 32% das mulheres e percentual de desnutrição infantil de 21,6%.

Além de a desnutrição afetar diretamente ou, até mesmo, interromper o crescimento físico em crianças e adolescentes, ela pode servir de condição propiciadora para certas doenças que afetam o crescimento. A falta de vitamina D, por exemplo, pode provocar raquitismo, que causa o amolecimento e a deformação dos ossos, em virtude da presença de sais de óxido de cálcio em ossos em formação. A deficiência de vitamina B-12 pode gerar também a pelagra, que se caracteriza por problemas gastrointestinais, mitosais e neurológicos, além de lesões de pele. A carência de vitamina C pode levar ao escorbuto, doença relacionada com a perda de energia, dores nas articulações, anemia e tendências a fraturas na epífise (Gallahue e Ozmun, 2005).

Deficiências graves, principalmente de vitamina A e de minerais como cobre, zinco e magnésio, são apontadas em estudos sobre desnutrição (Weisstaub et al., 2008; Falbo et al., 2006), e a principal causa da imunodeficiência secundária é a desnutrição energético-proteica. Em geral, as carências nutricionais englobam a falta de proteínas, de calorias e de vários micronutrientes.

Os efeitos deletérios de uma desnutrição grave durante a infância estão entre os fatores que mais influenciam o crescimento das crianças, principalmente no período anterior a 5 anos de idade. Se ocorrer desnutrição grave nessa fase crucial, são poucas as chances de que a criança se iguale às outras de sua idade quanto ao desenvolvimento mental, uma vez que o período crítico de crescimento cerebral já terá passado. A extensão do atraso no crescimento está diretamente relacionada com a gravidade, a duração e a época do aparecimento da desnutrição (Lopez e Campos Júnior, 2010).

Segundo Gilardon (1988 apud Romani e Lira, 2004, p. 19):

> Depois do nascimento, o período de maior risco para a sobrevivência da criança é o do desmame, caracterizado pelo abandono progressivo do aleitamento materno, a adoção de uma dieta mista e, finalmente, a incorporação à dieta do adulto. Esse processo ocorre, geralmente, a partir da segunda metade do primeiro ano de vida.

A assistência pré-natal às mães, os cuidados durante o parto, o acesso à educação e à saúde, além de ações preventivas contra as doenças infecciosas da infância (por meio das imunizações) e uma adequada estimulação psicossocial incluem-se entre as principais recomendações da Unicef em sua publicação sobre os cuidados precoces para a sobrevivência, o crescimento e o desenvolvimento infantil (Allen e Gillespie, 2001).

O estudo de Monteiro et al. (2009) verificou a evolução da prevalência de desnutrição em 4 mil crianças brasileiras menores de 5 anos de idade entre 1996 e 2007, bem como os principais fatores responsáveis por essa evolução. Constatou-se uma redução de cerca de 50% da desnutrição no período observado, em razão do aumento da escolaridade materna, do crescimento do poder aquisitivo das famílias, da expansão da assistência à saúde e da melhora nas condições de saneamento. A taxa anual declinou 6,3% na proporção de crianças com *deficit* de altura para a idade, o que sugere que, em cerca de 10 anos a partir da realização do referido estudo, a desnutrição poderá deixar de ser um problema de saúde pública no Brasil.

## Supernutrição

Excessos alimentares também afetam o crescimento das crianças. Em países ricos e em via de desenvolvimento, a obesidade é um problema crescente. As pesquisas relacionam a obesidade com a dificuldade de transmitir hábitos alimentares saudáveis durante a infância. O bombardeio apelativo da indústria alimentícia para o alto consumo de amidos e de açúcares refinados por parte das crianças,

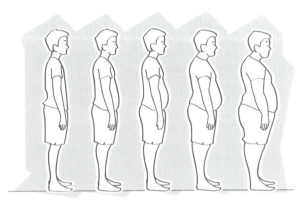

Figura 2.1 – Supernutrição.

associado ao consumo de alimentos não nutritivos, como os *fast-foods*, e a um estilo de vida sedentário estimulado pelos recursos das parafernálias eletrônicas está entre os fatores que mais têm contribuído para a obesidade infantil no século XXI.

O ganho de peso na criança é acompanhado pelo aumento da estatura e pela aceleração da massa óssea; no entanto, depois, o ganho de peso continua, e a estatura e a massa óssea se mantêm constantes. A puberdade pode ocorrer mais cedo, o que implica altura final menor, em razão do fechamento mais precoce das cartilagens de crescimento. As meninas obesas tendem a ter uma maturação acelerada, ou seja, uma menarca em um período biopsicossocial precoce (Mello, Luft e Meyer, 2004).

A ocorrência da obesidade e das doenças a ela associadas cresceu vertiginosamente na última década. O senso de 2007 do Instituto Brasileiro de Geografia e Estatística (IBGE) indicou que 5 em cada 10 brasileiros têm excesso de peso, e 1 em cada 10 brasileiros é obeso (IBGE, 2008).

Uma pesquisa mais recente na área da Saúde Pública realizada pela Universidade Federal de São Paulo (Unifesp) e pelo Ministério da Saúde (Arena, 2009) faz o alerta de que, a cada 60 horas, uma pessoa morre em São Paulo em decorrência da obesidade. Em 2007, 148 paulistanos foram vítimas dessa doença; em contrapartida, 167 óbitos foram por desnutrição. Entre 1997 e 2007, a quantidade de mortes por excesso de peso cresceu 400%, enquanto o número de vítimas de desnutrição caiu 34% (Figura 2.2).

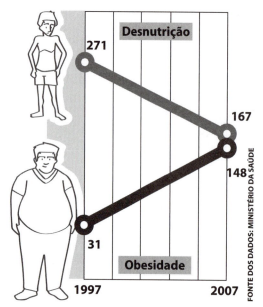

Figura 2.2 – Mortes por desnutrição e por obesidade em São Paulo.
Fonte: adaptado de Vieira (2008).

## Doenças graves: infecções, parasitas

As doenças infecciosas têm grande relevância nos programas de saúde pública, sobretudo em países em desenvolvimento, tanto pela morbidade como pela sua frequente associação com diarreia crônica e desnutrição, fatores que podem afetar os crescimentos físico e cognitivo, e levar a óbito. As crianças menores de 5 anos são mais vulneráveis à aquisição de doenças pela imaturidade do sistema imune e pelo seu rápido crescimento. No Brasil, estima-se que 55,3% das crianças apresentam infecção por enteroparasitas, e nos países em desenvolvimento, a maioria dos casos de diarreia aguda e de mortes causadas por essa doença acontece em crianças com menos de 5 anos (Pedraza, Queiroz e Sales, 2014).

Em longo prazo, não parece haver influência significativa das doenças comuns da infância sobre o crescimento e a maturação da criança adequadamente nutrida. Contudo, as doenças infecciosas e as causadas por parasitas na infância são um fator contribuinte para o retardamento no crescimento associado à desnutrição crônica. As mais comuns são o sarampo, as infecções respiratórias (pneumonia e as afecções estreptocócicas da garganta) e os parasitas intestinais (protozoários – como as amebas –, nematódeos – vermes redondos e em forma de gancho – e helmintos – vermes parasitas) (Malina e Bouchard, 2002).

Acredita-se que a desnutrição crônica e as doenças infecciosas ou as causadas por parasitas interagem e cooperam entre si – ou seja, uma condição amplifica os efeitos da outra.

As condições socioeconômicas do local onde a criança cresce, os fatores nutricionais e a higiene no preparo dos alimentos aumentam os riscos de doenças infectoparasitárias e podem influenciar no crescimento infantil. Quanto aos fatores nutricionais, o atraso no crescimento ocorre geralmente quando o leite materno é substituído por outros alimentos, podendo acontecer logo nos primeiros meses de vida. Tal situação aumenta os riscos de infecções parasitárias e de diarreias. A ausência de saneamento básico ou a sua precariedade potencializa em 2,5 vezes o risco de tais condições, além de promover um retardo no crescimento de crianças e jovens (Monteiro, Benício e Freitas, 1997 apud Romani e Lira, 2004). Além desses fatores, a carência de vacinas essenciais que evitam a ocorrência de diversas doenças que já podem ser combatidas na atualidade também se constitui como um fator que pode interferir diretamente no crescimento das crianças (Brasil, 2009).

## Atividade física e esporte

A prática regular de atividades físicas e esportes vem sendo largamente estudada em diferentes populações mundiais. Os efeitos positivos dessa prática atingem todas as faixas etárias. Diferentes especialidades médicas e profissionais da área da Saúde atestam para os efeitos benéficos da atividade física inserida desde os primeiros anos de vida. O desenvolvimento integral e saudável das crianças envolvidas em práticas esportivas variadas, bem orientadas e, principalmente, adequadas à fase de crescimento pode promover inúmeros benefícios. Com o crescente surto de obesidade que atinge todas as esferas sociais, observa-se que as crianças também estão sendo influenciadas por hábitos alimentares que podem comprometer a sua saúde. Dessa forma, a manutenção de hábitos saudáveis, como a prática de atividades físicas, deve ser estimulada desde o início da fase escolar, pois além de controlar o peso corporal, praticar atividades físicas pode, em longo prazo, combater um sério fator de risco à saúde na idade adulta: o sedentarismo.

Alves e Lima (2008, p. 384), citando Broderick, Winter e Allan (2006) e Azevedo et al. (2007), assinalam:

> Vários estudos com crianças e adolescentes têm demonstrado o benefício da atividade física no estímulo ao crescimento e desenvolvimento, prevenção da obesidade, o incremento da massa óssea, aumento da sensibilidade à insulina, melhora do perfil lipídico, diminuição da pressão arterial, desenvolvimento da socialização e da capacidade de trabalhar em equipe.

Em contrapartida, a atividade física e/ou o esporte desenvolvido de forma excessiva em idades precoces, sempre com os mesmos estímulos corporais, e em longo prazo, pode ocasionar riscos à saúde das crianças e dos jovens envolvidos com o treinamento, aumentando as chances de lesões graves que podem se tornar crônicas, como traumas, inflamações musculotendíneas, entorses, roturas musculares, fraturas por estresse e disfunção menstrual (Arena, 2005; Broderick, Winter e Allan, 2006; Stanford, 2005).

No que diz respeito ao crescimento físico linear, a prática regular de atividade física e/ou esporte durante o crescimento de crianças e de jovens não aumenta ou diminui a estatura final determinada geneticamente. A estatura corporal final é potencializada pela prática de atividade física moderada, a qual, entre outros mecanismos, aumenta os níveis séricos dos principais hormônios responsáveis pelo crescimento, como dos níveis circulantes do hormônio do crescimento (GH) e do fator de crescimento do tipo insulina 1 (IGF-1), por intermédio do estímulo aferente direto do músculo para a adeno-hipófise, além do estímulo por lactato, óxido nítrico, catecolaminas e mudanças no balanço ácido-básico (Godfrey, Madgwick e Whyte, 2003; Nemet et al., 2003).

Contudo, existe a carência de pesquisas que reforcem a proposta de que o treinamento extenuante pode interromper ou, até mesmo, reduzir o aumento da estatura, sendo esse efeito resultante mais da intensidade e da duração do que propriamente do tipo de exercício praticado. Alguns estudos (Georgopoulos et al.,1999 e Scheet el al., 2002) sugerem que a atividade física excessiva, além de diminuir os níveis de densidade mineral óssea, reduz os níveis dos hormônios relacionados ao crescimento, podendo comprometer a estatura final.

Quanto ao tipo de esporte praticado na infância e na juventude, faz-se necessário desmistificar a proposta de que a prática da natação ou do vôlei estimula o crescimento, e que a prática da ginástica ou das artes marciais interrompe o crescimento. Ocorre que, durante um processo seletivo direcionado ao rendimento esportivo voltado para a competição formal, as entidades esportivas e seus treinadores determinam a seleção dos melhores, principalmente, com base no modelo de um biotipo físico biomecanicamente privilegiado para determinados esportes. O processo clássico de seleção esportiva nas categorias de base dos diferentes esportes seleciona os mais talentosos, sobretudo a partir da estatura e do tipo físico ideal para a modalidade.

Atualmente, especialmente no Brasil, o número de crianças envolvidas em práticas esportivas excessivas vem decrescendo gradualmente, em razão da diminuição do incentivo ao esporte competitivo no país. Apesar disso, é necessário haver medidas que previnam situações de estresse competitivo em pré-púberes, uma vez que essas podem ocasionar uma saturação biopsicossocial nas crianças, levando, inclusive, ao abandono prematuro da prática esportiva. Alguns estudos reforçam a proposta negativa do treinamento extenuante, como a do eixo GH-IGF-1 (Guy e Micheli, 2001). Theintz et al. (1993 apud Alves e Lima, 2008) indicaram uma associação entre a redução da altura e a diminuição do IGF-1 em ginastas de elite submetidas a uma restrição dietética e a um treinamento físico intensivo (22 horas/semana). Por sua vez, Caine et al. (2001 apud Alves e Lima, 2008) ressaltam que o excesso de atividade física (36 horas/semana) em crianças pré-púberes pode comprometer a estatura final.

Uma importante revisão de literatura realizada por Alves e Lima (2008) concluiu que o exercício físico leve a moderado estimula o crescimento e deve ser estimulado. Nas palavras dos autores:

> A atividade física extenuante, principalmente quando associada à restrição dietética, afeta o crescimento, o desenvolvimento puberal, a função reprodutiva e a mineralização óssea. A musculação praticada por jovens pré-púberes pode ser prejudicial, se não for realizada sob supervisão, já que há um potencial risco de lesão na cartilagem de crescimento. Entretanto, quando bem supervisionada, pode levar a um aumento de força e resistência muscular. (Alves e Lima, 2008, p. 283)

# Estratégias de desenvolvimento e de crescimento físico

## Parte II

# Período pré-natal | 3

## 3.1 Estágios de desenvolvimento pré-natal

O período total de crescimento e de desenvolvimento está dividido em duas etapas fundamentais que são separadas pelo momento obstétrico (parto): período pré-natal e período pós-natal.

A fase de vida pré-natal ou intrauterina tem início quando ocorre a concepção ou a fertilização; porém, a idade gestacional, contada a partir do número de semanas, tem cerca de duas semanas a mais que a idade de fertilização de fato. Os médicos calculam a idade gestacional a partir do primeiro dia do último período menstrual normal. Dessa forma, a fase do ovo fertilizado, denominado zigoto, dura, aproximadamente, duas semanas, e se inicia geralmente na metade de um ciclo menstrual. Após essas duas semanas, começa o período embrionário. O embrião inicia o seu desenvolvimento por um período de seis semanas e, no final dessa fase, em razão da divisão celular acelerada, ele apresenta, aproximadamente, 5 cm de comprimento. Na sequência, por volta da nona semana, começa o período de desenvolvimento fetal. Durante as próximas 30 semanas, o feto apresenta um crescimento acelerado.

A fase de vida pós-natal ou extrauterina constitui-se como uma das experiências mais arriscadas da vida dos indivíduos. Contudo, o feto está preparado para enfrentá-la, uma vez que existe um revestimento de gordura capaz de proteger suas vísceras e defendê-lo do frio; seu cérebro é mais resistente à anóxia do que em qualquer outra fase da vida extrauterina, e suas articulações têm uma grande amplitude de movimentação.

Segundo Bee (2003), o período pré-natal vai da concepção até o nascimento e se divide em três estágios: ovo ou zigoto, embrião e feto. Cada um desses estágios compreende um determinado período de duração:

- *Ovo ou zigoto*: 2 semanas.
- *Embrião*: 2ª à 9ª semana.
- *Feto*: 10ª à 40ª semana.

De maneira geral, até a 24ª semana de gestação ocorre um rápido crescimento linear do feto, isto é, proporcionalmente, mais de comprimento do que de peso. A partir de então, o crescimento em comprimento se desacelera até o nascimento, enquanto a velocidade de ganho de peso aumenta progressivamente até a criança nascer. Nessa alternância, em condições normais, por volta da 20ª semana o feto já atinge 70% do comprimento que terá ao nascer, mas, apenas 25% do peso.

Ao nascimento, estima-se que os valores medianos alcançados de peso e de comprimento sejam, respectivamente, de 3 kg e 50 cm. Percebe-se, assim, que agravos maternos que incidem sobre a primeira metade da gravidez tenderão a comprometer proporcionalmente mais o comprimento que a criança apresenta ao nascer, e que os da segunda metade afetarão mais o peso, gerando uma situação denominada de assimetria entre peso e comprimento do recém-nascido. Se o agravo for constante durante toda a gestação, o recém-nascido será assimétrico, com comprometimento homogêneo de comprimento e de peso.

Algumas horas após a formação do ovo inicia-se um processo de multiplicação celular, originando um embrião. Esse processo ocorre à medida que o embrião vai migrando ao longo da trompa de Falópio em direção ao útero. É nesse local, mais precisamente, no endométrio, que o embrião é implantado (nidação), permanecendo até o final da gravidez.

O período gestacional (ovo, embrião e feto) é controlado em semanas, e cada fase sofre modificações diferentes de velocidade de crescimento, aumento do peso e formação de órgãos e sistemas a partir da 5ª semana até a 40ª semana de gestação, conforme será demonstrado a seguir.

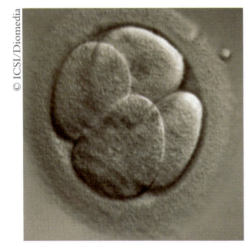

Figura 3.1 – Ovo ou zigoto.

## 3.1.1 Semanas do desenvolvimento pré-natal

### Embrião

*5ª semana*

Conforme a proposta de Taborda e Deutsch (2011), na *5ª semana de gestação*, contada a partir do primeiro dia da última menstruação (*3ª semana após a fecundação)*, o embrião e seu sistema nervoso começam a se formar e começam a despontar pernas e braços. Surgem, pela primeira vez, movimentos bruscos. A nutrição do embrião entre a *4ª e a 5ª semana de gestação* é feita através da *vesícula vitelina*. Ao completar-se *5 semanas de gestação*, há junção dos vasos do embrião com os vasos da placenta em formação, dando-se o início da *circulação umbilical* (fetoplacentária). Os membros superiores e inferiores já estão presentes, tendo início o desenvolvimento do tubo neural que dará origem ao cérebro, à medula espinal, aos nervos e à coluna vertebral. Outro órgão importante que começa a aparecer é o coração que, com câmaras duplas visíveis, começa a bater e a bombear o sangue. Nessa fase, o bebê mede cerca de 1,25 mm, da cabeça às nádegas.

*6ª semana*

Nessa semana, após as primeiras batidas do coração (que ocorrem de 100 a 150 vezes por minuto), o embrião desenvolve-se muito rapidamente. Os primeiros sinais do ouvido interno, do qual dependerá todo o equilíbrio do embrião, também começam a surgir nesse momento. O nariz e a boca também começam a desenvol-ver-se, bem como as protuberâncias que originarão os braços e as pernas. Tudo isso em apenas 2-4 mm (Reagan, 2006).

*7ª semana*

O embrião, que se mostra do tamanho de um grão de arroz, continua a desenvolver-se. Começam agora a emergir as mãos e os pés nos membros superiores e inferiores, embora ainda não seja possível identificar os seus dedos. O embrião mede de 4 a 5 mm da cabeça às nádegas, e tem algo que se assemelha a uma pequena cauda – que é uma extensão do seu cóccix e que desaparecerá dentro de algumas semanas. O coração já está dividido em ventrículos (direito e esquerdo) e produz cerca de 150 batimentos por minuto (bpm). Fígado, pulmões, intestinos e órgãos sexuais internos estão quase formados (Curtis, 2005).

*8ª semana*

De acordo com Bee (2003), em 8 semanas o embrião apresenta um corpo relativamente bem formado, com um nariz achatado, olhos muito afastados (que são praticamente cobertos por pálpebras). Ele mede cerca de 1,6 cm e pesa 1 g, aproximadamente. Surgem os dedos das mãos e dos pés com membranas interdigitais; a cabeça começa a elevar-se e a cauda quase desapareceu. Já se conseguem identificar os olhos, o pavilhão auricular, o nariz e a boca, os intestinos, bem como os testículos ou os ovários. Inicia-se a diferenciação dos órgãos genitais externos. No sistema nervoso, as células nervosas começam a ramificar-se, ligando-se umas às outras, formando ligações neurais primitivas. Apesar de não ser possível senti-lo, o embrião está em constante movimento.

### Feto

*9ª semana*

A partir da 9ª semana, o embrião passa a ser denominado feto, sendo cada vez mais parecido com um ser humano. A cauda já desapareceu completamente e os órgãos, os músculos e os nervos começam a funcionar. Ocorre, também, o desenvolvimento dos ossos e cartilagens, e a saída dos intestinos do cordão umbilical para a região abdominal. A partir dessa semana, o feto tem um rápido aumento de peso. O bebê mede cerca de 2,3 cm e pesa 2 g, aproximadamente (Papalia e Olds, 2000).

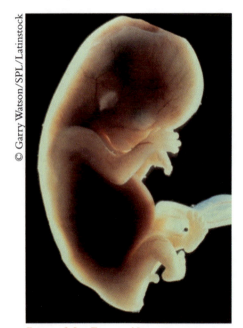

Figura 3.2 – Feto na 10ª semana.

*10ª semana*

Ao final da 10ª semana de gestação, o feto mede cerca de 3,1 cm e pesa 4 g, aproximadamente. Ele já se mostra praticamente todo formado (coração, pulmões, rins, fígado e intestinos). Durante o período fetal, haverá, basicamente, a maturação e o crescimento dos órgãos e dos sistemas do bebê. Nessa fase, a maioria das articulações, como as do joelho, do cotovelo, do punho, do ombro e do tornozelo, já estão formadas (Stoppard, 2009).

*11ª semana*

A partir dessa semana, o bebê corre menos riscos de ter anomalias congênitas ou de ser afetado por infecções a certas drogas, uma vez que o sangue começa a circular entre o feto e o útero, ou seja, a placenta vai entrar em ação. Começam a surgir pequenos dentes por baixo das gengivas, alguns ossos começam a endurecer e o diafragma inicia a sua formação. Os órgãos vitais – fígado, rins, intestinos, cérebro e pulmões – estão totalmente formados e começam a funcionar. O bebê mede cerca de 4,1 cm e pesa 7 g, aproximadamente (Curtis, 2005).

*12ª semana*

Conforme a proposta de Papalia e Olds (2000), no final da 11ª semana o bebê mede cerca de 5 cm. Com 12 semanas, o feto mede por volta de 5,4 cm e pesa 14 g, aproximadamente. A partir da 12ª semana, o feto já apresenta movimentos espontâneos, embora a mãe ainda não os perceba. A genitália externa adquire as características peculiares ao sexo genético do bebê (ainda não identificado pelo ultrassom). Crescem os olhos e as orelhas, e tem início a formação dos principais ossos do corpo. Dá-se a formação do sangue na medula óssea, os pulmões adquirem forma definitiva e a configuração estrutural do cérebro está quase completa.

*13ª semana*

Para Taborda e Deutsch (2011), apesar de completamente formado, o bebê ainda não está pronto para sobreviver fora do útero porque seus órgãos internos, especialmente os pulmões, não amadureceram completamente. O pescoço já está totalmente formado, podendo sustentar a cabeça e seus movimentos. Talvez seja nessa fase que os bebês comecem a perceber os sons por meio de receptores de vibração localizados na pele, embora as orelhas estejam formadas apenas na 24ª semana. O bebê mede cerca de 7,4 cm e pesa 23 g, aproximadamente.

*14ª semana*

No quarto mês, o feto começa a expirar e a inspirar. Os olhos e as orelhas continuam a desenvolver-se e o queixo afasta-se de vez do peito. Nessa fase, o bebê já é capaz de piscar os olhos, franzir as sobrancelhas, fazer caretas, urinar e chupar o dedo. Durante essa semana, os braços passarão a ser proporcionais ao resto do corpo. O bebê mede, aproximadamente, 8,7 cm e pesa cerca de 43 g (Reagan, 2006).

*15ª semana*

O feto movimenta o líquido amniótico pelo nariz e pelo trato respiratório superior, o que contribui para o desenvolvimento dos alvéolos pulmonares. As suas pernas vão ficando cada vez maiores, ultrapassando o comprimento dos braços, e ele já é capaz de movimentar todas as articulações e todos os membros do seu corpo. O bebê já é sensível aos feixes de luz e começam a formar-se as papilas gustativas. Com 15 semanas, ele apresenta todos os movimentos que um feto de 9 meses é capaz de fazer. O bebê mede em torno de 10,1 cm e pesa 70 g, aproximadamente (Curtis, 2005).

*16ª semana*

O pavilhão auricular e o nariz aproximam-se da sua aparência normal e aparece o cabelo. O ânus já se mostra perfurado e a maioria dos ossos já é identificável. O músculo cardíaco está bem desenvolvido e inicia-se o processo de formação de sangue no baço. Os órgãos gerais dos sentidos também já estão bem diferenciados. O rim está bem localizado na sua posição típica. Nos meninos, os testículos já estão em posição de descer para dentro do escroto e, nas meninas, a vagina já está aberta. A partir da 16ª semana, os movimentos do feto aumentam, o que é importante para o desenvolvimento dos seus músculos e de seus ossos. Órgãos e sistemas continuam em desenvolvimento, e, ao final da 16ª semana, o bebê mede por volta de 11,6 cm e pesa 100 g, aproximadamente (Bee, 2003).

*17ª semana*

Nessa fase, pelo acúmulo de gordura sob a pele, o feto começa a engordar, medindo cerca de 13 cm e pesando, aproximadamente, 140 g. O cordão umbilical está cada vez mais forte e espesso, e inicia-se o desenvolvimento das glândulas sudoríparas. A cabeça, ainda grande, está começando a ficar mais proporcional ao restante do corpo. Nessa etapa, o feto tem quase o mesmo tamanho da placenta, e já é capaz de ouvir os sons fora do corpo da mãe e alguns ruídos. Conforme ele respira, o peito sobe e desce. Os pulmões começam a exalar líquido amniótico (Stoppard, 2009).

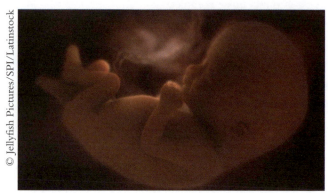

Figura 3.3 – Feto na 17ª semana.

*18ª semana*

Segundo Curtis (2005), nessa semana, a mãe já é capaz de sentir alguns movimentos do bebê. Se o feto for uma menina, o útero e as trompas de Falópio estão formados e na posição certa. Caso seja um menino, os órgãos genitais já estão visíveis. O bebê mede cerca de 14,2 cm e pesa 190 g, aproximadamente.

*19ª semana*

O feto já é capaz de ouvir a voz da mãe (Taborda e Deutsch, 2011). Os braços e as pernas já têm a proporção correta. Começa-se a desenvolver o vérnix caseoso, um revestimento protetor ceroso que impede que a pele do feto fique enrugada por causa do líquido amniótico. O vérnix caseoso é formado por sebo, células epiteliais descamadas e pelos da penugem. Nessa fase, o bebê mede cerca de 15,3 cm e pesa 240 g, aproximadamente.

*20ª semana*

Conforme Curtis (2005), entre a 19ª e a 20ª semanas, os movimentos do bebê começam a ficar mais coordenados. Ele é capaz de ficar ereto e impulsionar o corpinho para a frente. Seu cérebro pesa cerca de 90 g. Nessa fase, o feto mede cerca de 26,5 cm e pesa cerca de 300 g. O cólon ascendente já é identificável e tem início, também, a mielinização da medula, ocorrendo a ossificação do nariz e do ouvido. O feto passa a engolir mais, favorecendo o desenvolvimento do seu sistema digestivo, e começa a produzir o mecônio (subproduto esverdeado e pegajoso da digestão, que se acumulará no intestino e será expelido durante ou após o parto).

### 21ª semana

Nessa fase, há o fortalecimento do músculo cardíaco e o feto começa a dar pontapés e cotoveladas. O aparelho digestivo já está bastante desenvolvido para absorver a água do líquido amniótico que ele engole. Por isso, uma amostra do líquido amniótico ou uma biópsia do vilo coriônico pode revelar importantes informações sobre a saúde do bebê. Nessa etapa, ele mede cerca de 26,7 cm e pesa 360 g, aproximadamente (Bee, 2003).

### 22ª semana

O feto experimenta um grande desenvolvimento cerebral. Os lábios, as pálpebras e as sobrancelhas do feto tornam-se cada vez mais distintos. O mesmo ocorre com os olhos, que ganham, agora, a íris (parte colorida dos olhos), mas esta ainda não tem pigmentação. Dentro do seu abdome, inicia-se, nessa etapa, a formação do pâncreas, essencial para a produção de alguns hormônios importantes. O bebê mede cerca de 27,8 cm e pesa 430 g, aproximadamente (Reagan, 2006).

### 23ª semana

O feto é particularmente sensível aos sons agudos. A audição é muito mais acurada agora, porque os ossos do ouvido interno já endureceram. Ele consegue distinguir diferentes sons que vêm de fora do útero. Ele já tem a aparência típica de um bebê, porém seus ossos e seus órgãos ainda são visíveis sob a sua pele transparente. Ele mede cerca de 28,9 cm e pesa 501 g, aproximadamente (Stoppard, 2009).

### 24ª semana

O corpo do bebê já se mostra proporcional, com pele vermelha e enrugada. As glândulas sudoríparas também já estão em formação, e o feto mede, aproximadamente, 30 cm e pesa, em média, 600 g. A formação do sangue aumenta na medula óssea e diminui no fígado. No aparelho respiratório, surgem os canais e sacos alveolares. O córtex cerebral já está estratificado e, nele, a proliferação de neurônios já está concluída (Curtis, 2005).

### 25ª semana

Com 25 semanas, o bebê pesa, em média, 660 g, e mede cerca de 34,6 cm. Nesse momento, se houver um parto prematuro, há chances de sobrevivência, dependendo do suporte que lhe for oferecido. A pele do feto fica cada vez menos enrugada, em razão do acúmulo de gordura. Há, também, o aumento do crescimento do cabelo, embora não seja possível distinguir sua cor (Reagan, 2006).

*26ª semana*

O feto já é capaz de distinguir a voz dos pais e os olhos estão totalmente formados. Sua pulsação se acelera em reação a sons, e ele pode mover-se de acordo com o ritmo de uma música. Nessa fase, qualquer pessoa pode ouvir o coração do bebê batendo ao encostar o ouvido na barriga da mãe. A altura e o peso do feto giram em torno de 35,6 cm e 760 g, respectivamente (Bee 2003).

*27ª semana*

Segundo Stoppard (2009), com 27 semanas, o bebê já consegue piscar os olhos, fechá-los enquanto dorme e abri-los quando está acordado. Ele mede cerca de 36,6 cm e pesa 875 g, aproximadamente. Cérebro e pulmões terão um grande desenvolvimento durante essa semana, e o cérebro está bastante ativo. O feto dorme e acorda em intervalos regulares, abrindo e fechando os olhos. Já é possível sentir seus soluços. Apesar de muito imaturos, seus pulmões já deveriam ser capazes de funcionar (com ajuda médica), caso nascesse nessa etapa.

*28ª semana*

Surgem as fissuras cerebrais do feto. De acordo com Curtis (2005), ele mede aproximadamente 37,6 cm e pesa cerca de 1,05 kg. Na próxima semana, o feto entrará oficialmente no 3º trimestre, e, partir de então, começará a engordar, atingindo o triplo do peso atual até o nascimento.

*29ª semana*

Segundo Reagan (2006), nessa semana a cabeça do bebê já está relativamente proporcional ao corpo. Seu cérebro já consegue controlar mecanismos básicos do corpo, como a regulação da temperatura. Os músculos e os pulmões continuam a amadurecer, e a cabeça cresce, de modo a criar espaço para o cérebro em desenvolvimento. O feto não tem, nessa fase, muito espaço para movimentar-se, mas continua esticando-se, tentando abrir terreno. Está mais sensível à luz, aos sons, aos sabores e aos aromas, e sua altura e peso estão em torno de 38,6 cm e 1,153 kg, respectivamente.

*30ª semana*

O bebê tem um aspecto arredondado, pele rosada e lisa, e começa a adotar a posição de nascimento, já sendo capaz de virar a cabeça. A visão continua a desenvolver-se, embora não seja muito apurada e, mesmo após o nascimento, o bebê irá manter os olhos fechados durante grande parte do dia; quando os abrir, será capaz apenas de distinguir objetos que se encontram a poucos centímetros de distância. Ele mede cerca de 39,9 cm e pesa 1,320 kg, aproximadamente (Stoppard, 2009).

### 31ª semana

Nessa semana, o aumento de gordura continua por baixo da pele do feto, o que vai prepará-lo para o mundo exterior. O bebê mexe-se muito, razão pela qual a mãe terá dificuldades para adormecer. No entanto, essa agitação é um sinal de que o bebê está crescendo de forma saudável e ativa. Ele mede cerca de 41,1 cm e pesa 1,502 kg, aproximadamente (Bee, 2003).

### 32ª semana

A partir dessa semana, o bebê ganha, em média, o equivalente a um terço da metade do peso com o qual nascerá, já sendo capaz de virar a cabeça para ambos os lados. As unhas dos dedos dos pés estão concluídas e o seu cabelo continua a crescer. Agora, ele mede cerca de 42,4 cm e pesa, aproximadamente, 1,702 kg (Reagan, 2006).

### 33ª semana

Segundo Papalia e Olds (2000), nessa semana o líquido amniótico atinge o seu nível mais alto. Por causa do crescimento acelerado do cérebro, a cabeça aumenta 9,5 mm e, como os ossos do crânio ainda não estão fundidos, estes se movem e se sobrepõem ligeiramente, tornando, assim, mais fácil a passagem pelo canal vaginal no momento do parto. O bebê mede cerca de 43,7 cm e pesa quase 2 kg.

### 34ª semana

O bebê já se comporta como um recém-nascido e prepara o seu sistema imune para o mundo exterior. Se houver o parto, a probabilidade de haver grandes complicações é reduzida. Com 34 semanas, o bebê tem cerca de 45 cm e pesa cerca de 2,146 kg (Bee, 2003).

### 35ª semana

O bebê já ocupa quase todo o espaço do útero, razão pela qual quase não consegue se mexer. Como a maior parte do seu desenvolvimento físico básico já foi completada, até o seu nascimento, ele ficará ganhando peso. Segundo Stoppard (2009), entre 35 e 37 semanas de gestação, com o aumento do seu tamanho, o feto tentará todas as posições possíveis dentro do útero até encontrar a melhor. Geralmente, essa posição é de cabeça para baixo, e as nádegas ocupam a parte superior do útero. Essa é a posição ideal para o nascimento. Ele mede cerca de 46,2 cm e pesa 2,383 kg, aproximadamente.

Período pré-natal

*36ª semana*

De acordo com Curtis (2005), é nessa fase que termina a formação de novos neurônios e o ciclo de sono/vigília está definido. Nessa semana, o feto perderá a maior parte da cobertura de cabelo macio que cobria o corpo, bem como o vérnix caseoso. Ele engole ambas as substâncias, além de outras secreções, o que resulta no mecônio. O bebê mede cerca de 47,4 cm e pesa 2,622 kg, aproximadamente.

*37ª semana*

A partir dessa semana, o bebê poderá nascer a qualquer momento. Seus pulmões estão completamente desenvolvidos e prontos para se ajustarem ao mundo exterior. Com 37 semanas de gestação, o feto mede cerca de 48,6 cm e tem um peso médio de 2,859 kg (Stoppard, 2009).

*38ª semana*

Seus órgãos estão completamente desenvolvidos e prontos para a vida fora do ventre materno. O bebê está clinicamente maduro. Todos os sistemas estão plenamente desenvolvidos e podem ser vistos em uma imagem de ressonância magnética. Cabeça e abdome têm agora a mesma circunferência. O papel da placenta na manutenção do bebê está chegando ao fim. Ela se torna menos eficiente na transferência de nutrientes, e nela começam a aparecer coágulos de sangue e fragmentos de calcificação. O bebê mede, aproximadamente, 50 cm e pesa cerca de 3 kg (Taborda e Deutsch, 2011).

*39ª semana*

O feto continua a acumular gordura, que lhe ajudará a controlar a temperatura corporal após o nascimento. As camadas superiores da pele caem à medida que se forma uma pele nova por baixo. A maior parte da penugem do bebê já desapareceu e ele irá engoli-la com outras secreções, que ficarão armazenadas nos seus intestinos e serão excretadas no mecônio. Ele mede cerca de 50,7 cm e pesa agora 3,288 kg, aproximadamente (Curtis, 2005).

*40ª semana*

Segundo Reagan (2005), nessa fase final, o bebê apresenta uma pele lisa e rosada, com o vérnix caseoso escasso e cabelo moderado ou abundante. Já apresenta um movimento ativo e contínuo, uma boa tonicidade e pode levantar a cabeça. Na 40ª semana, seu organismo está totalmente formado e maduro para o nascimento, com um peso médio de 3,362 kg e comprimento de 51 cm, aproxidamente.

## 3.2 Fatores que interferem no tamanho do recém-nascido

O peso ao nascer é um importante indicador geral do nível de saúde de uma população, dada a sua influência nas taxas de mortalidade e morbidade infantis, principalmente, a mortalidade neonatal.

Dois processos básicos que, isolados ou em associação, predispõem ao nascimento de crianças com peso abaixo do normal são a prematuridade e o retardo de crescimento intrauterino. Esses processos decorrem de fatores como: condições socioeconômicas precárias da mãe, baixo peso da mãe no início da gestação, condições de saúde da mãe, tabagismo, estresse durante a gestação, falta ou deficiência da assistência pré-natal, baixa estatura materna, antecedentes reprodutivos desfavoráveis, maturidade fisiológica materna e gravidez múltipla.

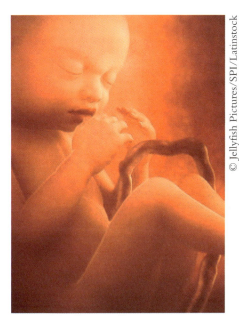

Figura 3.4 – Feto na 40ª semana.

No Brasil, as políticas governamentais têm possibilitado a redução das taxas de mortalidade infantil no país. Essas taxas, porém, ainda se mantêm elevadas quando comparadas aos países desenvolvidos (Accioly, Saunders e Lacerda, 2005). As principais causas de mortalidade infantil incluem as doenças do período perinatal, que ocorrem essencialmente no período neonatal precoce, representando cerca de 36% dos óbitos entre os neonatos (Maranhão, Joaquim e Siu, 1999; Monteiro e Nazário, 1995; Simões e Oliveira, 1997; Accioly, Saunders e Lacerda, 2005). Entre os fatores condicionantes do risco neonatal, encontram-se o baixo peso ao nascer (< 2,5 Kg) e o peso insuficiente ao nascer (2,5 a 3 kg) (Lima e Sampaio, 2004).

Alguns bebês prematuros são pequenos para a sua idade gestacional (PIG); outros são grandes para a sua idade gestacional (GIG), como os bebês filhos de mães diabéticas.

Segundo os dados já analisados do Sistema de Mortalidade do Ministério da Saúde, dos 63% dos óbitos ocorridos em crianças menores de 7 dias (com peso declarado no atestado de óbito) no ano de 1997, 71% dos bebês tinham peso menor que 2,5 kg. Nos óbitos de crianças menores de 1 ano nesse mesmo ano, o peso só foi declarado em 47,18%, dos óbitos, mas o baixo peso ao nascer esteve presente em 63% dessas mortes infantis com dados declarados (Brasil, 2002).

Apesar de toda criança com peso de nascimento inferior a 2,5 kg ser considerada de risco, bebês prematuros (nascidos com menos de 37 semanas de gestação) cujo peso é adequado para a idade gestacional (AIG) têm melhor prognóstico (excetuando-se os com menos de 1 kg), especialmente aqueles que vivem em condições ambientais favoráveis. Tais crianças apresentam crescimento pós-natal compensatório, chegando ao peso normal para a idade ainda durante o primeiro ano de vida (Brasil, 2002). Esse crescimento compensatório é um fenômeno que ocorre em resposta a uma desaceleração no ritmo de crescimento normal. Corrigida a causa, se as condições ambientais forem adequadas, o organismo passa a crescer em uma velocidade superior ao esperado para a idade. Esse é um fenômeno muito encontrado em crianças desnutridas em fase de recuperação.

Bebês pequenos para a idade gestacional (PIG), pré-termos ou nascidos a termo, tendem a permanecer pequenos para a idade ou, até mesmo, desnutridos, requerendo tratamento especial dos serviços de atenção à criança.

### 3.2.1 Aspectos nutricionais e condição socioeconômica da mãe

Em geral, mulheres com baixo nível socioeconômico apresentam mais dificuldades para adquirir alimentos de boa qualidade, não só pelo seu baixo poder aquisitivo, mas também pela falta de conhecimento quanto a uma alimentação adequada para as necessidades de uma gestante. A pobreza é um dos fatores que geram os maiores índices de baixo peso ao nascer e os maiores coeficientes de mortalidade neonatal e pós-neonatal.

A gestação acarreta uma série de alterações fisiológicas para o organismo materno; nesse período, portanto, há uma maior necessidade de todos os nutrientes básicos para a manutenção da nutrição, da saúde materna e a garantia do adequado crescimento e desenvolvimento do feto, já que sua única fonte de nutrientes é constituída pelas reservas nutricionais e pela ingestão alimentar da mãe (Yazlle, 1998).

É sabido que o estado nutricional da mãe durante o período gestacional interfere na condição de peso ao nascer em bebês recém-nascidos. Existe uma associação significativa entre o ganho de peso total durante a gestação e as médias de peso ao nascer de recém-nascidos (Lima e Sampaio, 2004). Quando o peso pré--gestacional é inadequado ou está acompanhado por ganho de peso insuficiente durante a gestação, o risco de baixo peso ao nascer aumenta, bem como os riscos de mortalidade perinatal, neonatal e infantil (Krasovec e Anderson, 1991). Rocha et al. (2005) apontam que gestantes com uma reserva inadequada de nutrientes e uma ingestão dietética insuficiente podem comprometer o crescimento fetal, e consequentemente, o peso do bebê ao nascer.

Enquanto o baixo peso corporal pré-gestacional e o ganho de peso insuficiente estão relacionados a um maior risco de retardo de crescimento intrauterino e de mortalidade perinatal, um ganho de peso excessivo pode estar associado a patologias maternas (como o diabetes gestacional e a macrossomia fetal), a dificuldades no parto e a riscos para o recém-nascido no período perinatal, como hipoglicemia (Accioly, Saunders e Lacerda, 2005). O ganho de peso gestacional excedente apenas deteriora o estado nutricional materno, e não é necessariamente canalizado para o feto (Lizo et al., 1998; Abrams, Altman e Pickett, 2000).

Assim, as recomendações nutricionais na gestação devem ser adequadas a cada mulher, ou seja, de acordo com as necessidades de cada gestação, incluindo vários aspectos, como dimensões corporais, nível de atividade física, idade e gestações múltiplas.

## 3.2.2 Tabagismo, alcoolismo e consumo de drogas em geral

O consumo excessivo de álcool, de cigarro e de outras drogas é uma questão de saúde pública debatida há anos. São inúmeras as campanhas que procuram alertar a população sobre os perigos do consumo desenfreado das bebidas alcoólicas e do cigarro.

No que diz respeito às drogas ilícitas, além dos danos nocivos e, até mesmo, fatais, existem as implicações legais envolvidas em seu consumo. A questão do combate às drogas é um dos maiores desafios da sociedade contemporânea, uma vez que atinge todas as esferas socioeconômicas e afeta indivíduos em quase todas as fases da vida, inclusive mulheres no período gestacional. O consumo de álcool, de cigarro e de drogas ilícitas, durante o período gestacional, é altamente prejudicial, tanto para a mãe quanto para o feto.

A questão do tabagismo durante o período gestacional é complexa, porque, ingenuamente, as gestantes fumantes acreditam que basta reduzir a dose de consumo para que não ocorram complicações para o bebê – tanto que apenas aproximadamente 20% das gestantes fumantes param de fumar durante a gestação (Prager et al., 1984). Em relação aos componentes do cigarro, estudos mostram que o monóxido de carbono e a nicotina atravessam facilmente a placenta, o que favorece a hipoxemia fetal, reduzindo a síntese de prostaciclinas, ocasionando vasoconstrição e aumento da resistência vascular, além de aumentar a incidência de retardo intrauterino e o descolamento da placenta (Ylikorkala, Viinikka e Lehtovirta, 1985; Morrow, Ritchie e Bull, 1988; Naeye, 1980).

Uma intoxicação alcoólica durante a gestação provoca um aumento da acidez gástrica e a diminuição do reflexo protetor das vias aéreas na gestante, o que pode ocasionar um risco de aspiração pulmonar do conteúdo gástrico (Beattie et al., 1993). Já para o feto, existe o risco de o etanol atravessar a barreira placentária, podendo provocar retardo do crescimento intrauterino, *deficit* mental, alterações musculoesqueléticas, geniturinárias e cardíacas, além de promover alterações na mielinização e hipoplasia do nervo óptico (Pietrantoni e Knuppel, 1991; Newman, 1992; Pinazo-Duran et al., 1997).

A maconha, que aparece no quadro de consumo de algumas gestantes que, ilusoriamente, acreditam ser uma droga de efeito leve, apesar dos poucos estudos sobre o seu consumo durante a gestação, também causa efeitos nocivos ao desenvolvimento fetal. O seu princípio ativo, delta-9-tetra-hidrocanabinol (THC), que é al-

Período pré-natal **65**

tamente lipossolúvel, atravessa facilmente a barreira placentária, diminui a perfusão uteroplacentária e compromete o crescimento do bebê, além de favorecer o retardo da maturação do sistema nervoso fetal (Fried, 1993; Richardson, Day e McGauhey, 1993; Zuckerman et al., 1989).

Já a cocaína – a exemplo do que ocorre com o *crack*, seu derivado –, droga que comumente pode ser adquirida e consumida por algumas gestantes viciadas, atravessa rapidamente a barreira placentária, sem sofrer metabolização, agindo diretamente no sistema vascular do feto e ocasionando vasoconstrição, insuficiência uteroplacentária, hipoxemia e acidose fetal, além de malformações urogenitais, cardiovasculares e do sistema nervoso central (Krishna, Levitz e Dancis, 1993; Moore et al., 1986).

### 3.2.3 Atividade física em excesso

Atualmente, existe um consenso entre os profissionais da área da Saúde de que a prática de atividade física durante o período gestacional promove inúmeros benefícios às gestantes. Durante a gestação, gradativamente, o corpo feminino sofre transformações anatômicas e circulatórias que geram desconforto e, até mesmo, dores musculares e articulares que, até então, não existiam. Durante o período gestacional, o exercício físico regular e monitorado, quando não existem contraindicações médicas, atua de forma positiva, amenizando e evitando as alterações fisiológicas incômodas típicas desse período.

As dores lombares, que costumam aparecer no segundo trimestre da gestação, podem ser reduzidas com o exercício físico. Com a prática regular de exercícios físicos, as alterações cardiovasculares típicas desse período, que desencadeiam dores articulares e inchaço em alguns segmentos corporais em razão das mudanças circulatórias do tecido conjuntivo e da circulação sanguínea, tendem a se reequilibrar no aspecto vascular circulatório, o que reflete uma maior capacidade de oxigenação, menor pressão arterial (PA), menor risco de trombose e varizes, e, consequentemente, alívio nos desconfortos típicos do período. O exercício físico somente é contraindicado durante a gestação, segundo a ACOG (2002), caso alguma ocorrência atípica aconteça, como dor de qualquer espécie, complicações cardiovasculares, aumento de risco de aborto no primeiro trimestre, lesões musculoesqueléticas e hipoglicemia grave.

Quanto aos aspectos que poderiam relacionar a prática de atividade física e os possíveis riscos de menor peso ao nascer ou de antecipação do trabalho de parto (o que pode acarretar um nascimento prematuro), parece haver um consenso na literatura de que a prática de atividade física adequada para gestantes não contribui para a prematuridade (Sternfeld, 1997; Lederman, 2001).

Estudos mostram que a prematuridade do bebê não está associada à prática regular de atividades físicas, mas, sim, ao excesso e à intensidade de atividade, tanto no que diz respeito aos exercícios físicos quanto à atividade ocupacional. El-Metwalli et al. (2001) investigaram 562 gestantes que tiveram aborto espontâneo e 1.762 mulheres com gestação a termo, e relataram que a associação entre o exercício físico durante a gestação e o risco de aborto espontâneo aumentava de acordo com o tipo de exercício praticado e com as intensidades elevadas. Por sua vez, Misra et al. (1998) realizaram um estudo com gestantes de baixa renda praticantes de atividade física e também com gestantes que fazem apenas atividades ocupacionais domésticas, revelando que estas apresentaram maior risco de redução do período gestacional, ao passo que a prática de exercícios físicos pelo outro grupo de gestantes foi considerada um fator de proteção.

Já em relação ao menor peso ao nascer e sua associação com a prática de atividade física, o estudo de Kardel e Kase (1998), realizado com 42 gestantes saudáveis, subdivididas em dois grupos (intensidade alta e moderada), não encontrou qualquer diferença entre os grupos quanto ao peso de nascimento e à escala de Apgar. No estudo de Clapp et al. (2000), observou-se que as gestantes que se exercitaram durante todos os três trimestres da gestação tenderam a ter bebês com peso maior do que as que eram sedentárias ou aquelas que iniciaram atividade física já no segundo ou no terceiro trimestre.

Alguns exercícios físicos merecem recomendações especiais sobre o desenvolvimento de sua prática ou contraindicação nesse período, uma vez que existem controvérsias com relação aos riscos ou à proteção sobre o crescimento fetal ocasionados pela prática de atividade física durante a gestação, encontrando-se na literatura relatos de peso normal, de baixo peso e de aumento de peso. A intensidade do exercício deve ser monitorada de acordo com os sintomas que a gestante apresentar em resposta à demanda sobre o sistema cardiovascular (ACOG, 2002). Os principais indícios de que a atividade física deve cessar durante a gestação são dor no peito, perda de líquido amniótico, enxaqueca, sangramento vaginal, dispneia, edema, dor nas costas, dor abdominal, náuseas, contrações uterinas, fraquezas musculares, tontura e redução dos movimentos do feto (Dye e Oldenettel, 1996).

Artal, Wiswell e Drinkwater (1999) relacionam alguns tipos de exercícios físicos e/ou situações não recomendadas durante o período gestacional:

- qualquer atividade competitiva, artes marciais ou levantamento de peso;
- exercícios com movimentos repentinos ou de saltos, que podem levar à lesão articular;
- flexão ou extensão profunda, pois os tecidos conjuntivos já apresentam frouxidão;
- exercícios exaustivos e/ou que necessitam de equilíbrio, principalmente no terceiro trimestre;
- basquete e qualquer outro tipo de jogo com bolas que possa causar trauma abdominal;
- a prática de mergulho, uma vez que as condições hiperbáricas geram risco de embolia fetal quando ocorre a descompressão.

# Meninice: de 0 a 2 anos de idade | 4

Os bebês de 0 a 2 anos de idade vão estabelecendo progressivamente os primeiros indícios de comunicação com o seu ambiente, e seus reflexos característicos vão se transformando em ações de complexidades cada vez maiores.

O recém-nascido recebe esta denominação do período que vai do nascimento até completar 30 dias de vida, durante o qual o bebê age essencialmente por instintos e reflexos. Nessa fase, os bebês costumam dormir cerca de 20 horas por dia ou mais, sendo o sono importante para o seu desenvolvimento regular e saudável.

As primeiras evacuações do recém-nascido são constituídas por fezes bem escuras, denominadas mecônio. Os bebês costumam evacuar várias vezes ao dia, inclusive depois de todas as mamadas.

Nas primeiras semanas de vida do bebê, é comum a ocorrência de descamação da pele, de espirros, de soluços e de pequenas manchas avermelhadas pelo corpo.

Desde o momento em que nasce, os sentidos do bebê são mais precisamente ativados por uma série de informações que lhe são apresentadas pelo ambiente, dando-se aí o início do seu desenvolvimento. Ao nascer, os sentidos do bebê estão intactos e prontos para o uso. Ele já pode ver (embora indistintamente), ouvir, sentir sabores e odores, e já tem tato. No final do primeiro mês de vida, já pode apresentar o famoso "sorriso social", que é decorrente do início da sua interação com os estímulos ao seu redor.

Neste capítulo, serão apresentadas as características de crescimento somático dos bebês, características de desenvolvimento físico, cognitivo e motor, assim como os principais reflexos do recém-nascido e uma proposta de estimulação motora, visando um desenvolvimento saudável desse período.

## 4.1 Crescimento somático

De acordo com Papalia e Olds (2000), o crescimento somático do bebê ocorre por dois princípios:

- *princípio cefalocaudal*, pelo qual o desenvolvimento avança da cabeça para as partes inferiores;
- *princípio próximo-distal*, pelo qual o desenvolvimento avança do centro do corpo para as partes externas.

Inicialmente, os bebês desenvolvem a capacidade de usar a proporção superior dos braços e das pernas (que estão próximas ao centro do corpo) e, em um momento posterior, as proporções inferiores de tais membros, seguidos pelos pés e mãos, e, finalmente, pelos dedos. Dessa maneira, pode-se elencar algumas características físicas do recém-nascido, como a cor avermelhada da pele e a presença de uma camada de gordura, o fato de ser calvo ou cabeludo, de ter o crânio alongado ou assimétrico, o órgão genital proeminente, a altura média de 50 cm e o peso médio de 3 kg (caso não seja prematuro).

O crescimento no período de 24 meses é considerado rápido; porém, no primeiro ano de vida essa velocidade é muito rápida e ocorre o primeiro estirão de crescimento, assim como não há diferenças representativas de crescimento entre meninas e meninos.

Nos primeiros 2 anos de vida, o crescimento se caracteriza por ser muito intenso; inicia-se logo após o nascimento, apresentando uma velocidade muito elevada no primeiro ano e, também, uma tendência de redução progressiva igualmente rápida e intensa.

Os bebês se desenvolvem numa rapidez espantosa nos primeiros três meses. Assim que atingem o peso original do nascimento, eles ganham, em média, de 15 g a 30 g por dia nos primeiros seis meses. Isso se dá, principalmente, por influências ambientais – com base nos cuidados da alimentação regrada, sobretudo pelo aleitamento materno (AM) –, e não especificamente por condições genéticas.

Segundo Pfaff et al. (2002), os hormônios tireoidianos (T3 e T4) são os principais responsáveis pelo crescimento acelerado no primeiro ano de vida, assim como pela maturação do sistema nervoso central. A ausência ou a insuficiência desses hormônios, conhecida como hipotireoidismo, interrompe tanto o crescimento do bebê como o desenvolvimento do sistema nervoso central, com consequente comprometimento intelectual.

No primeiro ano de vida, a velocidade de crescimento atinge uma média aproximada de 25 cm/ano, ou seja, aproximadamente 50% da estatura do bebê ao nascer, e o seu peso triplica no mesmo período, saltando de cerca de 3 kg ao nascer para cerca de 9 kg após um ano. Já no segundo ano de vida, a velocidade de crescimento diminui para, aproximadamente, 10 cm/ano, e o peso também muda pouco – aproximadamente 3 kg/ano (Tabela 4.1).

Tabela 4.1 – Valores médios (percentil 50) de peso (kg) e estatura (cm) de 0 a 2 anos de idade

| Período | Peso (kg) | Estatura (cm) |
| --- | --- | --- |
| Recém-nascido | 3 | 50 |
| 1 ano | 10 | 75 |
| 2 anos | 12 | 85 |

Fonte: adaptado de WHO (2006).

Tabela 4.2 – Valores médios de altura (cm) e peso (kg) de meninos e meninas de 1 a 12 meses de idade

| Idades | Meninos | | Meninas | |
| --- | --- | --- | --- | --- |
| | Altura (cm) | Peso (kg) | Altura (cm) | Peso (kg) |
| Recém-nascido | 50 | 3,4 | 49 | 3,3 |
| 1 mês | 55 | 4,2 | 54 | 4,0 |
| 2 meses | 57 | 5,0 | 56 | 4,7 |
| 3 meses | 61 | 5,7 | 59 | 5,55 |
| 4 meses | 62 | 6,3 | 61 | 6,1 |
| 5 meses | 63 | 6,9 | 62 | 6,7 |
| 6 meses | 64 | 7,5 | 63 | 7,3 |
| 7 meses | 66 | 8,05 | 65 | 7,8 |
| 8 meses | 68 | 8,4 | 67 | 8,25 |
| 9 meses | 69 | 8,9 | 68 | 8,6 |
| 10 meses | 71 | 9,3 | 70 | 9,05 |
| 11 meses | 73 | 9,6 | 72 | 9,45 |
| 12 meses | 75 | 10 | 73 | 9,8 |

Fonte: adaptado de WHO (2006).

## 4.2 Movimentos reflexos do recém-nascido

Os recém-nascidos nascem com habilidades instintivas imprescindíveis para a sua sobrevivência inicial, denominadas *reflexos*. Trata-se de respostas motoras involuntárias evidentes e com condições de serem avaliadas nos primeiros meses de vida, mas que, com o avançar do tempo, vão gradativamente desaparecendo para dar lugar a movimentos ou habilidades voluntárias que são naturalmente aprendidas e pertinentes ao desenvolvimento normal dos bebês.

Meninice: de 0 a 2 anos de idade

A origem de alguns reflexos é facilmente compreendida, como o reflexo da sucção e dos movimentos com a língua apresentados pelo recém-nascido, os quais, especificamente, têm relação direta com a necessidade instintiva de reconhecimento dos sabores e o consequente sistema inicial de alimentação do ser humano. Assim acontece com todos os mamíferos. Outros reflexos, como o do susto, o da preensão e o da marcha, indicam como os bebês são extremamente sensíveis tanto aos sons e aos ruídos produzidos pelo ambiente ao seu redor, como também ao tato.

Todavia, existem reflexos que ainda não são completamente explicados, como o reflexo do nadar, que consiste, basicamente, na incrível habilidade que os bebês têm de não engasgar quando submersos por alguns segundos embaixo d'água. Se entrar água pela boca do bebê, ela não é absorvida pela traqueia (tubo por onde passa a respiração), e se for engolida, os pulmões fecham-se automaticamente, fazendo a água ir diretamente para o estômago. As suposições que tentam explicar esse enigmático reflexo – que se apresenta de forma mais acentuada nos primeiros meses de vida e, depois, desaparece um pouco, antes de o bebê completar um ano – apontam para duas direções, uma baseada em uma condição instintiva que reporta às condições aquosas típicas do ventre uterino, e a outra, na possibilidade de ter ocorrido algum tipo de marco biológico evolutivo nas espécies terrestres que originalmente habitavam ambientes líquidos.

Silva Filho e Tamura (2011) citam seis reflexos como os principais apresentados pelos recém-nascidos: o reflexo da alimentação, da sucção, da preensão, o lateral, o da marcha e o dos pequenos sustos, os quais serão apresentados a seguir.

### 4.2.1 Reflexo de alimentação

Trata-se de um reflexo crucial para a sobrevivência, ou seja, nos primeiros meses de vida, os bebês, quando estão com fome, tendem a procurar o alimento com a boca aberta. Depois de algum tempo, tal fenômeno diminui porque eles aprendem de onde se origina o alimento.

### 4.2.2 Reflexo de sucção

Trata-se do instinto natural dos recém-nascidos de sugar tudo o que for colocado em sua boca, seja o bico do seio materno, o dedo de alguém ou o bico da mamadeira. O ato de sugar tanto está relacionado à necessidade de alimentação como a uma condição psicológica que reconforta os bebês, razão pela qual eles também tendem a sugar os próprios dedos (ou lhes é apresentada a chupeta para essa finalidade).

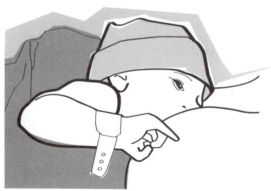

Figura 4.1 – Reflexo de sucção.

### 4.2.3 Reflexo de preensão

Trata-se da reação do bebê de tentar agarrar com muita força qualquer coisa que toque a palma da sua mão. Quando isso acontece, ele segura firmemente. Tal reflexo também é percebido quando se toca a planta dos pés do bebê.

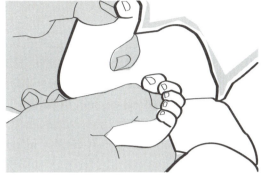

Figura 4.2 – Reflexo de preensão.

### 4.2.4 Reflexo lateral

Trata-se de um reflexo que diz respeito a uma adaptação postural apresentada pelos bebês, quando estes, em decúbito dorsal, têm sua cabeça virada para um dos lados do corpo. Os membros do mesmo lado da rotação tendem a acompanhar o movimento, ao passo que os membros do lado oposto se encolhem. Com base nesse reflexo, acredita-se que, na sequência do seu desenvolvimento, a partir do quinto/sexto mês, o bebê aprenderá os primeiros rolamentos corporais.

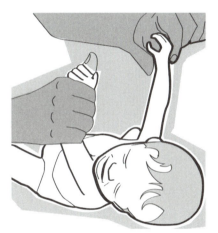

Figura 4.3 – Reflexo lateral.

### 4.2.5 Reflexo da marcha

Trata-se de uma reação do bebê quando ele é colocado em uma posição em pé, sustentado, obviamente, pelas mãos de um adulto apoiadas embaixo dos seus braços (região das axilas). Ao simples toque dos seus pés em uma superfície plana, o bebê naturalmente moverá as pernas, simulando um movimento semelhante ao andar.

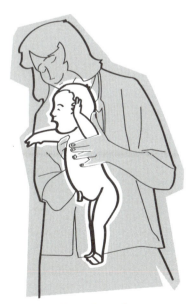

Figura 4.4 – Reflexo da marcha.

Meninice: de 0 a 2 anos de idade

### 4.2.6 Reflexo de susto

Trata-se da situação em que o bebê ouve um ruído muito alto ou é movido de forma repentina. Quando ele se assusta, as mãos projetam-se rapidamente para os lados com os dedos abertos. Em seguida, ele normalmente traz os braços de volta, junto ao peito, com os punhos fechados. Se for um susto muito intenso, ocorrerá uma crise de choro na sequência. Assim como a sucção, o reflexo de susto é um dos primeiros reflexos testados após o nascimento dos bebês.

## 4.3 Desenvolvimento físico, cognitivo e afetivo de 0 a 2 anos de idade

Segundo Gesell (2003, p. 213):

> Os recém-nascidos recebem todo tipo de estímulos (visuais, auditivos, olfativos, gustativos, táteis e cinéticos) pelas várias modalidades de sentidos. Eles reagem a esses estímulos, mas essas reações têm utilidade limitada. Apenas quando os estímulos integram-se às informações armazenadas é que as "sensações" realmente assumem significado para o bebê, e merecem receber denominação de percepções.

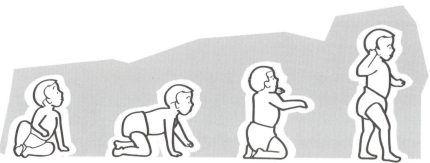

Figura 4.5 – Desenvolvimento do bebê.

Os primeiros mecanismos perceptivos dos bebês são observados desde os primeiros dias após o nascimento. As sensibilidades iniciais apresentadas pelos recém-nascidos (como a audição, o paladar e o olfato), bem como as manifestações dos reflexos anteriormente citados, tornam-se os principais indicadores das suas habilidades cognitivas, além de darem indícios da normalidade pediátrica.

Antes mesmo do nascimento, um dos primeiros mecanismos a desenvolver-se é a audição. O feto tende a responder com movimentos diante de estímulos sonoros. Os recém-nascidos, ainda na maternidade, são avaliados com exames de audiometria para identificar esse mecanismo. O mecanismo perceptivo da visão se desenvolve nos primeiros dias após o nascimento. No início, o recém-nascido é míope e a visão é turva; porém, em um mês, a acuidade visual melhora muito. O olfato do recém-nascido é rudimentar, mas, com o contato materno frequente, acredita-se que o cheiro da mãe seja o primeiro cheiro a ser distinguido pelo bebê. Assim que ele nasce, o seu paladar se desenvolve. Se for estimulado em algumas horas após o nascimento, o reflexo de sucção se manifesta, as papilas gustativas se abrem e os primeiros sabores são identicados. Os bebês são muito sensíveis ao toque, principamente ao redor da boca e também nas mãos. Esse mecanismo se manifesta antes mesmo do nascimento e se acentua muito após os primeiros dias de vida (Papalia e Olds, 2000).

Gallahue e Ozmun (2005) apresentam a relação entre as percepções auditivas, olfativas e gustativas do bebê, as habilidades selecionadas e a idade aproximada em que elas se iniciam (Quadro 4.1).

Quadro 4.1 – Aspectos de desenvolvimento de habilidades auditivas, olfativas e gustativas do bebê

| Percepções | Habilidades selecionadas | Idade de início |
|---|---|---|
| Percepção auditiva: o sistema auditivo é estruturalmente completo ao nascer, e o recém-nascido pode responder ao som. | Resposta a sons altos e agudos. | Pré-natal |
| | Habilidade de localizar sons. | Nascimento |
| | Reage primariamente à altura e à duração dos sons. | Nascimento |
| | Discriminação tonal não refinada. | 1 a 4 dias |
| | Resposta a diferenças tonais. | 3 a 6 meses |
| | Reação prazerosa às vozes dos pais. | 5 a 6 meses |
| | Semelhante ao adulto. | 24 meses |
| Percepção olfativa: o mecanismo olfativo é estruturalmente completo ao nascer, e o recém-nascido responde sem refinamento a vários odores. | Resposta a odores. | Nascimento |
| | Sensibilidade reduzida à aplicação repetida do estímulo. | Neonato |
| | Distinção entre odores agradáveis e desagradáveis. | 2 a 3 dias |
| | Mostra preferência pelo cheiro da mãe. | Duas semanas |
| | Habilidades de discrimição melhoradas com a prática. | 24 meses |
| Percepção gustativa: o recém-nascido reage à variação de sabores doces, azedos e amargos. | Mostra preferência por sabores. | Neonato |
| | Prefere doce a azedo. | Neonato |
| | Prefere azedo a amargo. | Neonato |

Fonte: adaptado de Gallahue e Ozmun (2005).

### 4.3.1 Desenvolvimento físico, cognitivo e social de 0 a 6 meses de idade

Nos primeiros meses, é o bebê que desenvolve o seu próprio ritmo de alimentação, de sono e de evacuação. O processo de desenvolvimento físico é lento nesse período, em razão do fortalecimento gradual dos músculos e do sistema nervoso, que promove sequencialmente o controle progressivo da cabeça, dos membros e do tronco.

O controle completo da cabeça ocorre por volta do quarto mês, ao mesmo tempo que o controle das mãos torna-se mais fino, permitindo que o bebê segure um brinquedo. Entre o quarto e o sexto mês, ele passa a utilizar os membros para se movimentar (Papalia e Olds, 2000).

O desenvolvimento cognitivo diz respeito a tudo aquilo que a criança vai aprender, ou seja, ao conhecimento que ela vai adquirir. O processo cognitivo tem início nos reflexos do recém-nascido e progride por fases, até o raciocínio lógico e formal do adulto.

A aprendizagem se faz, principalmente, por meio dos sentidos. O bebê imita os movimentos, fixa os rostos e até sorri, sendo o sorriso social uma resposta cognitiva que aparece por volta da sexta semana. Crianças de 2 meses sorriem perante qualquer estímulo, por exemplo, quando a mãe ou qualquer outra pessoa conversa com ela, ou, até mesmo, com um brinquedo que lhe chame a atenção. No entanto, somente aos 3 meses saberá que está sorrindo para o rosto que está bem em frente ao seu (Bee, 2003).

O bebê já responde a sustos e a surpresas, como sons altos e inesperados, nos dois primeiros meses. Ele tenta localizar os sons virando o rosto ou a cabeça inteira; parece escutar quem fala e pode responder com um sorriso. É capaz de reconhecer vozes amistosas, de repreensão ou de raiva. Além disso, o bebê reage quando escuta o seu nome, balbucia e faz vocalizações para demonstrar prazer. Ele manifesta choros diferentes para situações de fome e de dor.

Aos 6 meses, o bebê quase sempre acha tudo engraçado e, por isso, dá muitas gargalhadas; já consegue pegar objetos, e isso o distrai quando a mãe se ausenta, embora não goste de ficar sozinho. Ele já é capaz de distinguir as cores nesse período. Já demonstra ver a mãe como alguém diferente dele. Se, antes, o balbuciar do bebê servia mais para o seu divertimento, aos 7 meses, passa a ser uma tentativa de pronunciar palavras. Todavia, o choro e as expressões faciais ainda predominam como meio de comunicação. Além disso, por meio da imitação, os bebês sintetizam milhares de informações (Marcondes et al., 2003).

Quando estimulado, o bebê vocaliza espontaneamente, o que permite, a partir do quarto mês, que comece a imitar alguns sons que ouve à sua volta. É nesse período, também, que ele desenvolve a capacidade de reconhecimento das pessoas mais próximas, tendo reações diferenciadas diante de cada uma. Distingue pessoas conhecidas de estranhos, principalmente a figura materna ou a cuidadora, estabelecendo com tal pessoa uma relação intimista (Bee, 2003).

## 4.3.2 Desenvolvimento físico, cognitivo e social de 6 a 12 meses de idade

No período de 6 a 12 meses, ocorre uma preparação do estágio da linguagem, e a criança mostra seletividade auditiva (controle voluntário sobre a resposta aos sons), responde ao próprio nome com vocalizações, ouve música ou canto com interesse, faz gestos e presta atenção à fala, sem distrair-se por sons alheios.

A aprendizagem nesse período se desenvolve aceleradamente e ocorre por meio dos sentidos, principalmente, pela boca. Por volta do sexto mês, compreende algumas palavras familiares (o próprio nome, "mamã", "papá"), e vira a cabeça quando é chamado.

Os gestos acompanham as suas primeiras "conversas", levando o bebê a exprimir com o corpo aquilo que quer ou que sente, como abrir e fechar as mãos quando deseja alguma coisa. Ele tenta imitar os sons familiares, inicialmente sem significado; porém, a partir do oitavo mês, utiliza "mamã" e "papá" com significado. O bebê começa a reconhecer palavras familiares, sendo progressivamente capaz de associar determinadas palavras a ações (por exemplo, "tchau, tchau" = acenar).

Ao passo que nos primeiros 6 meses o bebê pouco se movimenta, o desenvolvimento da motricidade é muito acelerado dos 6 aos 12 meses de vida. Aos 6 meses, tem início o processo de sentar com e sem apoio, além das primeiras tentativas de colocar-se em pé com apoio. A partir dos 8 meses, consegue arrastar-se ou engatinhar, e, em torno dos 9 meses, pode dar os primeiros passos, com apoio ou auxiliado por uma pessoa (Papalia e Olds, 2000).

O desenvolvimento da preensão ocorre sensivelmente entre o sexto e o oitavo mês. O bebê consegue segurar e manipular objetos de forma mais firme e estável. Por volta dos 10 meses, leva pequenos pedaços de comida à boca sem ajuda, utiliza as duas mãos e adquire o controle do dedo indicador, aprendendo a apontar.

A partir dos 10 meses o bebê está mais sociável, e procura interação com quem o rodeia, demonstrando interesse pela interação com outros bebês. Nessa fase, há melhora da capacidade de atenção e de concentração; a primeira palavra deve surgir por volta de 10 meses, além de manifestar comportamentos de imitação a pequenas ações que vê os adultos fazerem (Marcondes et al., 2003).

No final do primeiro ano de vida e início do segundo, a criança mostra discriminações rudimentares em relação aos sons, compreende as partes básicas do corpo e nomes de objetos comuns. Aos 12 meses, já compreende grande número de palavras, escuta com atenção aquilo que não compreende e usa palavras próprias para comunicar-se.

### 4.3.3 Desenvolvimento físico, cognitivo e social de 1 a 2 anos de idade

Por volta de 12 meses, o bebê inicia o processo de locomoção sem apoio. O desenvolvimento do andar sozinho será o precursor de uma série de outros movimentos, como o subir e descer degraus utilizando mãos e pés, assim como o escalar de cadeiras e de outros móveis. A partir dos 14 meses, o equilíbrio é inicialmente bastante instável, porém, a partir dos 16 meses, o bebê é capaz de caminhar e de se manter em pé com segurança, fazendo movimentos mais controlados, inclusive o de segurar objetos e de manipulá-los (Bee, 2003).

Quanto ao aspecto cognitivo, a partir dos 15 meses, a memória do bebê se desenvolve por meio da sua rotina diária. Ele desenvolve a curiosidade e o entendimento das sequências de acontecimentos do cotidiano, sendo capaz de obedecer e de realizar pedidos simples, como o de passar um objeto. O bebê começa a utilizar diferentes tons de voz para transmitir significados diferentes, além de começar a combinar palavras soltas em frases de duas palavras (Papalia e Olds, 2000).

Por volta de 20 a 24 meses, o bebê começa a ter maior consciência de si mesmo, ampliando seus sentimentos em relação aos outros pela empatia. As interações com outras crianças são limitadas, com brincadeiras em paralelo, e não conjuntamente. Começa a aprender a confiar, pois precisa saber que alguém cuida dele e atende às suas necessidades, ao mesmo tempo que tem início um comportamento egocêntrico, com alterações de humor típicas da próxima fase, desenvolvendo o sentimento de posse em relação às suas coisas, dificilmente partilhando-as. É bastante sensível à aprovação/desaprovação dos adultos, e, nesse período, é capaz de brincar de faz de conta, indicando que está começando a compreender a diferença entre o real e o imaginário.

## 4.4. Desenvolvimento psicomotor de 0 a 2 anos de idade

As habilidades motoras dos recém-nascidos são precárias. Eles não conseguem manter a cabeça ereta, nem rolar, nem sentar, nem alcançar coisas. À medida que a criança cria mecanismos de locomoção, aumenta o seu campo de ação e, por meio das percepções visuais e táteis, começa a conhecer os objetos. Na preensão, por exemplo, a maturidade ocorre em razão do desenvolvimento dos músculos do ombro, do braço, do antebraço, das mãos e dos dedos. Além desse desenvolvimento, é preciso que haja o amadurecimento das áreas corticais, responsáveis pela integração das sensações e pela coordenação das atividades motoras.

O desenvolvimento motor dos bebês é gradativo: do rolar para o sentar, do sentar para o engatinhar, do engatinhar para o ficar em pé, andar e correr. Há uma maturação de todo o corpo do bebê nos primeiros 15 meses de vida.

O termo perceptivo-motor refere-se ao processo de organização de novas informações com base em informações já armazenadas. Com base na proposta de Piaget (1984) para a divisão dos estágios de desenvolvimento, Lopes et al, (2010, p. 8-9) assinalam que

> durante o estágio sensório-motor, o bebê responde ao mundo quase que inteiramente por meio dos esquemas sensório e motor; responde aos estímulos presentes, não planeja, nem intenciona e tampouco possui uma representação interna de objetos, imagens mentais, ou palavras que representem objetos e possam ser manipulados mentalmente.
>
> No estágio sensório-motor, o bebê apresenta comportamento inteligente, percebendo o ambiente e agindo sobre ele. Piaget subdivide esse estágio em uso de reflexos, reação circular primária, reação circular secundária, coordenação de esquemas secundários e reação circular terciária.

## 4.4.1 Uso de reflexos

No primeiro mês de vida, a criança usa reflexos essencialmente instintivos, ou seja, ações espontâneas e automáticas em resposta a certos estímulos. É o caso da sucção, por exemplo. A partir de então, até os 2 meses, aos reflexos instintivos somam-se reações que constituem as primeiras tendências imitativas da criança.

## 4.4.2 Reação circular primária

No estágio chamado por Piaget de *reação circular primária*,

> a criança coordena as atividades do próprio corpo e dos cinco sentidos, como sugar o dedo, brincar com a língua. A realidade permanece subjetiva; não procura estímulos fora do ambiente; mostra curiosidade e imitação. Esse período inicia com poucas semanas de vida e vai até o quarto mês. (Lopes et al., 2010, p. 9)

### 4.4.3 Reação circular secundária

Esse estágio estende-se do quarto ao sexto mês e marca o início do comportamento intencional. O bebê compreende, até certo ponto, que suas ações são capazes de produzir efeitos no exterior, razão pela qual procura por novos estímulos no ambiente. Seus movimentos centram-se no resultado interessante que é produzido no meio exterior, e sua ação busca manter esse resultado.

### 4.4.4 Coordenação de esquemas secundários

Esse estágio tem duração do sétimo ao décimo segundo mês, e é nele que a criança tem uma vaga ideia de que os objetos têm existência independente dela própria. A criança passa a utilizar-se de respostas já conhecidas para a solução de novas situações. Ela não se limita a buscar repetir resultados que a contentaram, mas se utiliza da combinação de esquemas para atingir tais resultados.

### 4.4.5 Reação circular terciária

Segundo Lopes et al. (2010, p. 10), Piaget (1984) propõe que, no estágio da reação circular terciária,

> o bebê procura novas experiências e produz novos conhecimentos. A descoberta de novos meios por experimentação ativa é utilizada pela criança para a solução de novos problemas. Ela começa a experimentar ao invés de repetir as experiências; diferencia o eu e o objeto, e esse de um ato ou ação. Há a formação de estruturas através de deslocamento de objetos, de posições e de relações causais ligadas à ação.

## 4.5 Sequência motora de desenvolvimento normal e idade aproximada

É importante dividir o desenvolvimento cognitivo e motor da criança em estágios com a respectiva idade cronológica em meses. Vale ressaltar, porém, que essa divisão é muito relativa, pois, dependendo do local onde vivem e da cultura em que estão inseridas, as crianças terão um desenvolvimento diferente. É claro que o desenvolvimento básico – como rolar, engatinhar, andar e correr – vai ocorrer da mesma forma em qualquer local ou cultura; nem sempre, porém, vai acontecer na mesma faixa etária. É precipitado dividir os estágios em faixas etárias, pois cada criança se desenvolverá, também, de acordo com a estimulação que irá receber.

Para o primeiro ano de vida, Gallahue e Ozmun (2005) propõem uma sequência motora normal de desenvolvimento, com a faixa etária correspondente a cada habilidade, conforme demonstrado no Quadro 4.2.

Quadro 4.2 – Habilidades motoras do primeiro ano de vida e respectivas faixas etárias

| Tarefas de estabilidade | Habilidades selecionadas | Idade de início |
|---|---|---|
| Controle da cabeça e do pescoço | Vira para um lado.<br>Vira para ambos os lados.<br>Segura-se com apoio.<br>Desencosta o queixo do peito.<br>Controle em decúbito ventral.<br>Controle em decúbito dorsal. | Nascimento<br>1ª semana<br>1º mês<br>2º mês<br>3º mês<br>5º mês |
| Controle do tronco | Levanta a cabeça e o peito.<br>Tenta virar de bruços.<br>Rola para virar de bruços.<br>Rola de bruços para pôr a barriga para cima. | 2º mês<br>3º mês<br>6º mês<br>8º mês |
| Sentar | Senta com apoio.<br>Senta com o próprio apoio.<br>Senta sozinho.<br>Fica em pé com apoio. | 3º mês<br>6º mês<br>8º mês<br>6º mês |
| Ficar em pé e andar | Apoia-se segurando com as mãos.<br>Puxa-se para ficar em pé com apoio.<br>Fica em pé sozinho. | 10º mês<br>11º mês<br>12º mês |

Fonte: adaptado de Gallahue e Ozmun (2005).

Três etapas para o desenvolvimento do esquema corporal são propostas por Le Boulch (1988), sendo elas consideradas como a base da teoria da psicomotricidade. Na primeira etapa, denominada *corpo vivido* (até 3 anos de idade), o foco incide na fase da inteligência sensório-motora, na qual a criança não discrimina ela própria do ambiente em que se encontra (ou seja, não tem a consciência do "eu"). Com o desenvolvimento de seu sistema nervoso, a criança passa a perceber sua individualidade. Suas primeiras atividades são espontâneas, ou seja, não pensadas. A criança toma conhecimento de seu corpo, cada vez mais, por meio das brincadeiras, passando de uma atividade espontânea (dos brinquedos) para uma atividade integrada.

De acordo com Mussen (1978), nessa etapa predomina a experiência vivida pela criança, a exploração do meio, por intermédio de sua atividade incessante e investigadora. Trata-se de um período muito propício para a promoção da criança como ser em formação, que precisa ter suas próprias experiências, sem que estas sejam projetadas nas ações de outros. A partir dos 3 anos, ela finalmente adquire a imagem do seu corpo e, daí em diante, sua individualidade se impõe.

Gallahue e Ozmun (2005) dividem as habilidades motoras dos bebês de 1 a 18 meses em grupos de habilidades *locomotoras*, *não locomotoras* e *manipulativas*, conforme demonstrado no Quadro 4.3.

Quadro 4.3 – Habilidades motoras de 1 a 18 meses divididas por grupo

| Idade (meses) | Locomotoras | Não locomotoras | Manipulativas |
|---|---|---|---|
| 1 | Reflexo de marcha. | Levanta um pouco a cabeça. | Segura um objeto, se colocado em sua mão. |
| 2-3 | – | Levanta o queixo do chão. | Bate em objetos a seu alcance. |
| 4-6 | Vira-se; senta-se com auxílio; movimenta-se sobre mãos e joelhos. | Mantém ereta a cabeça quando sentado. | Alcança e segura objetos. |
| 7-9 | Senta sem ajuda e engatinha. | – | Transfere objetos de uma mão a outra. |
| 10-12 | Tenta ficar em pé; anda com apoio. | Agacha-se e inclina-se. | Começa a mostrar preferência de mão; segura uma colher. |
| 13-18 | Caminha para trás e para os lados; corre. | Rola a bola ou objetos para um adulto. | Empilha dois blocos; coloca objetos em pequenos recipientes. |

Fonte: adaptado de Gallahue e Ozmun (2005).

## 4.6 Proposta de estimulação motora essencial para os bebês

Para que crianças de 0 a 2 anos de idade tenham um bom desenvolvimento cognitivo e motor, é necessário que elas sejam estimuladas. Estudos comprovam que crianças que não sofrem estímulos, principalmente em seu primeiro ano de vida, têm seu desenvolvimento comprometido.

Grande parte dos estudos nessa área, principalmente em Psicologia, teve impulso a partir do reconhecimento do potencial social inato do bebê, manifesto já nas suas primeiras interações com os adultos.

Para o aprimoramento do desenvolvimento cognitivo e motor, os pais ou responsáveis devem estimular a criança de muitas formas.

Nos primeiros 6 meses, no aspecto motor, é importante que o bebê desenvolva o movimento ereto do pescoço, para que, por volta do quarto mês, a cabeça possa ser controlada. Dessa forma, para que o bebê vire a cabeça buscando o som, pode-se oferecer brinquedos e objetos que produzam diferentes sons (chocalhos, palmas, estalos). Pode-se brincar com ele de esconder com uma fralda ou um pano qualquer sobre o seu rosto, estimulando-o para retirá-la, bem como levá-lo para passear em ambientes diferentes.

Lopes et al. (2010) propõem uma sequência de estimulação motora essencial para os bebês na fase de 6 a 15 meses. Os autores recomendam que se batam palmas e se dance para as crianças, estimulando-as a imitar as ações. Aconselham que se façam sons (como chocalhos, guizos) para que a criança tente segurar os objetos, e que se deve colocá-la para sentar com apoio, oferecendo brinquedos ou objetos que possam ser empurrados pela criança. Recomendam, ainda, que se engatinhe ao lado da criança para que ela imite o movimento, e que ela seja segurada de modo que tenha apoio para andar (desde que, por si própria, ela consiga levantar-se). Também assinalam que se deve incentivar a criança a buscar o objeto de seu interesse, esticando os braços, sentada ou engatinhando, e ensinar gestos como mandar beijinhos, dar adeus, fazer "sim" e "não" com a cabeça.

Halsey (2011) propõe que, de 12 a 24 meses, a criança desenvolve as habilidades de locomoção de forma independente, e, que, antes de isso acontecer, deve-se segurar o bebê de modo firme, em pé, de maneira que ele possa andar com apoio. Pode-se fazer que a criança, andando com apoio, seja atraída pelo objeto de seu interesse. Para estimular o equilíbrio sem apoio, pode-se oferecer um objeto à criança e depois outro, para que ela segure os dois, um em cada mão, e incentivar de forma supervisionada a subida em degraus com quatro apoios. Após o início do andar sem apoio, pode-se dançar com a criança, segurando-a pelas mãos, e estimular o chutar de uma bola.

No que diz respeito à percepção, Lopes et al. (2010) recomendam bater um objeto com o outro, de modo a levar a criança a repetir tal movimento e observar o som; mostrar diferentes gravuras (de preferência, uma figura só por vez), fazendo, se for o caso, o ruído correspondente e estimulando a criança a fazer o mesmo ruído; aumentar o repertório de palavras, estimulando-a a repeti-las. Além disso, é preciso sempre estimular a manipulação de objetos coloridos, como canetões, blocos de montar, bolas, bonecos etc. (Stoppard, 2010).

Na fase final desse período, por volta dos 18 meses, inicia-se o processo de repetição de palavras que incentivem o controle do intestino e da bexiga, favorecendo o uso do local específico para realizar as necessidades fisiológicas.

# Primeira infância (de 2 a 6 anos de idade) | 5

A elaboração de um texto sobre as etapas normais do desenvolvimento infantil é uma missão ampla e complexa, uma vez que o desenvolvimento infantil inclui diversas áreas do conhecimento, como Medicina, Psicologia, Pedagogia, Sociologia, entre outras, o que torna a tentativa de uma simplificação algo arriscado e, certamente, incompleto e sujeito a erros.

Além disso, cabe ressaltar que as diferenças individuais entre crianças são muito significativas, o que implica afirmar que, se uma criança não preenche completamente as características que a teoria determina para a sua faixa etária, isso não significa necessariamente uma anormalidade.

No entanto, este capítulo se propõe a apresentar, de forma sintética, as características do crescimento somático, cognitivo, afetivo e motor na primeira infância, faixa etária que se estende de 2 a 6 anos de idade, objetivando uma melhor compreensão da primeira década de vida do ser humano.

## 5.1 Crescimento somático de 2 a 6 anos

A partir de 2 anos, a velocidade de crescimento, que já não é tão elevada, continua se reduzindo lenta e progressivamente até os 10 anos de vida, início da puberdade.

Por volta dos 4 anos de idade, a criança já duplicou o seu tamanho de nascimento, o que representa somente cerca da metade do ganho experimentado nos dois primeiros anos. A quantidade total de peso ganho de 2 a 5 anos de idade é menor do que a quantidade adquirida no primeiro ano de vida.

O ganho anual de estatura desde o início da primeira infância até o final da segunda infância é de, aproximadamente, 5,1 cm/ano. O ganho de peso é, em média, de 2,3 kg/ano (Weineck, 2005).

Nesse período, as diferenças entre os sexos, em termos de estatura e de peso, são mínimas. Ambas as estruturas físicas são muito parecidas, com os meninos sendo ligeiramente mais altos e mais pesados que as meninas.

O crescimento ainda ocorre no sentido cefalocaudal e próximo-distal. É normal observar as crianças de 3 a 8 anos com cabeças e troncos desproporcionais em relação aos membros. Essa característica morfológica vai se modificando no final da segunda infância, quando o surto do crescimento puberal se manifesta. O sentido do crescimento se inverte, e o jovem apresenta uma estrutura proporcionalmente maior das extremidades em relação ao tronco, que resulta numa figura nitidamente mais esguia.

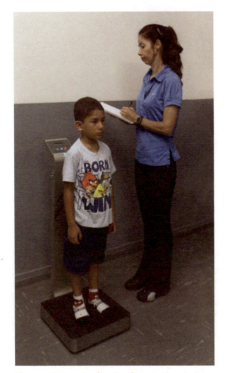

Figura 5.1 – Avaliação do crescimento somático durante a infância.

Nesse período, a velocidade do crescimento é considerada lenta. Os determinantes genéticos já se fazem mais importantes, e, a partir de 4 anos, o coeficiente de correlação da estatura da criança em relação aos pais se situa entre 0,4 e 0,5 – valores que se mantêm até a maturidade. De 2 a 10 anos, o hormônio do crescimento humano (GH), o mais importante para o crescimento, passa a agir de modo direto, ou por ação de mediadores, embora ainda persista uma ação evidente dos hormônios tireoidianos (Pfaff et al., 2002).

Os valores médios, ou seja, equivalentes ao percentil 50 das tabelas de curvas de crescimento da Organização Mundial da Saúde (OMS) de peso (kg) e estatura (cm) de 2 a 6 anos de idade são apresentados na Tabela 5.1 (WHO, 2006).

Tabela 5.1 – Valores médios de peso (kg) e de estatura (cm) em crianças de 2 a 6 anos de idade

| Período (Idade) | Meninos | | Meninas | |
|---|---|---|---|---|
| | Peso (kg) | Estatura (cm) | Peso (kg) | Estatura (cm) |
| 2 anos | 12,4 | 86,8 | 11,8 | 85,6 |
| 3 anos | 14,6 | 94,9 | 14,1 | 93,9 |
| 4 anos | 16,7 | 102,9 | 16,0 | 101,6 |
| 5 anos | 18,7 | 109,0 | 17,7 | 108,4 |
| 6 anos | 20,7 | 116,1 | 19,5 | 114,6 |

Fonte: WHO (2006).

Nesse período de 2 a 6 anos de idade (primeira infância), a criança apresenta características cognitivas, afetivas e motoras marcantes que serão destacadas a seguir.

## 5.2 Crescimento cognitivo de 2 a 6 anos

As mudanças nas características cognitivas desse período evoluem muito de um comportamento marcante, a curiosidade. As perguntas são frequentes em todo esse período da infância. De 2 a 4 anos de idade, o desenvolvimento da linguagem se fortalece, e, paralelamente, ocorre uma melhora na memória em razão do aprimoramento da concentração. Porém, é somente por volta de 6 anos que a criança começa a ter lembranças e recordações de fatos de forma mais contínua e organizada, que irão perdurar até o seu envelhecimento (Leontiev, 1998; Vygotsky, Luria e Leontiev, 1998).

De 4 a 6 anos, a linguagem se estabelece por completo. Com o acelerado desenvolvimento da capacidade de raciocínio, a aprendizagem acontece por meio da linguagem e da lógica. Então, a fase ideal para o início da alfabetização seria por volta de 6 anos (Piaget, 1984).

Resumidamente, o desenvolvimento cognitivo intelectual típico da primeira infância e algumas características físicas marcantes controladas pelo sistema nervoso central são destacadas a seguir:

- Por volta de 3 anos de idade, o cérebro atinge cerca de 75% de seu peso adulto; aos 4 anos, o córtex cerebral está completamente desenvolvido, porém a mielinização (processo que permite a transmissão dos impulsos nervosos) ainda não se completou. Apenas aos 6 anos de idade é que o cérebro atinge 95% de seu peso adulto e o processo de mielinização se completa (Gallahue e Ozmun, 2005).

- A criança nessa fase se encontra no período cognitivo e emocional fantasioso, ou seja, a aprendizagem nesse período é essencialmente lúdica e certa imaginação fantástica leva à imitação de ações e de expressões. As brincadeiras são o modo básico pelo qual as crianças tomam consciência de seus corpos e aprendem e desenvolvem as suas habilidades, apresentando uma necessidade de expressar pensamentos e ideias verbalmente.
- Nessa fase pré-conceitual de desenvolvimento cognitivo, ver é, literalmente, acreditar. A criança nessa fase é incapaz de reconstruir seus pensamentos e demonstrar aos outros como chegou às suas conclusões. Assim, não tem pensamento abstrato, apenas o concreto (Piaget, 1984).
- O aparelho sensório visual ainda está se desenvolvendo. A pupila atinge seu tamanho total, aproximadamente, aos 12 anos de idade. O tubo eutaquiano, que conecta a parte intermediária do ouvido à garganta, é mais curto e achatado nas crianças, provocando maior sensibilidade a infecções de ouvido, garganta e retenção de fluídos nas vias respiratórias (Papalia e Olds, 2000).
- Em geral, nessa fase, há um bom controle da bexiga e dos intestinos, mas acidentes ainda acontecem.

## 5.3 Crescimento afetivo de 2 a 6 anos

As características afetivas ou aquelas relacionadas ao desenvolvimento social e, até mesmo, moral da criança são aspectos psicossociais que vão sofrendo mudanças significativas ao longo desse período, em razão da interferência que o sistema educacional/social exercido pelas famílias estabelece.

No início da primeira infância, por volta dos 2-3 anos de idade, as emoções da criança são extremadas. Ela exprime imensa alegria em determinadas situações, mas pode demonstrar uma raiva descontrolada. As birras costumam estar relacionadas à frustração da criança com a sua incapacidade de comunicar-se de maneira adequada e eficaz. No início da primeira infância, a criança, com a orientação dos pais, aprenderá a lidar com as emoções, estabelecendo quais sentimentos são mais adequados dentro da sociedade. O comportamento egocêntrico é marca do início desse período, porém, com a adequada interferência educacional do meio em que a criança vive, por volta de 4 a 6 anos de idade, ela desenvolve o prazer em compartilhar.

Em geral, as principais características desse período são:

- As crianças costumam ser egocêntricas; frequentemente parecem ser briguentas e têm dificuldade em compartilhar objetos e sentimentos.
- Frequentemente, são relutantes e têm medo de situações novas, porque são tímidas, principalmente com os adultos, porém, no geral, se identificam com outras crianças e se sociabilizam com facilidade.

- Estão aprendendo a distinguir o certo do errado, e começando a desenvolver suas consciências. O autoconceito está desenvolvendo-se rapidamente, por isso, o encorajamento positivo é importante no final dessa fase (Piaget, 1984).

## 5.4 Desenvolvimento motor de 2 a 6 anos

O período da primeira infância que compreende a fase pré-escolar ou da educação infantil deverá significar o início das mudanças no desenvolvimento físico das crianças. Essa fase também as ajudará futuramente no desenvolvimento das habilidades esportivas, e, por isso, é extremamente saudável estimulá-las a fazer movimentos básicos, como correr, saltar, arremessar, receber, quicar e chutar. Na educação infantil, é importante possibilitar o desenvolvimento da amplitude de movimentos no que diz respeito às habilidades motoras. O professor de Educação Física deve trabalhar com uma gama de movimentos, para que a criança seja capaz de desenvolver diversas habilidades corporais de forma recreativa, o que, consequentemente, facilita o seu aprendizado. Quanto mais cedo iniciar uma vivência motora, melhor será o desenvolvimento biopsicossocial da criança.

De acordo com Gallahue e Donelly (2008), os movimentos nesse período são divididos em três estágios, que constituem a fase dos movimentos fundamentais:

- *Estágio inicial*: por volta de 2 anos de idade, as crianças podem estar no estágio inicial. Seu movimento é caracterizado pelo uso restrito do corpo, com coordenação rítmica pobre, sem uma boa noção das ações, embora com um grande gasto energético.
- *Estágio elementar*: corresponde à faixa etária de 3 a 6 anos, quando as crianças já adquiriram uma boa noção das suas ações, mas ainda sem um domínio perfeito delas. As crianças já têm maior controle e melhor coordenação rítmica dos movimentos fundamentais.
- *Estágio maduro*: por volta de 6 a 7 anos, as crianças já têm prontidão para se encontrar no estágio maduro, com um total domínio das ações realizadas, caracterizado por eficiência mecânica, coordenação e *performance* controlada, o que gera um menor gasto energético e uma boa coordenação motora.

Desde os primeiros anos dessa fase, por volta de 3 anos de idade e com extensão até o início da segunda infância (por volta de 7-8 anos de idade), a criança tem potencial desenvolvimentista para evoluir do estágio inicial, passando para o elementar e chegando ao maduro das habilidades fundamentais. Gallahue, Ozmun e Goodway (2013) propõem uma sequência de emergência de habilidades locomotoras, manipulativas e de estabilidade, conforme exposto nos Quadros 5.1, 5.2 e 5.3.

Quadro 5.1 – Sequência de habilidades locomotoras selecionadas

| Padrão de movimento | Habilidades selecionadas | Idade aproximada de início |
|---|---|---|
| **Caminhada**<br>Envolve colocar um pé à frente do outro enquanto mantém contato com a superfície de apoio. | Galope ereto sem auxílio. | 13 meses |
| | Caminha lateralmente. | 16 meses |
| | Caminha para trás. | 17 meses |
| | Sobe degraus com auxílio. | 20 meses |
| | Sobe degraus sozinho. | 24 meses |
| | Desce degraus sozinho. | 25 meses |
| **Corrida**<br>Corrida envolve um breve período sem contato com a superfície de apoio. | Caminhada rápida. | 18 meses |
| | Primeira corrida verdadeira. | 2-3 anos |
| | Corrida eficiente e refinada. | 4-5 anos |
| | Aumento da velocidade da corrida. | 5 anos |
| **Salto**<br>Em três formas:<br>• salto em distância;<br>• salto em altura;<br>• salto de alguma altura.<br>Envolve um impulso em um ou dois pés com pouso em ambos os pés. | Desce de objetos baixos. | 18 meses |
| | Salto de objeto com impulso em um pé. | 2 anos |
| | Salto do chão com os dois pés. | 28 meses |
| | Salta em distância (1 m). | 5 anos |
| | Salta em altura (30 cm). | 5 anos |
| | Padrão de salto maduro. | 6 anos |
| **Saltito**<br>Saltito envolve impulso com um pé e pouso no mesmo pé. | Saltita até 3 vezes no mesmo pé. | 3 anos |
| | Saltita de 4-6 vezes no mesmo pé. | 4 anos |
| | Saltita de 8-10 vezes no mesmo pé. | 5 anos |
| | Saltita distância de 15 m em 11 s. | 5 anos |
| | Saltita com alternância: padrão maduro. | 6 anos |
| **Galope**<br>Combina uma caminhada e um salto com o mesmo pé. | Galope básico, porém ineficiente. | 4 anos |
| | Galopa habilmente: padrão maduro. | 6 anos |
| ***Skipping***<br>A elevação de joelhos combina uma passada e um salto em alternância. | *Skiping* com uma perna. | 4 anos |
| | *Skiping* completo (20%). | 5 anos |
| | *Skiping* completo: padrão maduro. | 6 anos |

Fonte: adaptado de Gallahue, Ozmun e Goodway (2013).

Quadro 5.2 – Sequência de habilidades manipulativas selecionadas

| Padrão de movimento | Habilidades selecionadas | Idade aproximada de início |
|---|---|---|
| **Alcançar-segurar-soltar** Envolvem fazer contato bem-sucedido com um objeto, agarrando-o e soltando-o. | Comportamento de alcance primitivo. | 2-4 meses |
| | Captura de objetos. | 2-4 meses |
| | Pegar espalmado. | 3-5 meses |
| | Pegar pinçado. | 8-10 meses |
| | Pegada controlada. | 12-14 meses |
| | Soltura controlada. | 14-18 meses |
| **Lançar** Envolve imprimir força ao objeto na direção desejada. | Corpo se vira para o alvo; pés estacionários; lançamento com extensão do braço. | 2-3 anos |
| | *Idem*, porém com rotação do corpo. | 3-5 anos |
| | Dá um passo à frente com a perna do mesmo lado do braço de lançamento. | 4-5 anos |
| | Garotos exibem padrão mais maduro que as garotas. | 5 anos e acima |
| | Padrão maduro de lançamento. | 6 anos |
| **Pegar** Envolve receber força de um objeto com as mãos, mudando progressivamente o tamanho dos objetos. | Persegue a bola, mas não domina bolas aéreas. | 2 anos |
| | Responde a bolas aéreas com braços atrasados. Precisa ser avisado de como posicionar os braços. | 2-3 anos |
| | Reação de medo (gira a cabeça). | 3-4 anos |
| | Utiliza o corpo para apanhar objetos. | 3 anos |
| | Apanha objetos utilizando somente as mãos. | 5 anos |
| | Apanha o material no padrão maduro. | 6 anos |
| **Chutar** Envolve imprimir força ao objeto com o pé. | Empurra a bola e chuta de fato. | 18 meses |
| | Chuta com uma perna estendida e discretos movimentos corporais. | 2-3 anos |
| | Flexiona a perna na sua porção inferior. | 3-4 anos |
| | Grande balanço para a frente e para trás, com oposição definida dos braços. | 4-5 anos |
| | Chuta no padrão maduro. | 5-6 anos |
| **Bater** Envolve súbito contato com os objetos com os braços acima da cabeça, braços colocados lateralmente, ou abaixo do nível da mão. | Visualiza o objeto e faz um balanço no plano vertical. | 2-3 anos |
| | Faz o balanço em um plano horizontal e se coloca ao lado do objeto. | 4-5 anos |
| | Gira o tronco e os quadris. Leva o peso do corpo para a frente. | 5 anos |
| | Padrão horizontal maduro utilizando bola estacionária. | 6-7 anos |

Fonte: adaptado de Gallahue, Ozmun e Goodway (2013).

Primeira infância (de 2 a 6 anos de idade)

Quadro 5.3 – Sequência de emergência de habilidades de estabilidade selecionadas

| Padrão de movimento | Habilidades selecionadas | Idade aproximada de início |
|---|---|---|
| **Equilíbrio dinâmico**<br>Envolve manter o próprio equilíbrio conforme o centro de gravidade se desloca. | Caminha em linha reta. | 3 anos |
| | Caminha circularmente. | 4 anos |
| | Fica em pé sobre trave de equilíbrio baixa. | 2 anos |
| | Caminha na trave baixa a curta distância. | 3 anos |
| | Caminha na trave baixa alternando os pés. | 3-4 anos |
| | Executa rolamento para a frente (forma rudimentar). | 3-4 anos |
| | Executa rolamento para a frente (forma refinada). | 6-7 anos |
| **Equilíbrio estático**<br>Envolve manter o próprio equilíbrio enquanto o centro de gravidade permanece estacionário. | Coloca-se em pé. | 10 meses |
| | Coloca-se em pé com apoio das mãos. | 11 meses |
| | Coloca-se em pé sem apoio das mãos. | 12 meses |
| | Equilibra-se em um dos pés durante alguns segundos. | 5 anos |
| | Suporta o peso corporal em apoio invertido com 3 contatos. | 6 anos |
| **Movimentos axiais**<br>São posturas estáticas que envolvem inclinação, alongamento, giros, rotações e similares. | Os movimentos axiais desenvolvem-se na infância e refinam-se progressivamente, até o ponto em que esses movimentos são incluídos nos padrões de movimentos manipulativos. | 2 meses a 6 anos |

Fonte: adaptado de Gallahue, Ozmun e Goodway (2013).

As principais características motoras desse período são:

- As crianças nessa fase são consideradas ativas e energéticas e, fisiologicamente, necessitam de curtos períodos de descanso entre as atividades.
- Em geral, as crianças, nesse período, são um pouco desajeitadas no nível motor, em razão de uma coordenação ainda não completamente estabelecida.
- Nessa fase, as crianças têm dificuldades em relação à precisão do movimento, portanto, é um período caracterizado por uma grande experimentação motora.
- Fase ideal para o desenvolvimento das habilidades motoras fundamentais, saltando do estágio inicial para o elementar (Galahue e Ozmun, 2005):
  - estágio inicial de habilidades motoras fundamentais (2-4 anos);
  - estágio elementar de habilidades motoras fundamentais (4-6 anos).
- Por causa do pensamento fantasioso, as atividades físicas propostas têm, essencialmente, um caráter lúdico (70%); porém, as de repetição também são bem-vindas (30%), principalmente se forem intercaladas com as lúdicas.
- Quando o esporte é estimulado nessa fase, a iniciação deverá ocorrer de forma adaptada e a técnica de movimento não deve ser incentivada em razão da dificuldade de precisão e do pensamento fantasioso.

- Segundo Le Boulch (1988), de 3 a 6 anos de idade, a criança começa a desenvolver sua imagem do corpo ou do esquema corporal, e encontra-se na etapa do "corpo descoberto". A percepção de si próprio, por um lado, está baseada em conteúdos fantasmáticos, e, por outro, em uma imagem figurativa ainda imprecisa associada às sensações táteis e sinestésicas que vão amadurecendo com o tempo, por meio da confrontação com o real.
- Naturalmente, nessa fase, a criança desenvolve um trabalho sensorial mais elaborado com a evolução motora das habilidades básicas, cuja orientação espacial se fundamenta em representar os elementos com base nas descobertas de formas e de dimensões, além da associação dos componentes corporais do seu próprio corpo com os objetos do cotidiano.
- Segundo a proposta de Piaget (1984), as crianças que se encontram no período pré-operatório estão ativamente envolvidas na exploração e na experimentação de inúmeras atividades que representam elementos de espaço, formas e dimensões. Suas percepções corporais aumentam em relação à orientação espaço-tempo, mas ainda permanecem centralizadas sobre o próprio corpo.

## 5.5 Avaliação do desenvolvimento motor

Segundo Gorla et al. (2009):

> A avaliação é um processo complexo, e os dados obtidos através dela são utilizados para tomar decisões importantes sobre os indivíduos. Podem ocorrer muitos problemas no processo de avaliação dos alunos e, quando há efeitos negativos, os alunos e suas oportunidades na vida podem ser afetados de maneira adversa. Presume-se que o avaliador seja capacitado para aplicar o teste, que o erro sempre está presente, que os alunos avaliados são semelhantes a aqueles com quem são comparados, que a amostragem de comportamento atual é observada. Na medida em que tais pressupostos não são satisfeitos ou reconhecidos, a avaliação é invalidada.

Os diferentes programas de atividade física existentes para crianças na fase da educação infantil nem sempre utilizam mecanismos de avaliação do desenvolvimento motor. Esses programas se tornam necessários para avaliar na criança noções básicas de movimento, possíveis alterações e atrasos de desenvolvimento, bem como para elaborar estratégias de intervenção e planejamento de aulas.

A literatura descreve inúmeros instrumentos de avaliação do desenvolvimento motor. Alguns autores propõem mecanismos mais elaborados e mais detalhados de avaliação, ao passo que outros apresentam estratégias de classificação de habilidades sensório-motoras referentes à primeira infância. Segundo Sugden e Wright (1998) e Burton e Miller (1998), entre os instrumentos de avaliação, destacam-se: o Teste de Integração Sensorial da Califórnia do Sul (Ayres, 1972); o Teste de Bruininks-Oseretsky de Proficiência Motora (Bruininks, 1978); o Teste de Habilidades de Crianças Jovens (Griffiths, 1970); o Teste de Sensibilidade Cinestésica (Laszlo e Bairstow, 1985); o Exame da Criança com Disfunção Neurológica Menor (Touwen, 1979); o Teste de Desenvolvimento Motor Grosso (Ulrich, 1985); a Bateria de Avaliação de Movimento para Crianças – Teste do Movimento ABC (Henderson e Sugden, 1992); o Teste de Coordenação Corporal para Crianças KTK (Schilling e Kiphard, 1974), entre outros.

Entretanto, surgiram, na literatura, algumas questões problemáticas a respeito da avaliação. Em primeiro lugar, uma preocupação no que concerne ao mau uso dos testes padronizados para determinar programas objetivos da Educação Individual (EI). Em segundo lugar, os resultados de testes padronizados não são suficientes para a tomada de decisões ou o estabelecimento de técnicas instrutivas. Em terceiro lugar, está a exatidão da medida das habilidades de um indivíduo em somente um tempo e um contexto específicos. E, em quarto lugar, a utilização ambígua (e, por vezes, até arbitrária) de notas por letras para descrever o desempenho dos alunos (Block, Lieberman e Connor-Kintz, 1998 apud Gorla et al., 2009).

Zittel (1994) identifica alguns aspectos-chave para selecionar um instrumento de avaliação motora, entre eles, a adequação técnica do instrumento, os fatores não discriminatórios, a facilidade de administração, a ligação instrutiva e a validade ecológica. O Quadro 5.4 apresenta os principais aspectos que devem ser considerados para selecionar um instrumento de avaliação motora.

Quadro 5.4 – Aspectos-chave para selecionar um instrumento de avaliação motora total

| Critério | Características da seleção |
| --- | --- |
| Proposta | O instrumento selecionado para a proposta fornecerá medidas para identificar a presença ou ausência da habilidade motora. Tipo de referência (norma ou critério). |
| Adequação técnica do instrumento | Padronização. Validade. Confiabilidade. |
| Fatores não discriminatórios | Adaptar a situação, o equipamento e a linguagem. O teste deve ser sensível às diversidades cultural e étnica. |
| Facilidade de administração | Facilidade de administração do teste. Planilha fácil de ler e de marcar. Tempo de execução do teste. Local de aplicação. |
| Ligação instrutiva | Fornecimento da informação instrutiva. Reduzir a quantidade de inferência. |
| Validade ecológica | Coleta de dados em ambientes confortáveis. Familiarização com os materiais do testes. |

Fonte: adaptado de Zittel (1994).

Além da proposta de fundamentação das características de crescimento somático, cognitivo, afetivo e motor, faz-se necessário apresentar, neste capítulo, algumas propostas de avaliação do desenvolvimento motor, a fim de estabelecer possíveis referenciais que contribuam para a organização e o planejamento de aulas de Educação Física Infantil. Para tanto, seguem três possibilidades de avaliação do desenvolvimento motor e das habilidades motoras propostas para crianças de 2 a 6 anos de idade:

- Avaliação psicomotora, de Rosa Neto (2002).
- Bateria psicomotora, de Fonseca (1995).
- Classificação dos estágios e/ou níveis das habilidades motoras fundamentais. Tal classificação não se constitui necessariamente de um teste padronizado, porém é preconizada na literatura por diferentes autores como recurso importante e viável do acompanhamento do desenvolvimento motor de crianças nessa fase. São apresentados os estágios e/ou níveis das habilidades motoras de correr, saltar, arremessar, agarrar, chutar, quicar e rebater nas perspectivas de diferentes autores.

## 5.6 Técnicas de avaliação motora para a primeira infância (de 2 a 6 anos)

### 5.6.1 EDM: Escala de Desenvolvimento Motor (Rosa Neto, 2002)

A Escala de Desenvolvimento Motor (EDM) idealizada por Rosa Neto (2002) tem como proposta identificar a idade motora de crianças de 2 a 11 anos de idade, cujo diagnóstico permite identificar se o desenvolvimento motor da criança está atrasado, compatível ou mesmo adiantado em relação à sua idade cronológica. Os componentes da motricidade avaliados pela EDM são a motricidade fina, a motricidade global, o equilíbrio, o esquema corporal e a organização espacial e lateralidade, conforme as seguintes especificações:

- *Motricidade fina*: a criança é capaz de empilhar cubos, formando uma torre (2 anos); construir uma ponte com 3 cubos (3 anos); enfiar a linha na agulha (4 anos); fazer um nó simples em um laço (5 anos); traçar com um lápis uma linha contínua do início ao fim de um labirinto (6 anos); fazer uma bolinha compacta com um pedaço de papel de seda (7 anos); com a ponta do polegar, tocar, com velocidade máxima, os dedos da mão, um após o outro, sem repetir a sequência (8 anos).
- *Motricidade global*: consegue subir sobre um banco de 20 cm (2 anos); saltar sobre uma corda estendida sobre o solo (3 anos); saltar no mesmo

lugar (4 anos); saltar uma fita elástica na altura de 20 cm (5 anos); caminhar sobre uma linha (6 anos); saltar por um percurso retilíneo num pé só (7 anos); saltar uma fita elástica na altura de 40 cm (8 anos).

- *Equilíbrio*: pode equilibrar-se com ambos os pés sobre um banco (2 anos); com um joelho no chão e a outra perna flexionada à frente (3 anos); com o tronco flexionado (4 anos); nas pontas dos pés com os olhos abertos (5 anos); em um pé (6 anos); de cócoras (7 anos); com o tronco flexionado sobre as pontas dos pés (8 anos).

- *Esquema corporal*: de 2 a 5 anos, a criança é capaz de imitar gestos simples (movimentos das mãos e dos braços) e, de 6 a 11 anos, prova de rapidez (marcar o máximo de riscos dentro uma folha quadriculada, quadrado por quadrado).

- *Organização espacial e lateralidade*: ela é capaz de encaixar peças geométricas em um tabuleiro (2 anos); fazer a mesma tarefa com as peças em posição invertida à do tabuleiro (3 anos); identificar o palito mais longo de dois palitos de tamanhos diferentes em posições trocadas (4 anos); montar um retângulo com dois triângulos, unindo suas hipotenusas (5 anos); identificar direita e esquerda (6 anos); fazer determinados movimentos (mão direita na orelha esquerda, mão esquerda no olho direito, mão direita no olho esquerdo, mão esquerda na orelha direita, mão direita no olho direito, mão esquerda na orelha esquerda – 7 anos); ter certo reconhecimento sobre outro (toque minha mão direita, toque minha mão esquerda, em que mão está a bola? – 8 anos).

## 5.6.2 Observação psicomotora de Fonseca (1995)

De acordo com Campos (2008, p. 90):

> Trata-se de um conjunto de testes que avalia o desenvolvimento da criança em sete fatores psicomotores: tonicidade, equilibração, lateralização, noção do corpo, estruturação espaço-temporal, praxia global e praxia fina, constituindo no total 42 tarefas. Cada fator é pontuado de 1 a 4 de acordo com o desempenho da criança, sendo 1 referente ao perfil apráxico, 2 ao dispráxico, 3 ao eupráxico e 4 ao hiperpráxico. Somando-se as pontuações dos sete fatores, obtém-se o escore que permite classificar o perfil psicomotor geral em deficitário (7 a 8 pontos), dispráxico (9 a 13 pontos), normal (14 a 21 pontos), bom (22 a 26 pontos) ou superior (27 a 28 pontos), ou seja, quanto maior o escore, melhor é o perfil psicomotor da criança.

## Bateria psicomotora

Nome: .................................................................... Idade:..................... Escola:....................................

Data da avaliação: ......./......./............ Tempo da avaliação:.....................................................................

### Perfil do desenvolvimento psicomotor

| Tarefas | 1 | 2 | 3 | 4 |
|---|---|---|---|---|
| Equilibração | | | | |
| Lateralização | | | | |
| Noção do corpo | | | | |
| Estruturação espaço-temporal | | | | |

• Equilíbrio dinâmico
Evolução na trave:

a) para a frente............... 1. ( ) 2. ( ) 3. ( ) 4. ( )

b) para trás..................... 1. ( ) 2. ( ) 3. ( ) 4. ( )

c) para o lado direito...... 1. ( ) 2. ( ) 3. ( ) 4. ( )

d) para o lado esquerdo.. 1. ( ) 2. ( ) 3. ( ) 4. ( )

### Escala de pontuação:

1. Realização imperfeita, incompleta e descoordenada (fraco) – perfil apráxico.

2. Realização com dificuldades de controle (satisfatório) – perfil dispráxico.

3. Realização controlada e adequada (bom) – perfil eupráxico.

4. Realização perfeita, econômica, harmoniosa e bem controlada (excelente) – perfil hiperpráxico.

### I. EQUILIBRAÇÃO

• Equilíbrio estático

Apoio retilíneo: 1. ( ) 2. ( ) 3. ( ) 4. ( )

**II. LATERALIZAÇÃO** 1. ( ) 2. ( ) 3. ( ) 4. ( )

• Ocular ............................ E-D

• Auditiva ........................... E-D

### III. NOÇÃO DO CORPO

• Reconhecimento (D-E): 1. ( ) 2. ( ) 3. ( ) 4. ( )

### IV. ESTRUTURAÇÃO ESPAÇO-TEMPORAL (COM BOLA)

• Estruturação rítmica (acclera/desacelera)

1. ( ) 2. ( ) 3. ( ) 4. ( )

• Representação topográfica (limites de quadra)

1. ( ) 2. ( ) 3. ( ) 4. ( )

FIGURA 5.2 – Bateria psicomotora.
Fonte: adaptado de Fonseca (1995).

### 5.6.3 Classificação dos estágios e/ou níveis das habilidades motoras fundamentais da perspectiva de diferentes autores

**Correr**

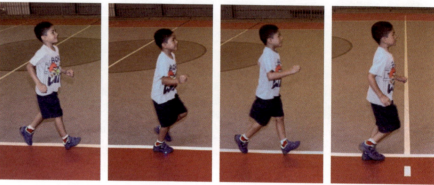

FIGURA 5.3 – A habilidade de correr.

Concebe-se o ato de correr como uma extensão natural do andar. O correr é caracterizado por duas fases, uma com e outra sem apoio (fase aérea) (Tani et al., 1988). A sequência do desenvolvimento do padrão motor "correr" é descrita da seguinte forma (Stewart, 1980):

- Nível I: a criança apresenta, na corrida, uma fase aérea (sem apoio) muito curta. O pé é apoiado no solo num ponto bem além do centro de gravidade. O apoio é feito com toda a planta do pé no chão. Os braços são mantidos numa posição de guarda e a criança demonstra uma corrida saltada quando o corpo é propulsionado para a frente.
- Nível II: a fase aérea é maior e o pé de apoio é colocado quase sobre o centro de gravidade. Os braços são usados como de costume, cruzam a linha média do corpo. Uma pequena flexão do cotovelo é demonstrada. A corrida é menos saltada e há um aumento na elevação do joelho da frente, ao passo que há uma maior extensão do quadril, joelho e tornozelo da perna de propulsão.

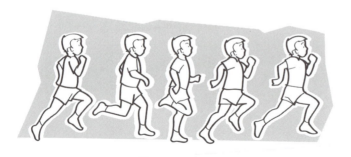

- Nível III: para uma corrida mais rápida, o apoio é feito pela ponta do pé e diretamente sob o centro de gravidade do corpo. A fase aérea é máxima, a extensão do quadril, joelho e tornozelo da perna de propulsão é aumentada, os braços oscilam em oposição às pernas em uma posição anteroposterior e os cotovelos estão na posição flexionada.

### Saltar

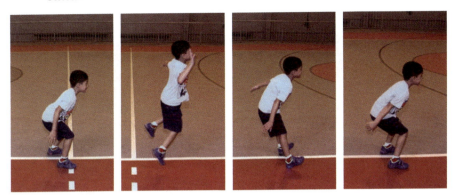

FIGURA 5.4 – A habilidade de saltar.

O salto implica impulsionar o corpo acima e/ou à frente, por meio da ação de uma perna ou de ambas juntamente com a ação dos braços para a impulsão, a fase de voo e a aterrissagem (Tani et al., 1988). A sequência do desenvolvimento do salto em distância foi dividida em 3 níveis (Stewart, 1980):

- Nível I: a criança salta mais no plano vertical do que no plano horizontal. Há pouco uso dos braços, seja na oscilação para trás ou para cima. Os pés normalmente não deixam a superfície simultaneamente. Há uma pequena flexão preparatória nos tornozelos, nos joelhos e nos quadris, e pouca flexão dessas partes na aterrissagem.
- Nível II: a distância horizontal do salto aumenta, enquanto a vertical diminui. Os braços são usados em alguma extensão, mas não se estendem para trás do corpo durante a fase preparatória. Há um aumento na flexão dos tornozelos, dos joelhos e dos quadris durante as fases preparatória e de aterrissagem.
- Nível III: a flexão dos tornozelos, dos joelhos e dos quadris aumenta durante a fase preparatória e a de aterrissagem. O ângulo de impulso é menor. Há uma complexa extensão dos tornozelos, dos joelhos, dos quadris e dos braços durante a fase de impulsão. Durante a fase preparatória, os braços são estendidos na altura do ombro, para trás e para cima.

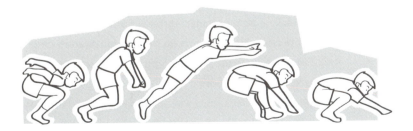

Primeira infância (de 2 a 6 anos de idade)

### Arremessar

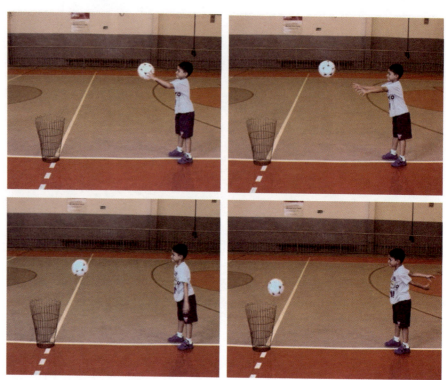

FIGURA 5.5 – A habilidade de arremessar.

O arremesso consiste na propulsão de um objetivo em direção a algum alvo ou o mais longe possível. Esse padrão motor envolve, sobretudo, o braço, mas deve haver, também, uma participação de todo o corpo (Tani et al., 1988). A sequência do arremesso foi descrita em quatro estágios (Wild, 1938):

- Estágio 1: a bola é arremessada primeiramente por uma extensão de antebraço, e os movimentos do corpo e braços são inteiramente no plano anteroposterior. Os pés permanecem fixos, o corpo para onde a bola é arremessada leva a uma inclinação do tronco para a frente, quando o braço finaliza o arremesso.
- Estágio 2: os movimentos do braço e do tronco são feitos também na horizontal. Na preparação, todo o corpo gira para a direita (criança destra), mas os pés permanecem fixos no lugar. O braço move-se num plano superior oblíquo, acima do ombro ou na altura deste. O cotovelo fica bastante flexionado, o corpo gira em direção ao arremesso, cabendo ao braço a ação iniciadora do arremesso.
- Estágio 3: o arremesso propriamente dito consiste num passo à frente, unilateral, em direção ao braço de arremesso, com o corpo girando para a esquerda e depois flexionando-se à frente. O braço oscila para a

frente, num plano oblíquo acima ou ao lado do ombro, finalizando com a extensão do cotovelo.

- Estágio 4: há oposição entre o braço e a perna de arremesso, com rotação de tronco e adução horizontal de braço na oscilação para a frente. O início do arremesso propriamente dito é com o giro do tronco em direção ao local para onde a bola será arremessada.

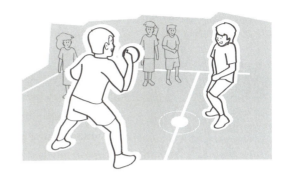

### Agarrar

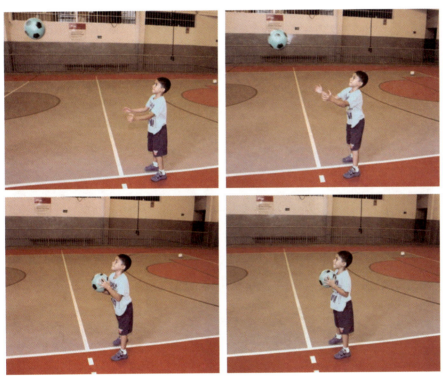

Figura 5.6 – A habilidade de agarrar.

Utilizando as duas mãos e outras partes do corpo, agarrar tem o objetivo de interromper e de controlar uma bola (ou outro objeto) em sua trajetória (Tani et al., 1988), e requer certa habilidade no aspecto temporal.

Três estágios desse padrão fundamental são apresentados por Gallahue e Ozmun (2005):

- Estágio inicial: no começo, há uma fase de relação girando o rosto para trás, protegendo-o com as mãos, e os braços são estendidos e levados

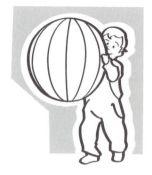

à frente do corpo (esse movimento limita-se ao contato). O agarrar assemelha-se a uma ação de alcançar com o uso de todo o corpo. As palmas das mãos são colocadas para cima e os dedos são estendidos e tensos. As mãos não são utilizadas na ação de receber.

- Estágio elementar: a ação de evitar é limitada ao fechamento dos olhos ao contato com a bola. Os cotovelos são elevados para os lados com uma abertura aproximada de 90 graus. As tentativas iniciais para o contato com as mãos são frequentes e a bola é recebida com os braços. As mãos são colocadas uma em oposição à outra, e os polegares são levados para fora. Ao contrário, a ação das mãos de apertar a bola é um movimento tímido e desigual.

- Estágio maduro: não se apresenta reação de evitar a bola. Os olhos a seguem até que ela seja recebida pelas mãos. Os braços são colocados relaxados para os lados e os antebraços são colocados na frente do corpo. Essa ação tem como finalidade absorver a ação da bola, ajustando-se o braço ao voo da bola. Os polegares são colocados em oposição, e as mãos agarram a bola no tempo certo, simultaneamente, com a pressão mais efetiva dos dedos.

### Chutar

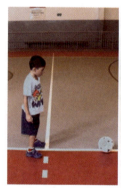 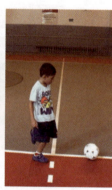 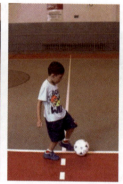 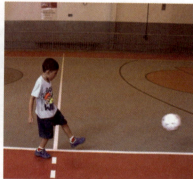

Figura 5.7 – A habilidade de chutar.

Trata-se de uma forma de rebatida pela qual o pé é usado para propulsionar a bola (Tani et al., 1988). Conforme a força do chute aumenta, os braços são usados de forma crescente, a fim de manter o equilíbrio. Um estudo de Deach (1950 apud Wickstrom, 1983) mostra quatro estágios de desenvolvimento desse padrão motor:

- Estágio 1: a criança mantém sua perna de chute próxima à bola e realiza o chute sem participação efetiva de outros segmentos do corpo.
- Estágio 2: obtém-se maior potência no chute pela oscilação da perna de chute para trás e para cima, com uma leve oposição dos braços e colocação do tronco para trás.

- Estágio 3: há uma extensão dos quadris, na fase preliminar, e maior arco na oscilação da perna de chute, com ajustamentos adicionais do corpo.
- Estágio 4: há uma efetiva flexão dos quadris e dos joelhos com colocação do tronco mais atrasado e amplo ajustamentos dos braços durante a reversão.

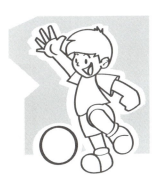

### Quicar

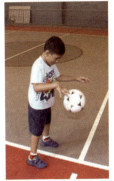 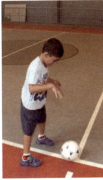 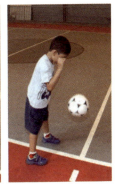 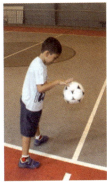

Figura 5.8 – A habilidade de quicar.

Para obter sucesso nessa habilidade, a criança deve tocar a bola no centro de massa dela, com as mãos indo ao seu encontro, depois que a bola voltar de seu contato com a superfície. Gallahue e Ozmun (2005) propõem uma sequência de desenvolvimento dividida em três estágios:

- Estágio inicial: a bola é controlada com ambas as mãos, que se mantêm ao lado dela, com as palmas voltadas de frente uma para a outra. Há uma ação de bater na descendente com os braços. A bola toca o solo bem próximo do corpo, podendo tocar os pés.
- Estágio elementar: a bola é controlada com ambas as mãos, uma em cima e a outra embaixo, para iniciar a ação. Há uma leve inclinação à frente, com a bola elevada na altura do peito. A criança mantém os olhos na bola com muitas limitações no controle.
- Estágio maduro: os pés são posicionados numa passada estreita, com o pé da frente opondo-se à mão que toca a bola, e com leve inclinação do tronco à frente. A bola eleva-se à altura da cintura, e é empurrada ao solo com extensão do braço, do pulso e dos dedos.

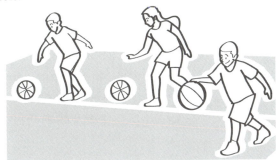

Primeira infância (de 2 a 6 anos de idade)

### Rebater

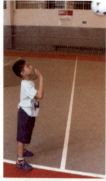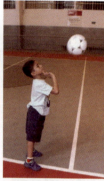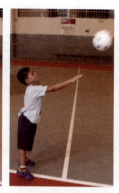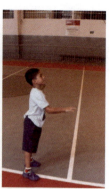

Figura 5.9 – A habilidade de rebater.

É caracterizado pela propulsão de um objeto com um implemento ou uma parte do corpo. O desenvolvimento desse padrão progredirá de uma ação no plano vertical, passando para planos oblíquos de maneira progressiva, até que chegue a um plano predominantemente horizontal (Wickstrom, 1983). Esses três planos, isto é, o padrão de rebatida por cima, pela lateral (plano horizontal) e oblíquo mostram uma similaridade de desenvolvimento intertarefas (Wickstrom, 1975).

A sequência de desenvolvimento do padrão fundamental de rebater lateralmente foi dividida em três estágios (Gallahue e Ozmun, 2005):

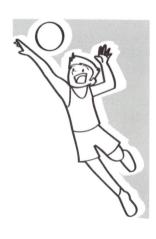

- Estágio inicial: os movimentos dos braços são feitos de trás para a frente, e os pés devem permanecer estacionários. O tronco não vira e fica de frente para a bola arremessada. Os cotovelos ficam bem flexionados. A força para a rebatida é aplicada pela extensão das articulações no plano descendente.
- Estágio elementar: o tronco gira para o lado em antecipação à bola arremessada. O peso é transferido para o pé da frente antes do contato com a bola. Há uma rotação combinada do tronco e dos quadris, e os cotovelos estão menos flexionados. A força para a rebatida é aplicada pela extensão das articulações flexionadas, rotação do tronco e movimento para a frente num plano oblíquo.
- Estágio maduro: o tronco gira para o lado em antecipação à bola arremessada e o peso é transferido para o pé que está atrás: os quadris giram, e a transferência do peso é feita num padrão contralateral. A mudança do peso para a frente ocorre com um amplo e completo arco, num padrão horizontal. No contato com a bola, há a transferência do peso para o pé da frente.

# 5.7 Proposta de atividades físicas estruturadas de 3 a 6 anos de idade

A fase da primeira infância (de 2 a 6 anos) é caracterizada por um elevado ímpeto de movimentos e de brincadeiras. A criança exprime uma alegria natural em relacionar-se e uma acentuada prontidão para aprender. Na fase de 3 a 6 anos, a criança se ocupa de um grande número de jogos que se formam de maneira variada. É uma idade que abrange a fase dos movimentos fundamentais (correr, saltar, arremessar, receber, rebater, quicar, chutar e suas combinações dentro de cada grupo). Nessa fase, ocorre todo o desenvolvimento neuropsicomotor com o estabelecimento da coordenação motora fina: andar, correr, saltar, cair, arremessar, pegar, girar e rolar do corpo tornam-se movimentos imprescindíveis para o aprendizado de habilidades motoras especializadas, e, portanto, mais complexas, indicadas para a segunda infância.

O Quadro 5.5 resume as possibilidades de estímulo dos três grupos de habilidades motoras fundamentais (locomoção, manipulação e estabilização), assim como sugere os esportes que podem ser estimulados de forma adaptada nesse período, além de exemplificar algumas atividades lúdicas (brincadeiras infantis tradicionais) ideais para a fase de 3 a 6 anos de idade.

Quadro 5.5 – Quadro sinóptico das habilidades motoras fundamentais sugeridas para a primeira infância

| Habilidades motoras fundamentais | | |
|---|---|---|
| Locomoção | Manipulação | Estabilização |
| Andar – correr – saltitar – galopar – saltar | Segurar – apanhar – lançar – rolar – chutar – quicar – rebater | Girar – rolar o corpo – dependurar-se – equilibrar-se |
| Atividades | Atividades | Atividades |
| • Estimular os diferentes tipos do andar/correr (frente, costas, lateral) em diferentes direções e velocidades.<br>• Estimular os tipos de saltos (vertical e horizontal), sobre obstáculos, com um só pé e com ambos.<br>• Estimular as habilidades motoras de locomoção em forma de estafetas (equipes). | • Estimular as habilidades motoras de manipulação utilizando diferentes tipos de material (bolas de todos os tipos, arcos, fitas, bexigas, pneus, sucatas).<br>• Estimular a manipulação do material em pequenos grupos.<br>• Estimular as habilidades motoras de manipulação em forma de estafetas (equipes). | • Estimular atividades que envolvam o desequilíbrio do corpo, com rolamentos corporais, giros e paradas de mão.<br>• Estimular as habilidades motoras de estabilização em forma de circuito (atividades em estações que envolvam rolamentos corporais, andar sobre bancos, dependurar-se em cordas, equilibrar-se dentro de arcos etc). |
| Esportes adaptados | Esportes adaptados | Esportes adaptados |
| Atletismo (corridas e saltos).<br>Natação: adaptação ao meio líquido. | Esportes coletivos (handebol, basquete, futsal e vôlei) que usam o mesmo princípio – passar a bola de mão em mão até um alvo. | Ginástica de solo e com traves baixas.<br>Movimentos com música de capoeira.<br>Pegadas e rolamentos do judô. |
| Exemplos lúdicos | Exemplos lúdicos | Exemplos lúdicos |
| Pega-pega, reloginho, barra-manteiga, polícia e ladrão, pula-sela etc. | Batata quente, alerta, queimada, bola ao túnel, estafetas etc. | Estátua, Saci-Pererê, duro-mole, base aérea etc. |

Primeira infância (de 2 a 6 anos de idade)

## 5.7.1 Proposta de atividades físicas com habilidades de locomoção

Basicamente, envolve o experimentar da criança de todas as formas de deslocamento, estimulando os diferentes tipos do andar e correr (de frente, costas, lateral, cruzado). As mesmas habilidades podem ser exploradas em diferentes direções e ritmos, proporcionando à criança a compreensão da percepção espaço-tempo.

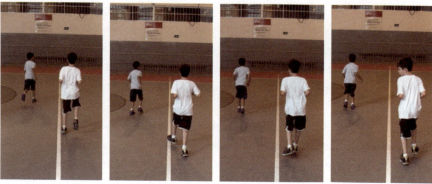

Figura 5.10 – Corrida de costas.

Os deslocamentos também podem ser explorados utilizando-se diferentes estímulos sonoros (apitos, palmas) e visuais (fitas, linhas da quadra, cordas) para motivar a repetição das inúmeras possibilidades de locomoção.

Os saltos e os saltitos podem ser explorados com um só pé ou em ambos na forma vertical (para cima) ou na horizontal (para a frente ou para trás), podendo ser utilizados obstáculos para a sua execução, como cones pequenos ou cordas estendidas no chão, para poder aumentar a distância entre elas, ou, até mesmo, uma caixa de areia para aterrissagem.

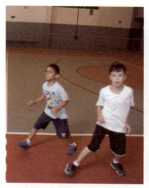 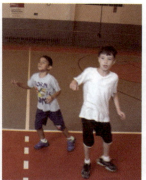 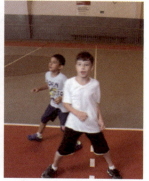

Figura 5.11 – Corrida lateral.

Uma outra possibilidade de organização de atividades com habilidades de locomoção, além das atividades lúdicas que serão citadas a seguir, são os jogos entre equipes, que se pode chamar de *estafetas de locomoção*. O professor organiza os alunos dispostos em colunas. Cada coluna equivale a uma equipe. Ao sinal, o primeiro de cada coluna sai correndo até um ponto demarcado e volta em direção à sua equipe. Quando chegar à sua coluna, bate na mão do próximo companheiro de equipe e este dispara a correr, enquanto aquele que já correu vai para o final da coluna. Vence a equipe que terminar primeiro. A mesma estafeta pode ser realizada com saltos, que podem ser executados com os dois pés (horizontal) ou com um dos pés, sendo possível ir com um dos pés e voltar com o outro.

## 5.7.2 Esportes adaptados com ênfase nas habilidades motoras de locomoção

Entre os esportes que têm relação direta com as habilidades de locomoção e que podem ser estimulados nessa fase de crescimento de forma altamente adaptada, porém instrutiva, destacam-se o atletismo e a natação.

### Atletismo adaptado

O atletismo, com todas as suas provas de pista e de campo, é a modalidade que mais se baseou nas habilidades motoras fundamentais para se desenvolver enquanto esporte olímpico.

O melhor modo de estimular esse esporte de forma altamente adaptada seria propor atividades em que as crianças apostassem corridas, fazendo uma associação com a prova de 100 m rasos.

À corrida em que cada criança percorre uma distância dá-se o nome de corrida de revezamento ou, quando se propõe uma corrida uma pouco mais longa (de algumas voltas em torno da quadra), pode-se associá-la com a corrida de maratona.

Os estímulos dos diferentes tipos do saltar, no atletismo adaptado, se transformam em salto em distância. Até mesmo à ação de saltar sobre uma corda e cair sobre um colchão dá-se o nome de *salto em altura*.

### Natação: adaptação ao meio líquido

Na natação, a proposta de atividades adaptadas de locomoção seria o que se chama de *adaptação ao meio líquido*. Apesar de ser o primeiro fundamento na aprendizagem da modalidade, são atividades excelentes para estimular a locomoção dentro d'água de forma altamente adaptada antes da iniciação de qualquer tipo de nado específico, o que recomenda-se para a fase da segunda infância.

Basicamente, nessa fase de adaptação, devem ser feitas atividades como: andar e correr dentro d'água; afundar a cabeça, evitando que entre água no nariz; pular n'água e afundar; deslizar n'água e flutuar, evoluindo até um tipo de nado que se chama popularmente de "cachorrinho".

### 5.7.3 Proposta lúdica com as habilidades de locomoção

#### Corrida de revezamento[1]

Os alunos devem ficar dispostos em várias filas atrás de uma linha. O primeiro de cada fila fica com a palma da mão para cima, de forma bem aparente e, ao sinal, sai correndo em direção a uma outra linha, distante 20 m, e baterá a mão na palma da mão do companheiro. Assim que fizer isso, deve voltar correndo e posicionar-se no fim da fila. Quando o primeiro aluno da fila chegar, o segundo deve sair correndo e bater a mão, e assim sucessivamente, até que todos os alunos tenham participado da atividade. Quando o primeiro aluno estiver novamente na frente da fila, o jogo termina. A fila que terminar primeiro vence.

#### Pular-sela[1]

Os alunos devem ser divididos em grupos e posicionados em colunas. Deve haver um espaço entre os alunos de aproximadamente 2 m. Eles devem inclinar o tronco para frente e apoiar as mãos nos joelhos. Ao sinal, o último aluno de cada coluna deve saltar sobre os que estão parados à sua frente. Quando chegar ao primeiro da fila, o professor deve posicionar-se 2 m à frente deste e dar um sinal para que o último aluno comece a saltar. Ganha a fila que chegar à posição inicial primeiro e em que todos os alunos estejam sentados.

#### A família dos animais[2]

O professor fala baixinho no ouvido do aluno o animal que ela irá imitar, que não deve mostrá-lo a ninguém. O nome de cada animal é repetido nos ouvidos das crianças conforme o número de componentes que se queira em cada grupo. Depois que todos os alunos entenderem o seu animal, pede-se que andem pelo espaço imitando-os, procurando seus iguais. Quando se aproximar de um companheiro, o aluno imitará o som do seu animal para verificar se é o mesmo som que seu colega está fazendo. Se for, eles permanecem juntos e procuram os outros. Quando todos se encontrarem, os grupos estarão formados.

#### Pega o rabo[2]

Os alunos espalham-se pela quadra. Cada um terá preso ao corpo um "rabo", feito com o material escolhido (jornal, lenço, corda etc.). Ao sinal, cada aluno tenta pegar o maior número de rabos. O aluno que perder o seu deve sentar-se.

---

[1] Adaptado de: <http://www.educacional.com.br/educacao_fisica/bau01_com_bolas.asp>. Acesso em: 09 set. 2014.
[2] Adaptado de: <http://www.educacional.com.br/educacao_fisica/bau04_unico_material.asp>. Acesso em: 27 fev. 2015.

### Pega-pega corrente[3]

Um dos alunos começa a atividade como pegador. A criança que ele tocar deve dar-lhe a mão, formando uma corrente. Em seguida, os dois, de mãos dadas, tentam pegar outros companheiros. Quem for apanhado se junta à corrente (ela não pode se romper). Nessa brincadeira, vence quem for pego por último.

### Mãe da rua[4]

O espaço em que será realizado é delimitado por duas linhas paralelas com a distância de, aproximadamente 8 m entre elas, simulando o espaço de uma rua com duas calçadas. As crianças se posicionam atrás de uma das linhas e ficam voltadas na direção do espaço entre elas. Um jogador é escolhido como pegador e posiciona-se no centro do espaço de jogo. O desafio para os fugitivos é atravessar o campo de jogo entre uma calçada e outra sem ser tocado pelo pegador; caso isso aconteça, o jogador pego assume essa função, e o pegador passa a ser fugitivo.

### Polícia e ladrão

Polícia e ladrão é quase um pega-pega. Uma parte do grupo será a polícia (minoria) e outra será o ladrão. Em um espaço grande todos correm, e, obviamente, os ladrões fogem da polícia. Quando a polícia pega o ladrão, este deve ficar "preso" em algum lugar específico (cadeia) ou sair da brincadeira.

### Reloginho[5]

A turma se aproxima. Olhos atentos à corda que passa rasteira. O professor ou um dos alunos gira com a corda na mão; nesse caso, a corda representa o ponteiro. Se ela encostar em alguém, este será o próximo a fazê-la girar.

### Barra-manteiga[6]

Dividir o grupo em dois. Traçar duas linhas com uma distância média de 8 m entre elas. Os jogadores posicionam-se nas linhas, lado a lado. Alternadamente, os jogadores vão até o lado adversário. Todos devem estar com as palmas das mãos viradas para cima. O jogador bate com a palma de sua mão direita, devagar, em todas as mãos disponíveis, até que, repentinamente, dá um tapa mais definido em uma das mãos e corre para o seu lado. Quem receber o toque, imediatamente corre atrás e tenta pegar o adversário. Se conseguir, este passa a ser da equipe que o apanhou, e o jogador que o pegou faz a mesma coisa no grupo contrário. A equipe que conseguir agarrar metade ou mais do outro grupo é a vencedora.

---

[3] Adaptado de: <http://www.educacional.com.br/educacao_fisica/bau03_sem_material.asp>. Acesso em: 27 fev. 2015.

[4] Adaptado de: <http://educacao.uol.com.br/planos-aula/ult3900u370.jhtm>. Acesso em: 09 set. 2014.

[5] Adaptado de: <https://brincadeirasderua.wordpress.com/2010/05/04/reloginho/>. Acesso em: 27 fev. 2015.

[6] Adaptado de: <http://crescendoeaprendendo.blogspot.com.br/2007/01/brincadeiras.html>. Acesso em: 09 set. 2014.

Primeira infância (de 2 a 6 anos de idade)

## 5.7.4 Proposta de atividades físicas com habilidades de manipulação

Para as atividades envolvendo as habilidades de manipulação, a utilização de diferentes tipos de materiais é essencial, porém, esses materiais pode ser simples e de baixo custo, porque, nessa fase, o importante é a diversificação dos estímulos motores e não as técnicas esportivas. A relação desses materiais é simples; entre eles destacam-se os diversos tipos de bola (pequenas de borrada, grandes de plástico, bolinhas de tênis, bexigas e até bolas de meias), os arcos (bambolês), as cordas de sisal individuais e as cordas elásticas, os cones, fitas ou faixas coloridas, e, até mesmo, sucata, como pneus e garrafas plásticas.

As habilidades de lançar, segurar, rolar, rebater, quicar, chutar com uma das mãos ou ambas e, até mesmo, com os pés utilizando todo o material citado podem ser realizadas em pequenos grupos (duplas, trios ou quartetos), para estimular o ato de compartilhar, uma vez que a criança, nessa fase, encontra-se no período afetivo do egocentrismo.

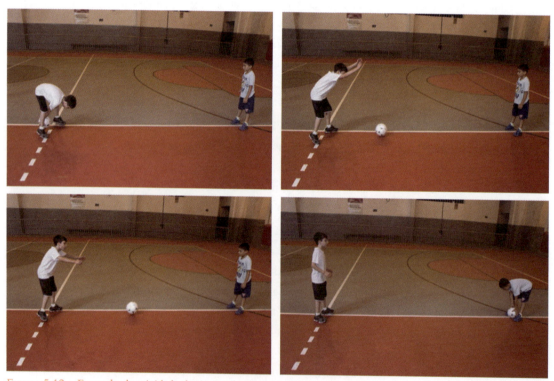

Figura 5.12 – Exemplo de atividade de manipulação: rolar a bola.

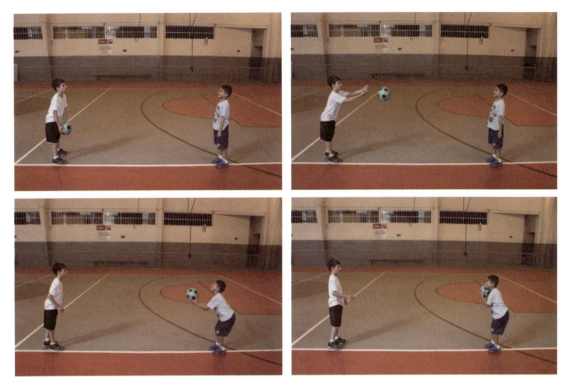

FIGURA 5.13 – Exemplo de atividade de manipulação: lançar a bola.

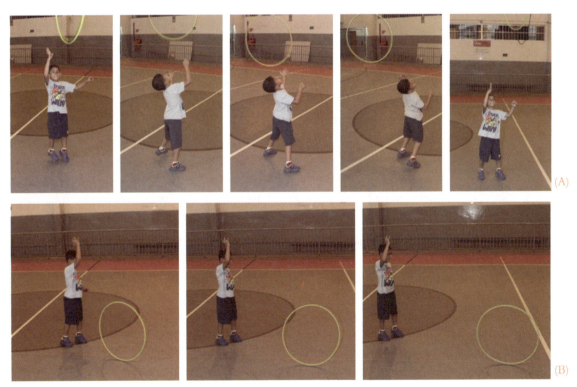

FIGURA 5.14 – Exemplo de atividade de manipulação: lançar o arco para o alto (A) e para a frente (B).

Primeira infância (de 2 a 6 anos de idade)

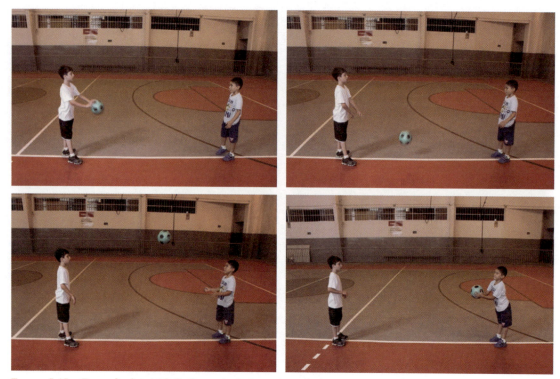

Figura 5.15 – Exemplo de atividade de manipulação: quicar a bola.

Depois de estimular a criança individualmente ou em pequenos grupos nas diferentes possibilidades de manipular os objetos com o lançamento/rolamento e o apanhar de bolas, de arcos e de cordas, podem ser propostos jogos entre equipes. Essa organização de jogos em equipes recebe a denominação de *estafetas*, nesse caso, *estafetas de manipulação*.

Nas estafetas de manipulação com bolas, arcos, cordas, pneus etc., os alunos ficam dispostos em várias colunas atrás de uma linha. O primeiro de cada coluna terá em suas mãos uma bola (ou arco, ou corda) e, ao sinal, irá se locomover, manipulando a bola até um determinado ponto, conforme solicitado pelo professor, e retornando à fila. Quando chegar, passa o material para o próximo da coluna e se posiciona no final dela. Quando o primeiro aluno chegar, o segundo sairá correndo e pegará a bola, entregando-a para o terceiro, e assim sucessivamente, até que todos os alunos tenham participado da atividade. Quando o primeiro aluno estiver novamente na frente da coluna, o jogo terminará. A fila que terminar primeiro será a vencedora.

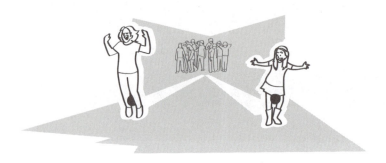

112 Crescimento e desenvolvimento com qualidade de vida

## 5.7.5 Exemplos de atividades lúdicas com habilidades de manipulação

### Bola ao túnel[7]

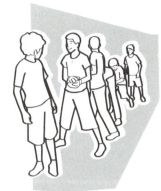

Os alunos estarão dispostos em fila com as pernas abertas, formando um túnel. O último aluno receberá uma bola e, ao sinal, ele a jogará por dentro do túnel até o início da fila. Os outros alunos poderão ajudar empurrando a bola. Quando a bola chegar no primeiro da fila, este pegará a bola e correrá para o fim da fila, jogando a bola outra vez para a frente. O jogo termina quando o primeiro aluno chegar novamente ao início da fila. Será vencedora a fila que acabar o jogo primeiro.

### Estafetas com arcos[8]

Formam-se equipes que serão dispostas em colunas. O primeiro de cada coluna terá seis arcos em suas mãos. Ao sinal de início, ele deve correr e deixar pelo caminho os seis arcos. Ao chegar ao outro lado da quadra, deve voltar e ir saltando no meio dos arcos sem deixar nenhum de fora. Ao chegar à sua coluna, deve tocar no segundo, que fará o inverso: na ida, saltará no meio dos arcos, e, na volta, vai recolhê-los e entregá-los ao próximo. Vence a equipe que terminar antes, sem que nenhum de seus componentes tenha cometido faltas.

### Caçadores de urso[7]

Risca-se no chão um círculo de 5 m de diâmetro. Dentro dele, ficará metade dos alunos, os "ursos". Os outros ficarão do lado de fora do círculo e serão os "caçadores".

Os "caçadores" passarão a bola entre si, até decidirem o momento de arremessá-la para tentar acertar os "ursos", que só poderão se utilizar dos punhos para impedir que a bola os toque. Vale acertar qualquer parte do corpo. Quando atingidos, os "ursos" serão eliminados e, depois que não houver mais nenhum "urso", o professor contará o tempo que os "caçadores" levaram para eliminá-los. Ganha a equipe que levar mais tempo para ser eliminada.

### Em volta do círculo[7]

Divide-se a turma em grupos, os quais formarão círculos. Ao primeiro aluno de cada grupo, é entregue uma bola. Quando o jogo se iniciar, o primeiro sairá correndo e, depois de dar uma volta completa por fora do círculo, deverá ir até o segundo aluno, entregar-lhe a bola e tomar seu lugar, e assim sucessivamente. Ganhará a equipe que terminar primeiro.

---

[7] Adaptado de: <http://www.educacional.com.br/educacao_fisica/bau01_com_bolas.asp>. Acesso em: 27 fev. 2015.
[8] Adaptado de: <http://www.educacional.com.br/educacao_fisica/bau04_unico_material.asp>. Acesso em: 27 fev. 2015.

### Pesque a bola[9]

A turma é dividida em dois grupos, de forma que cada um deverá sentar em uma das linhas laterais da quadra. Na sequência, é dado um número para cada criança de ambos os grupos. Após isso, o professor deve pôr uma bola no centro da quadra e falar bem alto um desses números. Os dois alunos de cada equipe que tiverem esse número sairão correndo para tentar pegar a bola. Marca um ponto para sua equipe aquele que conseguir pegá-la.

### Futebol em círculo[10]

Dispõem-se os alunos em círculos. Eles devem ficar de pernas abertas, de maneira que os pés toquem nos pés dos companheiros ao seu lado. Em seguida, devem agachar-se para tentar cobrir com as mãos a abertura formada pelas pernas. É jogada uma bola no círculo e todos os alunos devem tentar passar a bola por entre as pernas dos companheiros. Os jogadores não podem segurar a bola, mas apenas empurrá-la. Quem deixar passar a bola por entre as pernas, terá que virar e jogar de costas para o círculo. Vence aquele que ficar por último.

### Passe rápido[10]

Nesse jogo, formam-se colunas e, na frente delas, dispõem-se alguns materiais (bolas, cordas, arcos etc.). Os primeiros alunos de cada coluna darão início à atividade, passando um dos objetos para o colega de trás o mais rápido possível, até chegar ao último da fila. O primeiro aluno só pode começar a passar o material seguinte quando o que estiver no final da coluna colocar o objeto anterior no chão. O jogo termina quando todos os materiais tiverem chegado ao último aluno de cada coluna.

### Bola por baixo da corda[10]

No centro da quadra de jogo, coloca-se uma corda a cerca de 80 cm do chão. Cada equipe deve manter-se em seu campo. O objetivo do jogo é fazer a bola, após ser chutada, ultrapassar a linha de fundo da quadra, passando por baixo da corda. Toda vez que fizer isso, a equipe marcará um ponto. Se a bola bater na corda ou passar por cima dela, a equipe perderá a posse da bola.

### Comando de vozes[10]

Divide-se a turma em duas ou mais equipes. Cada equipe escolhe um representante que, de olhos vendados, deve tentar encontrar um objeto escondido pelo professor. Para ajudar o seu representante a descobrir o objeto, cada equipe deve guiá-lo por meio de orientações. Marca pontos a equipe que encontrar o objeto primeiro. É interessante que a turma seja dividida em várias equipes, para que todos tenham a oportunidade de jogar.

---

[9] Adaptado de: <http://www.educacional.com.br/educacao_fisica/bau01_com_bolas.asp>. Acesso em: 27 fev. 2015.
[10] Adaptado de: <http://www.educacional.com.br/educacao_fisica/bau02_materiais_conjugados.asp>. Acesso em: 09 set. 2014.

### Batata-quente

As crianças ficarão dispostas em um círculo. Podem ficar em pé ou sentadas. Uma bola de borracha ou de meia poderá ser utilizada. A atividade se inicia com uma música cantada pelo professor ou por uma dos alunos "*Batata quente, quente, quente... queimou!*". Quando for dita a palavra "queimou", quem estiver com a bola nesse momento vai para o centro do círculo e lá permanece, até que a atividade se reinicie.

### Derrubar o alvo ou boliche

Algum tipo de alvo pode ser estabelecido como o centro de um arco ou, até mesmo, de garrafas PET. Primeiro, é possível deixar os alunos experimentarem, derrubando o alvo ou o acertando no centro no arco, em pequenas filas. Após testar suas habilidades, dá-se início a um jogo entre equipes para quantificar os acertos dos alvos. Ganha a equipe que acertar mais.

## 5.7.6 Esportes adaptados com ênfase nas habilidades de manipulação

### Ginástica rítmica

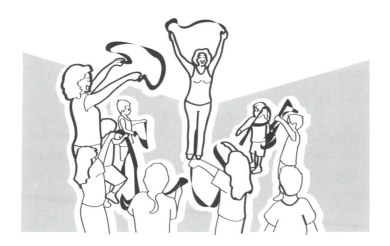

Como a ginástica rítmica é uma modalidade que utiliza diferentes aparelhos, como bolas leves, arcos, cordas, fitas e maças, ela se constituiu em um esporte que pode ser estimulado de forma adaptada às crianças nessa idade. As crianças se identificam muito com esse tipo de material, e utilizar a música para fazer diferentes movimentos com a bola, o arco e a fita faz com que elas criem, desde cedo, uma identificação com a modalidade.

Apesar da dificuldade de precisão de movimento da criança nessa fase, ela gosta muito de lançar e apanhar bolas leves, além de quicá-las. Os arcos também podem seguir a mesma proposta, além da fita (que pode ser construída com material alternativo), que as crianças adoram manipular.

### Esportes coletivos

Nesses esportes conhecidos pela garotada, a proposta adaptada estaria relacionada com a apresentação do handebol, do basquete, do vôlei e do futsal, a partir das condições das características comuns entre eles. Basicamente, os esportes coletivos têm como meta a passagem da bola entre os companheiros da mesma equipe para se concluir o ponto ou o gol.

Assim, a proposta adaptada dessas modalidades para a primeira infância se atém ao fato de que existe a necessidade da cooperação entre membros da mesma equipe para se ter êxito no esporte.

No handebol, a criança precisa entender que são duas equipes, que a bola precisa passar de mão em mão até alcançar o gol do adversário e, nele, haverá um goleiro. Não precisa ser 7 contra 7, nem utilizar as regras do esporte, com bolas e traves de tamanho oficial; basta haver algumas regras mínimas para se evitar os acidentes.

Para o futsal, que segue um princípio semelhante ao do handebol, com a diferença de que, em vez de passar a bola com as mãos, será com os pés, a trave também pode ser menor ou até mesmo adaptada com cones ou pequenas traves de PVC, além de não ter limite para número de componentes por equipe.

Isso também acontece com o basquete adaptado. A cesta pode ser improvisada utilizando, por exemplo, cestos quaisquer com um furo embaixo, sem necessitar de uma tabela ou mesmo bola oficial, podendo utilizar todas as crianças simultaneamente, para que ninguém fique esperando para jogar.

E, por último, o vôlei adaptado só necessita de uma linha ou barbante que separe as duas quadras e, então, alguns princípios mínimos de passar a bola de mão em mão e por cima da rede improvisada dão motivação e movimento saudável para os participantes, além de apresentar de forma instrutiva as características básicas do esporte.

## 5.7.7 Proposta de atividades físicas com habilidades de estabilização

As habilidades de estabilização são desenvolvidas com propostas de experimentação das diferentes situações de equilíbrio e de desequilíbrio corporal.

Os diferentes tipos de rolamento corporal (cambalhotas), os vários tipos de giros, o equilibrar-se em um dos pés, o escalar e o dependurar-se são habilidades que podem ser estimuladas com atividades de repetição ou, até mesmo, de forma lúdica.

Os colchões espalhados pelo espaço permitem à criança explorar muito as situações que envolvem o equilíbrio e o desequilíbrio, assim como os vários tipos de rolamento corporal (frente, costas e lateral) e transferência de peso dos pés para as mãos, como as paradas de mão e estrelas.

Os giros com algumas combinações de equilíbrio sobre um dos pés podem ser explorados como atividades rítmicas expressivas, utilizando-se músicas.

A habilidade de equilibrar-se pode ser estimulada pelo caminhar sobre traves baixas ou mesmo bancos suecos.

O escalar e o dependurar-se podem ser estimulados por meio de circuitos com estações de estabilização nos quais a criança escala algum tipo de obstáculo, rola o corpo em colchões, dependura-se em cordas e caminha sobre bancos.

Todas essas habilidades e o circuito podem ser estimulados de forma fantasiosa, passando a ideia de uma aventura a ser desbravada pela floresta, pelo navio, pelo rio etc.

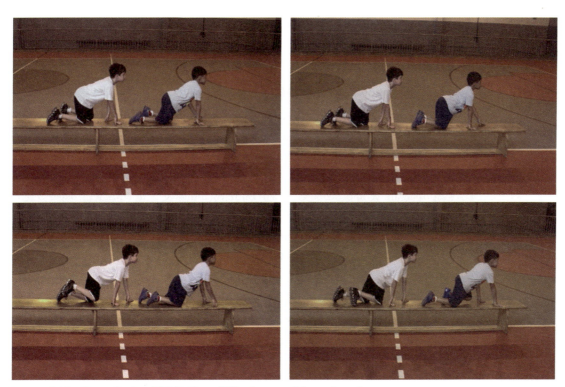

Figura 5.16 – Exemplo de atividade de estabilização: engatinhar sobre o banco.

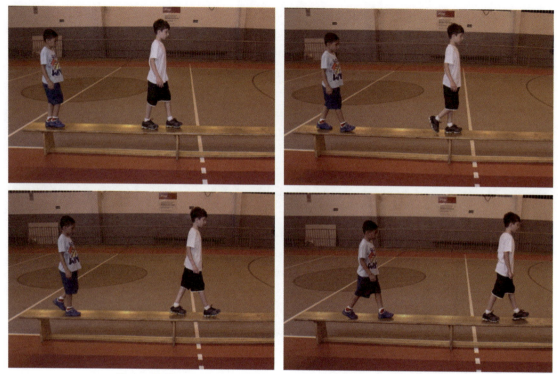

Figura 5.17 – Exemplo de atividade de estabilização: andar sobre o banco.

## 5.7.8 Propostas lúdicas utilizando as habilidades de estabilização

### O gavião e o pintinho[11]

Nessa atividade, os alunos devem ser dispostos em fila e segurar um na cintura do outro. Um aluno ficará de fora e será o gavião. O último aluno da fila será o pintinho. O gavião deve tentar pegar o pintinho, e a fila, sem se desmanchar, deve deslocar-se de um lugar a outro para impedir que o gavião alcance o seu objetivo. Após algum tempo, faz-se o rodízio entre os alunos. Quem conseguir pegar o pintinho continua sendo o gavião.

### Nome em movimento[11]

Os alunos formarão um círculo e, em seguida, cada um deve ir ao centro dele para dizer seu nome em voz alta e, ao mesmo tempo, fazer um movimento corporal. Depois que o último aluno voltar ao seu lugar, o grupo todo diz o nome de um companheiro e imita o movimento feito.

---

[11] Adaptado de: <http://www.educacional.com.br/educacao_fisica/bau03_sem_material.asp>. Acesso em: 12 mar. 2015.

### Maestro[12]

Os alunos se posicionarão em círculo, o professor escolherá um aluno que será o adivinho, e pedirá que este aluno saia da quadra. O professor indicará outro aluno para realizar uma série de movimentos, e o resto do grupo irá imitá-lo, observando-o de maneira discreta. Ao aluno que se retira, será pedido que retorne, enquanto o grupo estará fazendo movimentos de maneira uniforme. Como este aluno não sabe quem é que está comandando os movimentos, tentará, em duas chances, adivinhar quem é o "maestro". Se adivinhar, trocam-se o adivinho e o maestro.

### Estátua

As crianças correm livremente pelo espaço e, ao sinal, param e tentam simular uma estátua bem real. O professor escolhe a(s) estátua(s) mais bonita(s).

### Duro ou mole/vivo ou morto

As crianças ficam dispostas uma ao lado da outra, e o professor, ou o comandante, grita "*duro*" ou "*vivo*", que significa ficar em pé, ou, então, "*mole*" ou "*morto*", que significa ficar abaixado. E com a repetição rápida das palavras "duro" ("vivo") "mole" ("morto") alguns irão se confundir e errar o comando, sendo excluídos momentaneamente da brincadeira.

### Saci-Pererê

As crianças ficam pulando em um dos pés como se fossem sacis-pererês. Ao sinal, são estimuladas a encontrarem um parceiro para tocá-lo e gerar desequilíbrio, forçando-o a deixar de ser saci quando colocar os dois pés no chão.

### Base aérea

As crianças correm livres pelo espaço, que está repleto de arcos espalhados, com os braços abertos, fazendo barulho de avião. Ao sinal, devem correr para uma base aérea (dentro de um arco) e equilibrar-se durante alguns segundos em um dos pés, simulando o movimento de um avião. Quem não conseguir se equilibrar, fica sentado dentro da base (arco) e quem consegue volta a decolar (correr).

---

[12] Adaptado de: <http://www.educacional.com.br/educacao_fisica/bau03_sem_material.asp>. Acesso em: 12 mar. 2015.

Primeira infância (de 2 a 6 anos de idade)

## 5.7.9 Esportes adaptados com ênfase nas habilidades de estabilização

### Ginástica artística de solo, em traves e/ou barras

- *Ginástica de solo*: estimular rolamentos corporais (cambalhotas) em colchões. Podem ser rolamentos laterais, para começar, e, depois, rolamentos para a frente e, também, com a evolução, rolamentos para trás.
- Após o domínio dos rolamentos, são inseridos os movimentos de transferência de peso dos pés para as mãos, como a parada de mãos seguida de rolamento ou, até mesmo, a estrela, além dos giros simples e das posições de equilíbrio.
- O andar equilibrando-se em traves baixas ou em bancos suecos e o dependurar-se em traves próximas ao solo são habilidades de estabilização básicas, porém usadas na iniciação da ginástica artística.

Todas essas atividades também podem ser realizadas com música porque, além de a criança sentir-se motivada, ensina-a que o esporte envolve apresentações musicadas.

### Capoeira

Os movimentos básicos da capoeira regados às músicas típicas da modalidade são altamente motivantes nessa fase. O movimento da ginga associado a alguns movimentos da ginástica de solo adaptada, como os giros, a estrela e a parada de mãos, mais as esquivas e as cocorinhas são atividades que associam o movimento à expressão corporal, além de introduzir a criança em uma modalidade de exercício muito praticada no Brasil.

### Judô

Por ser uma modalidade em que, durante os treinamentos, o desequilíbrio do adversário é imprescindível, o judô envolve muitas habilidades básicas de estabilização. Segurar e puxar um companheiro, a busca pelo desequilíbrio corporal um do outro, os rolamentos como forma de executar uma queda para não se machucar, por exemplo, são habilidades fundamentais, que evoluem gradativamente para técnicas específicas.

# Segunda infância (de 7 a 11 anos de idade)

# 6

A segunda infância, que vai de 7 a 11 anos de idade, caracteriza-se por ser um período em que as crianças são geralmente felizes, estáveis e ávidas por assumir responsabilidades.

Aos 6 anos, a criança geralmente está apta, do ponto de vista desenvolvimentista, para a importante tarefa de "decifrar o código" e, assim, aprender a ler e a escrever. Ela também está desenvolvendo a compreensão inicial do conceito de tempo, de dinheiro e outros (Gallahue e Conelly, 2008).

Geralmente, nessa fase, muitas crianças participam de atividades estruturadas envolvendo movimento e esporte. Por meio desses estímulos, elas adquirem experiências que poderão trazer resultados positivos no seu desenvolvimento físico, cognitivo e afetivo. Os diferentes programas de atividades físicas estruturadas, em que o treinamento esportivo se inclui, podem ser estimulados desde os primeiros anos de vida, uma vez que são excelentes para o desenvolvimento tanto das habilidades como das capacidades motoras dos participantes. Porém, faz-se necessária uma avaliação criteriosa das situações ambientais oferecidas, bem como da condição da própria criança, a fim de verificar se ela se encontra no período biopsicossocial propício para participar das atividades que lhe são oferecidas.

As crianças geralmente têm seus primeiros contatos com uma atividade esportiva de forma participativa nas escolas ou, em alguns casos, de forma sistematizada e planejada em instituições esportivas (clubes e escolinhas de esportes). A atividade esportiva, baseada em aspectos didático-metodológicos e condizentes com o crescimento e desenvolvimento físico da criança, pode contribuir positivamente para a formação global dos participantes dos diferentes programas, incluindo, nesse contexto, o desenvolvimento da formação da personalidade, que constitui a base para a obtenção dos elevados rendimentos esportivos futuros.

Na atualidade, as diferentes formas de treinamento desenvolvidas em clubes e em centros esportivos favorecem rotinas com muitos excessos dentro do processo inicial de formação, levando as crianças a se especializarem muito cedo, exigindo-se altos níveis de rendimento em idades precoces, principalmente quando, nessa fase, já existem competições formais, como é o caso da ginástica (artística e rítmica esportiva), futsal, judô, natação, tênis, entre outras. Algumas implicações biológicas podem ser identificadas quando o estágio de desenvolvimento da criança é incompatível com as demandas do esporte, podendo acarretar problemas em relação à capacidade e ao esforço exigidos, inclusive com consequências físicas e psicológicas indesejáveis.

Em cada fase etária do desenvolvimento, a criança apresenta um determinado nível de maturidade neuropsicomotora que é determinante para a identificação da idade de iniciação da prática esportiva e da participação em competições regulares. Não existe limite inferior de idade para começo do desenvolvimento das habilidades especializadas ou, até mesmo, de um treinamento esportivo, mas existem meios e métodos adequados para isso, períodos de desenvolvimento mais intensos e outros de relativa estagnação.

A fase inicial ou básica de todo treinamento esportivo compreende uma duração mínima de, aproximadamente, 3 a 4 anos. No caso de crianças menores, o ideal é começar de 6 a 10 anos de idade com um trabalho motor generalizado ou multilateral, sem especializações. As capacidades motoras básicas devem ser desenvolvidas de acordo com as capacidades próprias da faixa etária, com ênfase aos trabalhos de resistência aeróbia, de velocidade, de habilidade e de coordenação dos movimentos em geral.

Dessa forma, este capítulo se propõe a apresentar, de forma sintética, as características somáticas, cognitivas e afetivas do desenvolvimento infantil inerentes à segunda infância, além de aprofundar os aspectos motores apresentando uma proposta de atividade física ideal para um desenvolvimento saudável da criança de 7 a 11 anos de idade.

## 6.1 Crescimento somático de 7 a 11 anos

O crescimento somático nesse período é considerado lento, especialmente dos 8 anos até o final do período. Há um ritmo estável de aumento, porém lento, diferentemente dos ganhos mais rápidos em altura e em peso das fases anteriores.

Durante esse período, o crescimento anual varia de 5 a 7 cm e o peso, de 1,5 a 2,5 kg, aproximadamente. Em ambos os sexos, de 7 a 11 anos, a estatura varia de 117,8 a 152,4 cm e o peso, de 20 a 40,8 kg (Weineck, 2005).

Existe uma semelhança nas variáveis de crescimento em ambos os sexos; porém, no final desse período, as meninas estão, geralmente, um ano à frente dos meninos quanto ao desenvolvimento somático e fisiológico e, consequentemente, os valores, principalmente de estatura, podem ser superiores.

O princípio de crescimento cefalocaudal (da cabeça para os pés) e próximo--distal (do centro para as extremidades), típico do nascimento e da infância, em que os grandes músculos do corpo são, de forma considerável, mais desenvolvidos do que os músculos pequenos e ficam bastante aparentes, exceto naquelas crianças (principalmente do sexo feminino) que iniciaram o surto do crescimento, característica esta que identifica o início da puberdade.

Os valores médios de crescimento de peso e altura total de 7 a 11 anos de idade para ambos os sexos, referentes ao percentil 50 das tabelas das curvas de crescimento NCHS e CDC (2000) são apresentados na Tabela 6.1.

Tabela 6.1 – Valores médios de peso (kg) e de altura total (cm) para meninos e meninas de 7 a 11 anos de idade

| Período (Idades) | Meninos | | Meninas | |
|---|---|---|---|---|
| | Peso (kg) | Estatura (cm) | Peso (kg) | Estatura (cm) |
| 7 anos | 22,9 | 121,7 | 21,8 | 120,6 |
| 8 anos | 25,3 | 127,0 | 24,8 | 126,4 |
| 9 anos | 28,1 | 132,2 | 28,5 | 132,2 |
| 10 anos | 31,4 | 137,5 | 32,5 | 138,3 |
| 11 anos | 35,3 | 143,3 | 37,0 | 144,8 |

Fonte: NCHS e CDC (2000).

Durante a segunda infância, na faixa etária de 7 a 11 anos de idade, a criança sofre modificações de peso e de estatura corporal em valores que variam entre 2,5 e 5,5 kg e entre 5 e 10 cm. O sistema nervoso central tem um elevado nível de funcionamento dos analisadores, viabilizando a capacidade de aprendizagem e de desempenho motor; além disso, a fase final desse período é caracterizada pelo início de uma rápida alteração morfológica e funcional (Weineck, 2005).

Marques et al. (1982 apud Arena, 2000a), em estudo realizado com crianças brasileiras na faixa etária de 7 a 11 anos, indicaram um aumento anual médio de peso e de estatura de 2,5 a 3 kg e de 5 a 6 cm, para o sexo masculino, e um aumento anual médio de peso e estatura de 3,5 a 5 kg e de 6 a 7 cm, para o sexo feminino.

Nesse período de 7 a 11 anos de idade (ou, como se considera aqui, de segunda infância), as crianças apresentam características físicas, cognitivas e afetivas semelhantes, exceto aquelas que entraram na puberdade prematuramente.

Segunda infância (de 7 a 11 anos de idade)

## 6.2 Crescimento cognitivo de 7 a 11 anos

A criança inicia a segunda infância com grande disposição para o aprendizado. Por volta de 6-8 anos de idade, a criança começa a desenvolver um raciocínio lógico, sendo capaz de resolver problemas mais complexos. Sua concentração vem melhorando desde o final da primeira infância, mas ainda é baixa em atividades altamente repetitivas (Leontiev, 1998; Vygotsky, Luria e Leontiev, 1998).

Por volta de 9-11 anos de idade, há uma melhora significativa na capacidade de atenção e de concentração. As crianças estão em um momento de grande curiosidade e têm interesses definidos; procuram e memorizam fatos, empregando raciocínio e pensamento abstratos, porém, em razão do ambiente educacional em que crescem, as diferenças individuais entre as crianças tornam-se mais marcantes nessa fase (Winnicott, 1997).

Quanto às características cognitivas e físicas controladas pelo sistema nervoso central, no geral, Gallahue, Ozmun e Goodway (2013) propõem uma lista de características típicas desse período como:

- As crianças, nessa fase, têm boa imaginação, são criativas, curiosas e ficam ansiosas para saber o porquê das coisas, porém, não são capazes de entender respostas abstratas e lidam melhor com exemplos de situações concretas no início dessa fase.
- No geral, estão ansiosas para aprender e agradar os adultos, porém precisam de assistência e de orientação para tomar decisões. A introspecção parece tornar-se um fator evidente no final desse período.
- Os mecanismos perceptivo-visuais se completam no final dessa fase, por volta de 11-12 anos de idade. Na fase de 7 a 10 anos, as crianças frequentemente sofrem de hipermetropia, daí sua incapacidade de realizar trabalhos minuciosos demorados.

## 6.3 Crescimento afetivo-social de 7 a 11 anos

Nesse período, as características afetivas ou relacionadas com o desenvolvimento psicossocial da criança são marcadas pela divisão dos sexos nas atividades em geral, ou seja, comumente, meninas brincam com meninas e meninos brincam com meninos. Ainda são briguentos, porém menos do que na primeira infância, e fazem novos amigos com certa facilidade. De 9 a 11 anos de idade, aumenta o interesse por relações afetivas a atividades sociais, como jogos cooperativos e de equipes. Nessa fase, fica bem marcante a diferença entre meninos e meninas em termos de personalidade, características e interesses (Vygotsky, Luria e Leontiev, 1998; Winnicott, 1997).

Segundo Gallahue, Ozmun e Goodway (2013), os principais aspectos afetivos que a criança apresenta nesse período são:

- Em geral, a criança, nessa fase, é frequentemente agressiva, presunçosa, autocrítica, hipersensível e aceita mal tanto a derrota quanto a vitória.
- Ela reage bem à autoridade, à punição "justa", à disciplina e ao encorajamento.
- É autocentrada, gosta de brincar sozinha ou em pequenos grupos.
- Em geral, criança é aventureira, gostando de atividades misteriosas, "perigosas" ou "secretas".
- Inúmeras oportunidades de encorajamento e o reforço positivo dos adultos são necessários para o desenvolvimento contínuo de autoconceitos positivos.

## 6.4 Crescimento no aspecto motor de 7 a 11 anos

A faixa etária que compreende de 7 a 11 anos de idade é também conhecida como a fase da combinação dos movimentos fundamentais. Compreende a época em que a criança apresenta capacidade excelente para a aprendizagem de novas habilidades motoras, em que o movimento entusiasmado é expresso por interesse no esporte, recomendando-se o início em "escolas de esportes".

Por volta de 7-8 anos, a criança pode aprender a dominar movimentos complexos com exigências de orientação espaçotemporal acentuadas, que explorem a combinação de "habilidades básicas", essenciais para a aprendizagem das "habilidades específicas" – ideal para a fase de 9-11 anos –, sendo essa época propícia para a prática de vários esportes, o que favorecerá o direcionamento para a prática específica de uma única modalidade esportiva.

O respeito à essência lúdica da criança é um aspecto que deve ser considerado quando se quer colocá-la em uma única atividade esportiva e em nível de rendimento máximo. A aprendizagem de movimentos atende com facilidade a essa característica: na maior parte do tempo em que a criança está envolvida em atividades esportivas, acredita-se que ela esteja se divertindo. No entanto, existem algumas situações nas quais essas atividades estão voltadas mais para o treinamento esportivo rígido do que propriamente para o lúdico.

As principais características motoras desse período são:

- Por volta de 7-8 anos, a coordenação mão-olho está já bem estabelecida, assim como a dominância lateral.
- A criança apresenta entusiasmo para várias atividades motoras: brinca até ficar completamente exausta, mas, frequentemente, tem baixo nível de resistência e se cansa facilmente.

Segunda infância (de 7 a 11 anos de idade)

- Tem um bom controle corporal e demonstra grande interesse em desenvolver agilidade e força física.
- De 7 a 9 anos, seu tempo de reação ainda é lento e apresenta dificuldades com a coordenação geral, porém, melhora muito na fase de 9 a 11 anos de idade.
- Período de refinamento das habilidades motoras fundamentais: estágio maduro (9-10 anos) e de transição para as habilidades motoras especializadas (Gallahue e Ozmun, 2005).
- As atividades físicas, em geral, são bem-vindas em pequenos grupos/equipes, assim como as atividades físicas lúdicas continuam, mas diminuem no final desse período.
- Fase ideal para o estímulo de atividades que envolvam o aprimoramento de capacidades motoras básicas, como resistência aeróbia, força com o peso do próprio corpo, velocidade e flexibilidade (Weineck, 2005).
- Início do acompanhamento da evolução das capacidades motoras (resistência, força, velocidade, agilidade e flexibilidade), com testes motores específicos. Os procedimentos dos testes motores específicos para essa fase encontram-se descritos no Capítulo 10.

De acordo com Fonseca (1995), essa fase da infância é a etapa em que a criança poderá exercitar todas as suas possibilidades corporais e ressalta que "a psicomotricidade quer justamente destacar a relação existente entre a motricidade, a mente e a afetividade e facilitar a abordagem global da criança por meio de uma técnica" (p. 72). A criança toma conhecimento das partes do corpo, da disposição, das posições, do que pode ser notado corretamente pelo ambiente com controle e domínio corporal. Além disso, o domínio da criança sobre seus movimentos é demonstrado pela verbalização e pelo desenho da figura humana.

Essa etapa, conforme a proposta de Le Boulch (2008, p. 93), também pode ser reconhecida como o período do *corpo representado*, no qual se dá a estruturação do esquema corporal, bem como sua organização e ampliação. Nesse estágio, a criança dispõe de uma imagem corporal que lhe permite ocupar-se, de uma maneira mais consciente, de seu próprio aprendizado motor. Essa nova competência tornará possível a passagem de um aprendizado pelo ajustamento global a outro que tenha sido programado mentalmente, sendo este contemporâneo dos aprendizados técnicos situados por volta de 8-9 anos.

O esporte competitivo implica o treino específico de técnicas esportivas com métodos e cargas de treinamento próprios de cada modalidade, o que, em alguns casos e esportes, poucas vezes vem ao encontro das necessidades físicas e mentais da criança. Está relacionado, sobretudo, a modalidades esportivas que possibilitam um desempenho alto e máximo em idades consideradas baixas, como é o caso da ginástica artística e rítmica desportiva, da patinação artística, da natação, do futsal, entre outros. Em tais modalidades existe o perigo de que o treinamento venha a superar o limite de tolerância física e psíquica dos estímulos infantis, muitas vezes, com crianças ainda em idades da primeira infância.

## 6.5 Implicações do treinamento esportivo regular na segunda infância

Os esforços físicos exagerados, com cargas máximas, na busca do alto rendimento nessa faixa etária (de 7 a 11 anos), podem provocar danos no sistema locomotor passivo em desenvolvimento. Os estímulos em excesso e que se estendem durante o período puberal levam a exigências inadequadas dos sistemas/estruturas, com prejuízos fisiopatológicos (Weineck, 2005; Malina e Bouchard, 2002). Deve-se assegurar o tempo suficiente para que ocorram adaptações orgânicas, evitando, assim, lesões nas diversas estruturas. O organismo infantil é beneficiado com cargas adequadas de trabalhos de atividade física (quantidade/intensidade).

Além dos fatores relacionados com os problemas decorrentes de lesões de sobrecarga, denominados *overuse*, são mencionados na literatura problemas relativos às demandas fisiológicas exigidas em determinadas modalidades esportivas, nas quais o metabolismo anaeróbio é predominante, com intenso débito cardíaco, acarretando níveis elevados de frequência cardíaca (FC) e lactacidemia muscular e sanguínea. Níveis de esforço acima de 80% do volume máximo de oxigênio ($\dot{V}O_2$máx) previsto para idade e de duração de até três minutos exigem índices acima dos limites ideais da criança, provocando liberação de catecolaminas em decorrência da vasoconstrição no sistema vascular e na musculatura. Uma vez que a criança não tem condições de utilizar adequadamente a musculatura cardíaca para vencer resistências vasculares periféricas aumentadas, pode ocorrer sua hipertrofia precoce. Esse fato se agrava quando a prática dessas modalidades esportivas se limitam apenas aos treinamentos específicos, sem complementação de trabalhos com resistência aeróbia (Forjaz, 2002).

Durante o período de desenvolvimento, a criança sofre alterações nas dimensões e nos aspectos funcionais, que ocorrem de forma diferenciada entre os indivíduos, o que implica diferentes respostas orgânicas frente ao exercício, principalmente ao treinamento esportivo regular e sistematizado. O ideal nessa fase é incutir na criança o interesse na participação esportiva, favorecendo uma maior vivência motora antes da especialização, e não a competitividade como único motivo do treinamento, realizado de forma intensa em idades muito baixas (Arena e Böhme, 2004).

A utilização de critérios de avaliação de desenvolvimento puberal em jovens atletas, de acordo com Arena e Carazzato (2007), ajudaria a diminuir os riscos de lesões, justamente por permitir uma separação entre indivíduos de maturação precoce daqueles de maturação normal ou tardia.

Um dos erros mais comuns no planejamento do treinamento com crianças e adolescentes é a inclusão de programas que envolvem a aplicação de cargas e o excesso de treinamento sem levar em consideração o desenvolvimento anatômico-funcional dos jovens nas diferentes faixas etárias. Weineck (2005) considerou, dos pontos de vista biológico, esportivo e metodológico de um treinamento esportivo especializado precocemente, os seguintes pontos agravantes:

- Utilização de cargas unilaterais e excessivamente direcionadas.
- Cargas unilaterais elevadas podem acarretar a uma sobrecarga de determinados sistemas, sobretudo o esquelético e o locomotor (cartilagens, ossos, ligamentos e tendões, com sobrecargas acima das tolerâncias fisiológicas, que, em curto tempo, podem apresentar sinais de desgaste), além das descompensações de músculos e de articulações, que podem ocorrer em detrimento de outra parte do corpo.
- O problema de lesões em crianças que buscam a especialização prematura pode ocorrer também em decorrência das exigências físicas dos treinamentos e na repetição sistemática de gestos específicos da modalidade em idades muito baixas, visando um melhor rendimento.
- A especialização precoce leva, em muitos casos, a uma rápida estagnação dos aspectos técnicos, físicos e coordenativos, por não permitir a base requerida para um desempenho atlético em longo prazo, incluindo uma condição física elementar, um grande repertório de movimento e as experiências psicológicas pertinentes à prática esportiva regular e competitiva.

Há estudos sobre desenvolvimento das capacidades motoras realizados com crianças que evidenciam modificações favoráveis desde as idades mais precoces até o final da adolescência, principalmente quando os esforços físicos são solicitados de forma aeróbia (Janz, Dawson e Mahoney, 2002; Roberts, 2007; Vinet et al., 2002).

As diferentes alterações físicas e motoras, principalmente aquelas decorrentes do estágio maturacional, levantam questões sobre as reais mudanças produzidas pelo exercício daquelas normalmente esperadas pelo crescimento. Certa quantidade de atividade física se faz necessária para apoiar o crescimento normal, mas identificar esse mínimo ou mesmo as implicações que o treinamento mais intenso poderia provocar ainda não é possível. Por isso, o papel preciso dos programas esportivos sobre o crescimento e o desenvolvimento é difícil de ser definido, e ainda não foi completamente entendido.

A especialização esportiva pode estabelecer relação direta com a participação em competições regulares se a criança pratica o esporte em uma instituição com tradições competitivas na modalidade (esporte federado). A competição realizada de forma precoce pode comprometer o processo de aquisição de habilidades motoras, uma vez que a estrutura atual das atividades competitivas não favorece oportunidades iguais para todos os praticantes. Desde a fase inicial, determinadas crianças podem ser excluídas por não apresentarem níveis de desempenho motor elevados para a sua idade cronológica, e isso é uma realidade em aulas de Educação Física, ainda mais em estruturas clubísticas, que visam o resultado máximo em competições das quais participam, independentemente da idade ou da categoria.

## 6.6 Competição esportiva regular no período da segunda infância

Ao ser introduzida na prática de uma única modalidade esportiva, principalmente em clubes e centros esportivos, é inevitável a participação da criança em competições, federadas ou não (Arena, 1998). Ao mesmo tempo, constata-se que quanto maior o nível competitivo, maiores serão as exigências durante os treinamentos, sejam essas exigências feitas em horas, em repetições de exercícios ou em exercícios físicos complementares.

Conforme De Rose Jr. (2002), a competição pode ser interpretada como um momento de confronto entre indivíduos ou grupos com vistas a um mesmo objetivo. Esse autor destacou que um dos pontos de maior controvérsia nos estudos relacionados à ansiedade competitiva em crianças e adolescentes diz respeito a essa possível relação entre sua participação em competições regulares da modalidade praticada e as implicações disso no seu comportamento psicológico e no seu desenvolvimento geral. A participação em competições faz parte do desenvolvimento esportivo das crianças participantes dos diferentes programas; o problema está relacionado à forma, aos objetivos e à periodicidade das competições, assim como à faixa etária adequada para o início regular e mais competitivo, principalmente aquele determinado pelo esporte federado.

A especialização esportiva implica o treinamento específico de uma única modalidade, em que algumas crianças com melhores condições físicas e motoras participam de competições regulares organizadas pelas respectivas federações. Dependendo da modalidade, pode existir um nível considerável de competitividade, mesmo nas primeiras idades ou categorias. Para a criança começar a competir nesse nível, ela tem que começar a prática do esporte específico um ou dois anos antes de competir, implicando uma relação direta entre especialização esportiva e uma participação precoce em competições regulares, principalmente se a idade da primeira categoria for inferior a 12 anos. Quando a competição é transformada no único meio de motivação e de participação em treinamentos esportivos, as desistências (*drop out*) ou esgotamentos (*burn out*) precoces podem ser esperados (Arena e Böhme, 2004).

Segunda infância (de 7 a 11 anos de idade)

Teoricamente, em termos biológicos, para a determinação da participação em competições regulares, a criança poderia começar a competir quando atingisse o seu estado de prontidão competitiva, o qual engloba aspectos biológicos do desenvolvimento, como crescimento, desenvolvimento e maturação biológica apropriada. Quanto aos aspectos psicológicos, a criança deve ser exposta gradativamente a experiências que exijam grandes responsabilidades ou pressões, devendo ser encorajada a participar delas. A participação infantil em competições esportivas deve ocorrer em eventos apropriados às suas necessidades e aos seus interesses, promovendo a autoconfiança, aumentando seus níveis de motivação e baixando seus níveis de ansiedade competitiva (Arena, 2000a).

A definição de uma idade exata para competir é difícil, em razão das diferenças individuais encontradas entre os sujeitos com mesma idade cronológica. Porém, de modo genérico, a faixa compreendida entre 12 e 14 anos é considerada como a mais adequada para o início da participação em competições regulares, independentemente da modalidade e das tradições existentes (Arena 1998; Arena e Böhme, 2004).

A competição esportiva para crianças pode ser considerada uma situação positiva no seu desenvolvimento. O esporte pode contribuir para o amadurecimento físico, mental e intelectual, além de desenvolver a autoconfiança e estimular o comportamento social infantil. Na atualidade, reconhece-se que, para se destacar nas diferentes modalidades esportivas e competições, promovidas por clubes e federações, a criança atleta é obrigada a treinar mais, de forma intensa, e a iniciar em idades consideradas precoces. Essa intensificação dos treinamentos, além de provocar danos fisiológicos e educacionais na criança, poderia também levar, com frequência, a um estresse físico e mental elevado durante alguns períodos de treinamento e competição.

As diversas pressões do atual processo competitivo realizado com jovens atletas ocasionaram situações complexas. Considerando as consequências de uma especialização precoce, o processo especializado exclui a criança do contato com companheiros, principalmente nos esportes individuais, impedindo que ela estabeleça relações sociais necessárias, privando-a da alegria e das diversões pertinentes a determinadas faixas etárias. Vale ressaltar que os responsáveis pela preparação da criança – como os professores, os técnicos e, sobretudo, os pais – devem exigir que ela tenha tempo não apenas para os estudos e a prática esportiva, mas, também, para o desenvolvimento de outras áreas de interesse.

A participação em esportes competitivos tem uma influência intensa no desenvolvimento psicossocial infantil, representando mais do que uma oportunidade de gasto saudável de energia. Falhar em uma área competitiva com demais companheiros de equipe é um evento extremamente estressante, e pode acarretar uma grande carga de ansiedade ante às situações de derrota, tornando-se um fator de extrema exigência e alto custo emocional. Portanto, a participação indiscriminada de crianças em treinamentos esportivos regulares e em competições, considerando que elas não têm os requisitos biológicos e comportamentais compatíveis com suas expectativas, poderá causar danos no desenvolvimento físico e psicológico desses atletas em formação.

A competição esportiva gera oportunidades para possíveis comparações entre aptidões e habilidades individuais dentro de um grupo. O sucesso e a derrota no esporte podem significar fatores de aceitação por parte dos companheiros e, em algumas situações, por parte dos pais, dos professores e dos técnicos.

O esporte federado leva à participação em competições regulares com duração de vários meses, como ocorre nas categorias iniciais de diversas modalidades esportivas, principalmente nos esportes coletivos. A participação e a possível vitória dos clubes e das entidades esportivas divulgam o nome do local e, muitas vezes, aumentam a vaidade pessoal de dirigentes esportivos e levam à ascensão profissional técnicos e professores de Educação Física. A importância do êxito social, por meio da vitória, faz os adultos procurarem realizar "alguns dos seus projetos sociais" por meio do esporte praticado à custa das crianças e das vitórias, sacrificando os interesses dos envolvidos a favor da autoafirmação e da promoção social; nesse caso, as crianças saem perdendo, pois são as grandes derrotadas.

Em relação aos efeitos da especialização precoce, quando os envolvidos atingem a idade adulta, existem posições antagônicas sobre os aspectos favoráveis e não favoráveis. No estudo realizado por Darido e Farinha (1995) com ex-atletas de natação, em relação aos aspectos favoráveis ao treinamento precoce, identificaram-se a força de vontade, a determinação e os novos contatos sociais nas competições; já no que diz respeito aos aspectos desfavoráveis, sublinharam-se o imediatismo, o isolamento social dos treinamentos, as lesões constantes e o despreparo dos técnicos. A maioria dos ex-atletas, no entanto, considerou válida a experiência esportiva vivida e relatou que a repetiriam.

Os aspectos de treinamento e de competição abordados refletem a opinião de pesquisadores envolvidos, de alguma forma, com o treinamento esportivo de crianças e de adolescentes. Os relatos basearam-se em argumentos que não condenam o esporte na infância, mas a forma como ele é desenvolvido em alguns locais de treinamento – seja nas competições para crianças (e seus reflexos no comportamento biopsicosocial), seja nos interesses de professores e de dirigentes que desconhecem algumas perturbações que determinadas formas de treinamento e de competição provocam em jovens atletas.

# 6.7 Proposta de atividades físicas e esportivas para a segunda infância

Para facilitar a compreensão da proposta de atividades físicas e esportivas para a segunda infância, o conteúdo abordado foi subdividido em duas fases: de 7 a 8 anos e de 9 a 11 anos de idade.

## 6.7.1 Fase de 7 a 8 anos

As habilidades motoras fundamentais (locomoção, manipulação e estabilização) estimuladas na primeira infância também são indicadas nesse período. Existe, contudo, a necessidade da busca do refinamento de tais movimentos até o ponto em que estes estejam contínuos e eficientes, a fim de atingir, conforme Gallahue, Ozmun e Goodway (2013), o estágio maduro das habilidades motoras fundamentais.

Na primeira infância (de 2 a 6 anos), a proposta era estimular as habilidades motoras fundamentais dentro de cada grupo para que a criança evoluísse de um estágio inicial para um elementar. Assim, a proposta de atividades físicas para a primeira infância têm o intuito de oferecer diferentes estímulos para a criança locomover-se de diferentes formas, manipular vários tipos de objetos e experimentar situações de estabilidade e de instabilidade do corpo, conforme uma lista de habilidades:

- *Locomoção*: andar, correr, saltitar, galopar e saltar.
- *Manipulação*: segurar, lançar, apanhar, rolar, chutar, quicar, rebater.
- *Estabilização*: girar, equilibrar-se, dependurar-se, rolar o corpo.

Por sua vez, a proposta das habilidades motoras fundamentais para a segunda infância segue uma orientação mais complexa e elaborada, sem esquecer que o pensamento fantasioso ainda continua nessa fase. A essência lúdica nas atividades físicas deve ser respeitada (50%), porém as atividades de repetição ganham mais espaço dentro do programa (50%).

Segundo Gallahue e Ozmun (2005), as atividades lúdicas que envolvem tópicos como respeitar a vez de cada um, jogar de maneira honesta, não trapacear e outros valores universais servem para estabelecer um sentido mais completo do certo e do errado. Da mesma forma, atividades mímicas e imaginárias podem ser efetivamente incorporadas ao programa dessa fase, porque a imaginação das crianças ainda é vívida.

A complexidade na proposta de atividades físicas para essa fase consiste em proporcionar jogos simbólicos e de construção que envolvam a combinação de habilidades motoras entre os três grupos (locomoção, manipulação e estabilização) estimulando as habilidades intergrupos, como, por exemplo:

Crescimento e desenvolvimento com qualidade de vida

- *Locomoção e manipulação*: as habilidades de andar e correr podem ser aplicadas em conjunto com as de lançar e de segurar, assim como diferentes outras combinações – correr e chutar; lançar, correr e segurar; saltar e apanhar; andar e quicar; galopar e quicar; rolar um objeto, correr e apanhar, entre outras.

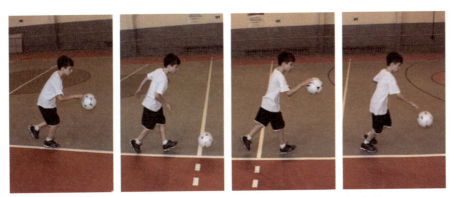

Figura 6.1 – Exemplo de atividades combinadas de locomoção e manipulação: correr e quicar a bola.

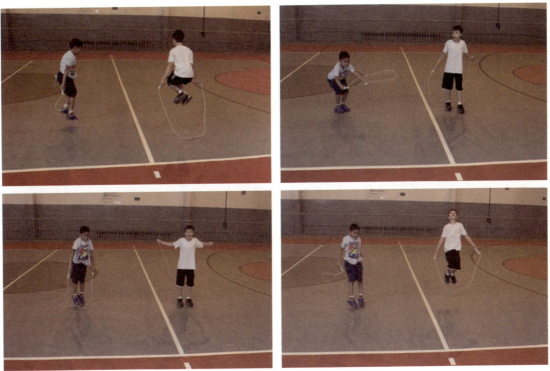

Figura 6.2 – Exemplo de atividades combinadas de locomoção e manipulação: saltar pulando corda.

Segunda infância (de 7 a 11 anos de idade)

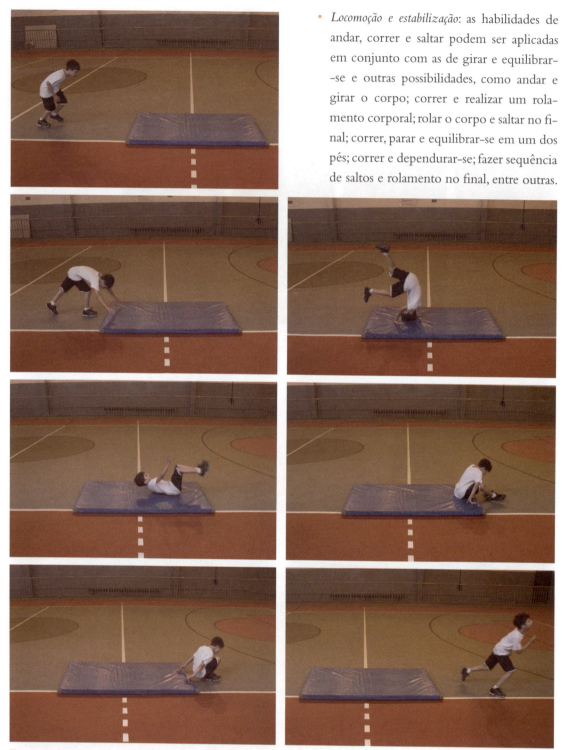

- *Locomoção e estabilização*: as habilidades de andar, correr e saltar podem ser aplicadas em conjunto com as de girar e equilibrar-se e outras possibilidades, como andar e girar o corpo; correr e realizar um rolamento corporal; rolar o corpo e saltar no final; correr, parar e equilibrar-se em um dos pés; correr e dependurar-se; fazer sequência de saltos e rolamento no final, entre outras.

Figura 6.3 – Exemplo de atividades combinadas de locomoção e manipulação: correr, rolar o corpo e correr novamente.

- *Manipulação e estabilização*: as habilidades de manipular os objetos podem ser aplicadas em conjunto com as de estabilidade do corpo, como lançar, girar e apanhar; girar e chutar; quicar equilibrando-se em um dos pés; quicar, girar e apanhar, entre outras.

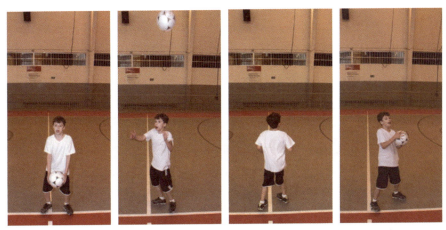

Figura 6.4 – Exemplo de atividades combinadas de locomoção e manipulação: lançar a bola, girar e segurar.

A combinação entre as habilidades motoras dos diferentes grupos deve ser estimulada para enfatizar a precisão, a forma e a aptidão; além disso, deve utilizar os recursos dos diferentes tipos de jogos lúdicos, jogos entre equipes, conhecidos como estafetas, e, também, os chamados jogos pré-desportivos. Alguns exemplos indicados para essa fase serão descritos a seguir.

### Corrida das assinaturas (estafetas)[1]

Divide-se a turma em colunas, de acordo com o número de alunos. Na frente de cada uma, a uma distância de cerca de 10 m, coloca-se um arco. O primeiro de cada fila terá em suas mãos um giz. Ao sinal, ele deverá sair correndo e escrever dentro do arco a primeira letra do seu nome. Em seguida, deverá regressar correndo e entregar o giz para o segundo da fila, que vai proceder da mesma forma. Vence a fila que terminar primeiro. (É importante observar se todos do grupo escreveram a primeira letra do seu nome corretamente.)

---

[1] Adaptado de: <http://www.educacional.com.br/educacao_fisica/bau02_materiais_conjugados.asp>. Acesso em: 09 set. 2014.

### Achar o par[2]

Divide-se a turma em dois grupos iguais. Os alunos do primeiro grupo deverão ficar de costas para os do segundo e a uma boa distância deles (cada grupo pode ficar numa linha lateral da quadra, por exemplo). Deve-se colocar números nos integrantes da primeira equipe e repetir esses mesmos números na segunda. Os alunos não podem olhar para os números do outro grupo. Ao sinal de início, eles devem virar-se e correr em direção ao meio da quadra, para encontrar a pessoa com o mesmo número que eles. Quando os pares se encontrarem, devem dar as mãos e sentar, até que a última dupla se forme.

### Roda-gigante[3]

Todos os participantes sentam-se, formando um grande círculo e são numerados, por exemplo, de 1 a 4 (essa sequência muda de acordo com o número total de alunos). Em seguida, um número é chamado pelo professor ou por um aluno, e todos os que tiverem esse número deverão dar uma volta em torno do círculo, até chegar ao seu lugar, tentando pegar o colega da frente e evitando ser pego pelo que está atrás.

### João Palmada[3]

Os alunos devem estar em círculo, de frente para o interior da roda, e colocar uma de suas mãos nas costas com a palma para cima. Andando por fora do círculo, estará o "João Palmada", que, em um dado momento, dará uma palmada na mão de um amigo. Nesse momento, todos saem correndo em sentidos opostos, até que se encontram em um ponto médio, no qual devem dar as mãos, cumprimentando-se, e voltar correndo para o lugar desocupado. O primeiro que chegar está salvo, e o outro continua como "João Palmada".

### Nunca três, sempre dois[3]

A turma deve ser dividida em duplas, com exceção de cinco ou seis alunos. As duplas começam a caminhar, um aluno atrás do outro, em velocidade moderada, e os que estão sem duplas devem parar na frente de uma dupla, impedindo o deslocamento dela. Nesse caso, o último aluno de cada dupla deve sair correndo e encontrar uma outra dupla. Marca-se um tempo e, após o término, verifica-se quais alunos estão sem par e marca-se um ponto para eles. Ao final, ganha o aluno que tiver menos pontos.

---

[2] Adaptado de: <http://www.educacional.com.br/educacao_fisica/bau02_materiais_conjugados.asp>. Acesso em: 09 set. 2014.

[3] Adaptado de: <http://www.educacional.com.br/educacao_fisica/bau03_sem_material.asp>. Acesso em: 03 mar. 2015.

### Rede humana (Pré-desportivo)[4]

Divide-se a turma em quatro grupos:

- *Grupo 1*: é a rede humana (um aluno ao lado do outro sobre a linha central da quadra).
- *Grupos 2 e 3*: são as equipes que estão jogando.
- *Grupo 4*: é a equipe de espera.

As equipes que estão na quadra devem passar a bola para o outro lado sem que a "rede humana" encoste na bola. Acontecendo o toque pela rede humana, é feito o rodízio das equipes: a equipe que está na espera entra como rede humana; quem está na rede entra no lugar da equipe que errou e quem errou vai para a espera.

Pode-se variar a maneira de passar a bola: toque; manchete; recepção com manchete e passada com toque etc.

### Palmas para o objeto[5]

Os alunos devem estar espalhados pela quadra. Um deles é escolhido para que seja o adivinho, e o professor deve pedir que ele saia da quadra. Um objeto qualquer é escolhido e entregue a um dos alunos, que o esconderá dentro da sua roupa. O adivinho retorna, e, enquanto estiver andando entre os seus amigos, eles estarão batendo palmas de maneira uniforme. Quando o adivinho chegar próximo ao aluno que está com o objeto, o barulho das palmas ficará mais alto e, se ele se afastar, diminui o barulho das palmas. O adivinho terá duas chances para descobrir com quem está o objeto.

### Limpando a casa[5]

Divide-se a turma em duas equipes. Cada equipe deve ocupar uma metade da quadra, e cada aluno deve ter em suas mãos uma bola de papel. Ao sinal, as bolas de papel são lançadas na quadra adversária; os alunos juntam as que estão na sua quadra e arremessam novamente para o outro lado. Terminado o tempo, o professor deve dar um sinal, e os alunos devem posicionar-se na linha de fundo da sua quadra, esperando que o professor conte quantas bolas há em cada quadra. Ganha a equipe que tiver menos bolas em sua quadra.

### Bola para o espião (Pré-desportivo)[5]

Divide-se a turma em duas equipes, que devem posicionar-se dentro de cada meia quadra de vôlei. Em cada lado, fica um aluno da equipe adversária. O objetivo

---

[4] Adaptado de: <http://www.educacional.com.br/educacao_fisica/bau01_com_bolas.asp>. Acesso em: 03 mar. 2015.
[5] Adaptado de: <http://www.educacional.com.br/educacao_fisica/bau04_unico_material.asp>. Acesso em: 03 mar. 2015.

do jogo é fazer o aluno que está na quadra adversária receber a bola. Caso isso aconteça, o aluno que fez o passe junta-se a ele na quadra adversária. Será considerada vencedora a equipe que conseguir mais passes em determinado tempo, ou passar primeiro um determinado número de alunos para a quadra adversária, conforme for definido antes do início do jogo.

### Vôlei-tênis (Pré-desportivo)[6]

Divide-se a turma em dois grandes grupos, dispostos na quadra de vôlei. Inicia-se jogando a bola para cima. Para passar a bola para o outro lado, deve-se deixar quicar a bola uma vez no chão e, em seguida, jogá-la para o outro lado. Pode-se variar o número de vezes que a bola pode quicar e o número de toques antes de enviá-la para o outro lado.

### Jogo dos dez passes (Pré-desportivo)[6]

A turma é dividida em dois grupos. Inicia-se a partida como no basquete, com uma disputa de bola ao alto entre dois oponentes. O objetivo do jogo é executar dez passes consecutivos, sem que algum oponente intercepte a bola. Cada vez que uma equipe executar os dez passes, ela marcará um ponto. Pode haver algumas regras, como: não se pode correr com a bola; é permitido dar, no máximo, três passos com a bola; o jogador que está com a bola não pode ser tocado. Vence a equipe que somar mais pontos.

### Cabeçobol (Pré-desportivo)[6]

Divide-se a turma em duas equipes, que devem espalhar-se pela quadra. As trocas de bola devem ser feitas por meio de passes. Quem receber a bola deve segurá-la e imediatamente passá-la para o companheiro mais próximo ao gol adversário, que deve tentar marcar de cabeça. A equipe adversária deve tentar interceptar a bola, agarrando-a, sem que haja contato com o adversário. Quem estiver com a bola não pode andar com ela; deve, primeiramente, passar a bola para, depois, deslocar-se. O gol só pode ser feito dentro da área e de cabeça.

### Passar a bola para dentro do círculo (Pré-desportivo)[6]

Divide-se a turma em duas equipes (ou em mais grupos, com duas equipes em cada grupo). Em algum círculo da quadra (pode-se usar a marca da cabeça do garrafão da quadra de basquete), uma equipe tenta passar a bola para um companheiro que está no centro do círculo, enquanto a outra tenta impedir que isso aconteça, sem entrar no círculo. A bola não pode ser passada por cima dos defensores, apenas entre eles. Vários grupos podem jogar simultaneamente. Ganha a equipe que fizer o maior número de passes no tempo marcado pelo professor.

---

[6] Adaptado de: <http://www.educacional.com.br/educacao_fisica/bau01_com_bolas.asp>. Acesso em: 03 mar. 2015.

**Alerta[7]**

Tira-se 0 ou 1 para saber quem começa. O jogador pega a bola, joga-a para cima e grita o nome de uma pessoa. A pessoa que teve seu nome citado deve pegar a bola e gritar "*Alerta*". Imediatamente, todos devem ficar imóveis ("estátuas"). O jogador deve dar três passos e, parado, tentar acertar com a bola na pessoa que tiver mais próxima. Se acertar, a pessoa atingida sai da brincadeira. Se errar, ele é quem sai.

***

Outro objetivo da proposta de combinar os grupos de habilidades motoras fundamentais é iniciar a transição para a aprendizagem de habilidades motoras especializadas. Nessa fase, algumas técnicas esportivas, sem preocupação com execução técnica correta, podem ser introduzidas, como fundamentos de alguns esportes coletivos, como o handebol, o basquete e o futsal, além de técnicas simples da ginástica artística de solo ou mesmo do judô. Se houver piscina, inicia-se o primeiro fundamento, que é adaptação ao meio líquido e, na sequência, o nado *crawl*.

## 6.7.2 Fase de 9 a 11 anos

As crianças precisam de ajuda para fazer a transição da fase motora fundamental para a fase motora especializada.

Por estarem em um estágio maduro de habilidades motoras fundamentais, esse é o momento de se começar um programa de iniciação poliesportiva, visando à aprendizagem de diferentes habilidades motoras especializadas, dando atenção às técnicas de cada esporte.

As habilidades motoras especializadas são desenvolvidas e refinadas aproximadamente no final desse período. As oportunidades de prática, de encorajamento e de instrução seletiva são importantes. Segundo a linha desenvolvimentista, deve-se incentivar as crianças a participarem de atividades esportivas convenientes às suas necessidades e aos seus interesses.

A iniciação nas diferentes técnicas esportivas deve ser estimulada em grupos pequenos, seguida por atividades em grupos maiores e experiência esportiva de equipes. As regras, assim como o número exato de participantes em cada modalidade, podem ser adaptadas em todo esse período para favorecer a participação de todos e evitar o esporte de exclusão, para que, assim, um sistema oficial seja gradativamente introduzido nessa fase.

As modalidades estimuladas podem obedecer a um sistema de rodízio, conforme o número de participantes, o material esportivo disponível e a seleção dos esportes mais tradicionais da região. Esse também é o momento para experimentar modalidades novas, desconhecidas do grande público, principalmente nessa fase de iniciação, pela facilidade de adaptação dos locais e do material necessários.

---

[7] Adaptado de: <http://pt.slideshare.net/pteto/almanaque-de-brincadeiras>. Acesso em: 03 mar. 2015.

Segunda infância (de 7 a 11 anos de idade)

O rodízio de modalidades pode ser estimulado após a subdivisão dos esportes por grupo, a seguir.

### Esportes coletivos de quadra: handebol, basquete, vôlei e futsal

A proposta de iniciação nessas modalidades compreende estímulos dos princípios básicos desses esportes, ou seja, ensinar os fundamentos mais simples e importantes, como tipos de passe, dribles, condução da bola, arremessos, tipos de chute, tipos de saque, fundamentos de ataque e defesa, exercícios combinados, regras básicas e jogos adaptados.

### Esportes aquáticos: natação e polo aquático

Os esportes aquáticos, principalmente a iniciação à natação, compreendem o fundamento básico inicial de adaptação ao meio líquido, com a estimulação do modo de afundar, de deslizar e de flutuar na água para, a seguir, estimular técnicas de braço, de perna e de respiração, principalmente do nado *crawl* e de costas. Com o domínio de deslocamento básico no meio líquido, é possível dar sequência ao estímulo do polo aquático, com orientações dos fundamentos de passes e de arremessos.

### Esportes com raquetes: tênis de campo, tênis de mesa, *badminton*

Os esportes com raquetes também partem dos mesmos princípios técnicos: a empunhadura da raquete, as bolas de direita (*forehand*) e de esquerda (*backhand*), os tipos de saque, os voleios e as movimentações na rede.

### Esportes de lutas: judô, *tae kwon do*, capoeira

Os esportes de contato ou de luta, também conhecidos como artes marciais, seguem alguns padrões de fundamentos. Existem os *kata* (judô), os *hyeong* (*tae kwon do*) e as gingas (capoeira), que compreendem as simulações de movimentos específicos de seus respectivos esportes em forma de demonstração, assim como os diferentes tipos de golpes, chutes, esquivas e punições.

### Esportes da ginástica: artística e rítmica

A ginástica artística estimula na sua iniciação os fundamentos básicos da ginástica de solo, com técnicas de giros, saltos, rolamentos, demonstrações de equilíbrio para, na sequência, iniciar técnicas na trave de equilíbrio e nas barras. A ginástica rítmica, de forma similar à artística, inicia com os fundamentos de mãos livres para, depois, introduzir os aparelhos, principalmente os mais simples, como a bola, o arco e a corda.

### Atletismo

O atletismo é uma modalidade que envolve fundamentos de muitas provas de pista e de campo. Na iniciação, o estímulo às técnicas de corrida (de curta distância e com barreiras) e de salto em distância são primordiais para, no futuro, especialmente na puberdade, serem estimuladas as técnicas de lançamento e de saltos mais complexos, como triplo e em altura.

\*\*\*

Em ambas as fases (de 7 a 8 anos e de 9 a 11 anos) da segunda infância, é primordial que a organização da proposta de atividades físicas contemple a participação igualitária. Mesmo em programas em que há competições, a participação de todos se torna imprescindível para que a criança seja motivada a praticar atividades físicas e esportivas não apenas na infância, mas, também, na puberdade, e possa reproduzir esse comportamento ativo de forma recreacional por toda a vida.

Nessa fase, as competições, principalmente em forma de festivais, são bem-vindas, ao passo que a especialização esportiva – ou seja, o treinamento regular de uma única modalidade e a consequente participação em competições formais – deve ser evitada, principalmente porque a criança ainda não está madura quanto aos aspectos físico e motor para tais situações, conforme citado anteriormente. Para concluir, segue o Quadro 6.1 com um resumo da proposta de atividades físicas e esportivas sugeridas para a segunda infância, subdivida em dois momentos: primeira fase, que compreende de 7 a 8 anos, e segunda fase, de 9 a 11 anos de idade.

Quadro 6.1 – Proposta de atividades físicas e esportivas para as duas fases da segunda infância

| Primeira fase: de 7 a 8 anos de idade | Segunda fase: de 9 a 11 anos de idade |
|---|---|
| **Habilidades motoras fundamentais** | **Habilidades motoras especializadas** |
| **Estágio maduro e transição** | **Fase de transição** |
| • Estimular as habilidades motoras fundamentais combinando as habilidades intergrupos (locomoção e manipulação; locomoção e estabilização; manipulação e estabilização).<br>• Os jogos de construção ou entre equipes podem ser estimulados com regras e habilidades mais complexas.<br>• Algumas modalidades esportivas podem ser estimuladas, mas sem preocupação com a técnica de movimento. | • Iniciar as habilidades motoras especializadas de diferentes modalidades esportivas.<br>• Promover uma iniciação poliesportiva, ou rodízio de modalidades dentro de uma programação equilibrada.<br>• Incentivar a técnica esportiva específica de cada esporte.<br>• Estimular por grupos de esportes:<br>  • atletismo;<br>  • aquáticos;<br>  • coletivos de quadra;<br>  • ginástica artística e rítmica;<br>  • esportes de lutas;<br>  • esportes com raquetes. |
| **Esportes: pré-desportivos** | **Esportes: técnicas** |
| • Jogos em equipes: estafetas.<br>• Jogos cooperativos.<br>• Técnicas da ginástica de solo (ginástica artística).<br>• Técnicas dos nados *crawl* e costas. | • Natação e polo aquático.<br>• Handebol, futsal e basquete.<br>• Ginástica de solo (ginástica artística) e mãos livres (ginástica rítmica).<br>• Judô, *tae kwon do*, capoeira.<br>• Tênis, *badminton*. |

# Puberdade e adolescência

## 7

Puberdade é uma transição no desenvolvimento entre a infância e a vida adulta, que impõe grandes mudanças físicas, cognitivas e psicocossociais inter-relacionadas.

Etimologicamente, a palavra adolescência vem do latim *adolescere*, que significa "crescer". Conforme assinala Coutinho (2009), o termo é relativamente novo, uma construção social cujo conceito, antes do século XX, não existia. Nas culturas ocidentais, as crianças entravam na fase adulta quando amadureciam fisicamente ou quando começavam o aprendizado profissional.

A ideia popular de juventude não se difundiu antes da Primeira Guerra Mundial, e foi resultante de três mudanças significativas:

- as leis de educação que ordenaram a idade de frequência escolar das crianças;
- as leis sobre o trabalho infantil que passaram a impedir o trabalho de adolescentes em tempo integral;
- leis que passaram a distinguir adolescentes e adultos quanto à delinquência juvenil.

Antes dessas mudanças, a adolescência, tal qual entendida hoje, não existia em nossa sociedade, assim como ainda não existe atualmente em muitas culturas. Nas sociedades modernas industriais, a passagem da infância para a vida adulta não é marcada por um único evento, como ocorre em sociedades e em grupos que definem a mudança com ritos de passagem, mas por um longo período conhecido como *adolescência* – uma transição no desenvolvimento que começa por volta de 10-12 anos, ou até menos, e vai até 18-19 anos, podendo ser estendida até 21 anos. Esse desenvolvimento acarreta importantes alterações que têm como começo o processo chamado *puberdade*, pelo qual o indivíduo atinge a maturidade sexual e a capacidade de reprodução.

A idade da puberdade normal tem uma grande variação, considerando-se, de modo geral, que ela tem seu início, atualmente, entre 8 e 13 anos, com a média de 10,5 anos de idade. Parte dessa variação fisiológica está relacionada com fatores genéticos e ambientais, mas, geralmente, o sexo feminino inicia esse período de 1 a 2 anos antes do sexo masculino.

A puberdade pode ser dividida em duas fases: a primeira fase puberal, denominada pubescência, e a segunda fase puberal, mais popularmente conhecida como adolescência.

Há uma variação de cerca de sete anos para o início da puberdade entre meninos e de oito anos entre as meninas. O processo costuma durar aproximadamente quatro anos em ambos os sexos, chegando a começar até três anos antes nas meninas. Aliás, é no sexo feminino que o fenômeno da puberdade é mais bem controlado, uma vez que as meninas apresentam um marco no início da puberdade: a menarca ou primeiro ciclo menstrual reprodutivo.

Estudos populacionais na Europa e nos Estados Unidos, como o de Muir (2006), mostraram uma diminuição progressiva na idade de início da menarca desde o final do século XIX até o meio do século XX, fenômeno atribuído a melhorias nas condições de vida em geral, em particular, na saúde e na alimentação. Não existe, porém, concordância sobre se tal tendência se manteve entre meados e o final do século XX (Euling et al., 2008).

Embora não se saiba qual é, exatamente, o fator que deflagra a puberdade, considera-se que ela resulta de uma complexa inter-relação entre fatores genéticos e nutricionais, com repercussão sobre neurotransmissores e hormônios. Desse modo, é proposta uma idade média cronológica para as fases da pubescência e da adolescência, conforme a Tabela 7.1.

Tabela 7.1 – Idade cronológica para início e término das duas fases puberais em ambos os sexos

| Sexo | Pubescência | | Adolescência | |
|---|---|---|---|---|
| | Início | Término | Início | Término |
| Feminino | 11-12 anos | 13-14 anos | 13-14 anos | 16-17 anos |
| Masculino | 12-13 anos | 14-15 anos | 14-15 anos | 17-18 anos |

# 7.1 Alterações corporais e características sexuais da puberdade

Segundo especialistas em desenvolvimento humano, a puberdade começa com um drástico aumento da produção dos hormônios relacionados ao sexo, e ocorre em dois estágios: *adrenarca*, a maturação das glândulas adrenais, seguida, depois de alguns anos, pela *gonadarca*, a maturação dos órgãos sexuais e o aparecimento de alterações púberes mais óbvias (Malina, Bouchard e Bar-Or, 2009).

As mudanças biológicas da puberdade, que sinalizam o fim da infância, incluem o rápido crescimento em altura e em peso, a mudança nas proporções e na forma do corpo e a maturidade sexual. Essas drásticas alterações físicas fazem parte de um longo e complexo processo de maturação que começa antes do nascimento, e suas implicações psicológicas continuam até a vida adulta.

As alterações físicas durante a puberdade, tanto em meninos quanto em meninas, incluem o surgimento de pelos púbicos, voz com tonalidade mais grave, surto do crescimento adolescente e crescimento muscular. A maturação dos órgãos reprodutores traz o começo da menstruação nas meninas e a produção de esperma nos meninos. Essas mudanças se desdobram numa sequência que é muito mais consistente do que o tempo de sua ocorrência, embora haja algumas variações.

As características sexuais primárias são alterações biológicas que envolvem diretamente os órgãos necessários à reprodução. Nas meninas, esses órgãos são os ovários, a tuba uterina, o útero e a vagina, órgãos internos que não são propriamente visíveis, mas que amadurecem a ponto de iniciar a menarca, ou seja, o ciclo menstrual reprodutivo, característica essencialmente primária (Malina, Bouchard e Bar-Or, 2009).

Conforme assinalam Papalia e Olds (2000), nos meninos, o primeiro sinal da puberdade é o crescimento dos testículos e do saco escrotal. O amadurecimento e o aumento de tamanho dos testículos, do pênis, do saco escrotal, das vesículas seminais e da próstata são indicadores de características sexuais primárias, que promovem o fenômeno da espermarca, primeira ejaculação com sêmen.

Uma menina pode desenvolver os seios e os pelos do corpo no mesmo ritmo; em outra menina, porém, os pelos corporais poderão atingir a condição adulta um ano antes do desenvolvimento dos seios. Variações semelhantes ocorrem entre os meninos, o que significa que o nível de desenvolvimento varia de pessoa a pessoa. Essas mudanças são observadas mais detalhadamente nos Quadros 7.1 e 7.2.

Quadro 7.1 – Sequência típica das mudanças fisiológicas dos caracteres femininos durante a puberdade

| Caracteres femininos | Idade da primeira ocorrência |
|---|---|
| Crescimento dos seios | 6 a 13 |
| Crescimentos de pelos púbicos | 6 a 14 |
| Crescimento corporal | 9,5 a 14,5 |
| Menarca | 10 a 16,5 |
| Aparecimento de pelos nas axilas | Cerca de dois anos após o aparecimento de pelos púbicos |
| Aumento de secreção nas glândulas que produzem óleo e suor (podendo resultar em acne) | Aproximadamente na mesma época em que aparecem os pelos axilares |

Fonte: adaptado de Papalia e Olds (2000).

Quadro 7.2 – Sequência típica das mudanças fisiológicas dos caracteres masculinos durante a puberdade

| Caracteres masculinos | Idade da primeira ocorrência |
|---|---|
| Crescimento dos testículos e do saco escrotal | 9 a 13,5 |
| Crescimentos de pelo público | 12 a 16 |
| Crescimento corporal | 10,5 a 16 |
| Crescimento do pênis, da próstata e das vesículas seminais | 11 a 14,5 |
| Mudança na voz | Aproximadamente, na mesma época do crescimento do pênis |
| Primeira ejaculação de sêmen | Aproximadamente, um ano após o começo do crescimento do pênis |
| Aparecimento de pelos faciais e axilares | Aproximadamente, dois anos após o aparecimento de pelos púbicos |
| Aumento de secreção nas glândulas que produzem óleo e suor (podendo resultar em acne) | Aproximadamente, na mesma época em que aparecem os pelos axilares |

Fonte: adaptado de Papalia e Olds (2000).

As características sexuais secundárias são sinais fisiológicos da maturação sexual que não envolvem diretamente os órgãos sexuais: os seios das meninas e os ombros largos dos meninos, por exemplo. Outros caracteres sexuais secundários são as alterações de voz e a textura da pele, o desenvolvimento muscular e o crescimento de pelos púbicos, faciais, axilares e corporais (Quadro 7.3).

Quadro 7.3 – Características sexuais secundárias da puberdade em ambos os sexos

| Meninas | Meninos |
|---|---|
| Seios | Pelos púbicos |
| Pelos púbicos | Pelos axilares |
| Pelos axilares | Desenvolvimento muscular |
| Mudança na voz | Pelos faciais |
| Mudanças na pele | Mudanças na voz |
| Crescimento da pelve em largura e em profundidade | Mudança na pele |
| Desenvolvimento muscular | Alargamento dos ombros |

Fonte: adaptado de Papalia e Olds (2000).

146   Crescimento e desenvolvimento com qualidade de vida

Durante a puberdade, as alterações físicas sucedem-se às modificações hormonais. O desenvolvimento puberal normal consiste em uma progressão ordenada de processos que se prolongam, em média, por um período de 4,5 anos, a saber:

- crescimento somático acelerado;
- maturação das características sexuais primárias (gônadas e genitais);
- desenvolvimento das características sexuais secundárias;
- ocorrência da menarca.

Do ponto de vista clínico, são as características sexuais secundárias que marcam o início da puberdade. Apesar de sua progressão ocorrer em um contínuo, é habitual definir níveis ou estágios em sua evolução, e, para isso, em geral utiliza-se o sistema proposto por Marshall e Tanner, e a sequência de modificações é definida pelos *estágios de Tanner* (Tanner, 1962). Esses estágios, no sexo feminino, baseiam-se na avaliação do desenvolvimento mamário ou telarca (dimensões mamárias e contornos areolares) e da pilosidade pubiana (ou *pubarca*). Já no sexo masculino, os estágios são definidos pela avaliação do desenvolvimento da região genital (pênis e saco escrotal) e também da pilosidade pubiana. Trata-se de uma escala de cinco estágios em que o estágio 1 é o pré-pubertário ou fase pré-púbere, o estágio 2 representa o início da puberdade, com progressões de desenvolvimento para os estágios 3 e 4, seguindo a denominação púbere, e, por último, o estágio 5, que é o de desenvolvimento adulto ou pós-pubertário ou pós-púbere. O Quadro 7.4 apresenta as características típicas de cada estágio de Tanner no que se refere ao desenvolvimento genital masculino e desenvolvimento mamário feminino.

Quadro 7.4 – Estágios de Tanner das características de desenvolvimento genital masculino e mamário feminino

| Meninos | Desenvolvimento genital (pênis) |
|---|---|
| Estágio 1 | Pré-puberdade: testículos, escroto e pênis de aproximadamente mesmo tamanho e proporção, como na infância primitiva. |
| Estágio 2 | Aumento do escroto e testículos. A pele do escroto enruga, avermelha e muda de textura. |
| Estágio 3 | Aumento do pênis, a princípio principalmente em comprimento. Maior crescimento dos testículos e do escroto. |
| Estágio 4 | Aumento do tamanho do pênis, com crescimento na largura e desenvolvimento da glande. Escroto e testículos maiores e pele escrotal escurecida. |
| Estágio 5 | Genitália adulta em tamanho e em forma. |

| Meninas: | Desenvolvimento mamário |
|---|---|
| Estágio 1 | Pré-puberdade: elevação somente da papila. |
| Estágio 2 | Estágio do botão da mama: elevação da mama e da papila como pequeno monte. Aumento do diâmetro da aréola. |
| Estágio 3 | Maior aumento e elevação da mama e da aréola, sem separação de seus contornos. |
| Estágio 4 | Projeção da aréola e da papila, para formar um monte secundário acima do nível da mama. |
| Estágio 5 | Estágio da maturidade: projeção somente da papila, pela recessão da aréola ao contorno geral da mama. |

Fonte: adaptado de Tanner (1962).

Todos os profissionais da área da Saúde que, direta ou indiretamente, atuam com jovens adolescentes necessitam tanto de conhecimentos a respeito das particularidades de desenvolvimento típicas desse período como de mecanismos que possam avaliá-las. Conhecer as intensas mudanças físicas e fisiológicas dos jovens que iniciam essa fase e, com base nelas, informá-los sobre como aceitá-las e respeitá-las é imprescindível para todos aqueles que trabalham com essa faixa etária.

Para isso, faz-se necessária a avaliação da maturação biológica, cujas principais técnicas de realização estão descritas no Capítulo 10.

## 7.2 Idade de menarca

No sexo feminino, o início do ciclo menstrual ou ciclo reprodutivo, também conhecido como idade de menarca, é considerado uma característica sexual primária. Trata-se de um fenômeno biológico que resulta em sangramento periódico do útero (endométrio), quando a maturidade sexual é atingida nas meninas.

Segundo Malina, Bouchard e Bar-Or (2009), a idade de menarca é um evento considerado um tanto tardio no desenvolvimento puberal feminino, ou seja, ocorre quando as meninas se encontram em um estágio intermediário das características sexuais secundárias. Em geral, ocorre cerca de um ano após o pico de velocidade de estatura e entre os estágios 3 e 4 de desenvolvimento dos seios e da pilosidade pubiana e axilar, conforme propostos por Tanner.

Na sociedade atual, uma menina é considerada púbere (alguém que se encontra na puberdade) somente quando inicia o seu ciclo menstrual reprodutivo. Embora possam acontecer casos de gravidez um pouco antes ou no início da idade de menarca, a plena capacidade reprodutiva feminina somente se completará quando a menina atingir todos os estágios de desenvolvimento das características sexuais secundárias propostos por Tanner, ou seja, aproximadamente dois anos após o início da idade de menarca.

De acordo com Pinheiro e Castilho (2011), diversos estudos revelam uma tendência à antecipação da menarca (por exemplo, Al-Sahab et al., 2010; Bau et al., 2009; Kae, Auxiliadora de Santa Cruz Coel e Velasquez-Melendez, 2000; Ong et al., 2006). Embora influenciada por condições étnicas, socioeconômicas, ambientais, nutricionais, endócrinas e genéticas (Rigon et al., 2010; Vitalle et al., 2003), ainda não há conclusões definitivas acerca de alguns dos fatores determinantes dessa tendência (Rigon et al., 2010). É consenso, porém, que a melhora das condições de vida e de alimentação a partir de meados do século XX contribuiu para o início mais precoce da puberdade e a consequente antecipação da menarca (Karapanou e Papadimitriou, 2010).

Ainda segundo Pinheiro e Castilho (2011), há estudos (por exemplo, Prentice et al., 2010) que demonstram que a menarca ocorre mais cedo em países desenvolvidos, quando comparados aos países em desenvolvimento. Além disso, se em meados do século XIX a menarca ocorria entre 16-17 anos, pesquisas publicadas entre 1960 e 1990 constataram que o evento estava acontecendo aos 13,5 anos, implicando uma queda de 3-4 meses por década (Al-Sahab et al., 2010).

Um estudo de Borges e Pires-Júnior (2000) com meninas de bom nível socioeconômico, residentes em Londrina-PR, constatou a média de 12,09 anos, semelhante à encontrada no estudo de Pinheiro e Castilho (2011) com meninas de escolas particulares de Campinas-SP, que foi de 12,35 e de 12,08 para meninas avaliadas, respectivamente, em 2001 e em 2010. Por sua vez, Klug e Fonseca (2006), em uma revisão de literatura sobre pesquisas acerca da idade da menarca, realizadas em diferentes regiões do Brasil entre 1993 e 2006, constataram uma idade média de 12,2 anos.

Com relação à tendência de antecipação da menarca em países desenvolvidos, alguns autores têm relatado sua diminuição (Bau et al., 2009; Prentice et al., 2010; Rigon et al., 2010). Para Carvalho, Farias e Guerra-Júnior (2007), essa antecipação está ocorrendo a uma velocidade inferior à observada entre o fim do século XIX e o início do XX.

Outra tendência observada por pesquisas que estudam a idade de menarca seria que as moças com sobrepeso ou com obesidade tendem a iniciar a menstruação e, consequentemente, o ciclo reprodutivo mais cedo do que as que estão com peso normal. Atualmente, a sociedade vivencia uma transição nutricional, com a gradativa diminuição dos casos de desnutrição e o aumento considerável de sobrepeso e obesidade (Soares et al., 2014). De acordo com Oliveira (2010), a prevalência do excesso de peso em meninas de 10 a 19 anos triplicou, e passou de 5,8%, em 1974, para 15,3%, em 1996. "Alguns estudos tentam relacionar a antecipação da menarca com a melhora do nível socioeconômico e o aumento da prevalência de obesidade" (Roman et al., 2009, s.p.). Com o advento da obesidade no mundo, inclusive a infantil, pesquisas reforçam a hipótese de que o excesso de peso na fase pré-puberal pode estar associado com a antecipação da idade de menarca (De Onis, Blössner e Borghi, 2010). Desde o início do século XX, estudos como de Vitalle et al. (2003) reforçam a tendência dessa relação. Quando esses autores avaliaram meninas que já haviam tido a menarca e outras que ainda não, encontraram uma correlação significativa do excesso de peso com a ocorrência da idade de menarca, e da desnutrição e da eutrofia com sua ausência.

## 7.3 Crescimento somático, surto de crescimento e alterações hormonais

Um dos principais sinais do início da puberdade é o aumento acelerado da estatura corporal. Ao passo que o crescimento somático durante a infância é considerado lento e semelhante para ambos os sexos (ou seja, meninos e meninas crescem de forma semelhante), o início da puberdade é marcado por intensas mudanças corporais, que incluem o aumento acentuado da estatura – conforme a condição hereditária, o sexo e a etnia –, seguido das alterações das características sexuais secundárias e primárias.

A diferenciação sexual quanto à estatura, às formas corporais, à condição física e às características sexuais ocorre a partir dessa fase. Até a infância, pouca diferença em crescimento somático existe entre os sexos.

Após 10 anos de idade, ocorre um importante momento de aceleração do crescimento, denominado *estirão da puberdade*, durante o qual o jovem chega a ultrapassar o dobro da velocidade média de crescimento que vinha apresentando nos anos anteriores. Nessa etapa da vida, também ocorre o aparecimento dos sinais de maturação sexual e a formação de novas proporções corpóreas que, progressivamente, vão transformando o corpo da criança no do adulto.

Todas essas modificações iniciam-se mais frequentemente por volta dos 10 anos de idade nas meninas, e entre 12 e 13 anos nos meninos. O estirão aumenta gradativamente, chegando geralmente ao pico de velocidade por volta de 12 anos, nas meninas, e de 14, nos meninos, a partir de quando vai declinando rapidamente para, em cerca de dois anos, aproximar-se de um crescimento praticamente nulo.

O pico de velocidade atinge em média 10 cm/ano nas meninas, e 12 cm/ano nos meninos, o que resulta num acréscimo de estatura, diante da duração do estirão, de pouco mais de 20 cm no sexo feminino e mais de 30 cm no masculino.

Quanto à maturação sexual – isto é, o surgimento e a evolução das características sexuais primárias e secundárias por medianas de idade –, de acordo com a classificação nos estágios propostos por Tanner (1962) para ambos os sexos, o pico de velocidade de crescimento nas meninas ocorre entre o estágio 2 de pelos pubianos e o 3 de mama, bem antes da menarca, enquanto nos meninos o pico ocorre entre os estágios 3 e 4 de pelos pubianos.

Na adolescência, além da atuação do hormônio do crescimento (GH) e dos hormônios tireoidianos, os hormônios sexuais (principalmente a testosterona, nos meninos, e o estrógeno, nas meninas) são os principais determinantes do ritmo de crescimento e do amadurecimento puberal.

O surto do crescimento atinge seu pico dois anos após o início das primeiras características sexuais secundárias e, aproximadamente, 0,5 a 1 ano antes da menarca. Traduz-se em um aumento de 6 a 11 cm na estatura, e resulta do aumento acentuado na produção do GH, do fator de crescimento (IGF-I) e dos esteroides sexuais, principalmente o estrogênio. A testosterona, predominante no sexo masculino, teria uma relação mais direta com alterações no tecido muscular do que propriamente no tecido ósseo (Veldhuis et al., 2006).

Os androgênios suprarrenais não estão envolvidos. O fator primordial parece ser o IGF-I, mas os hormônios sexuais têm, também, ação direta sobre o crescimento ósseo, bem como por contribuírem para o encerramento das cartilagens de conjugação, sobre a limitação da estatura final atingida. Aparentemente, o estrogênio é o esteroide sexual mais importante no crescimento pubertário, tanto no sexo feminino quanto no masculino (Pfaff et al., 2002; Rockett, Johnson e Buck, 2004).

Durante a puberdade, a concentração do GH circulante aumenta de forma muito intensa. Por estimulação pelo GH, por volta de 10 anos de idade, os níveis circulantes de IGF-I começam a elevar-se e atingem um pico de velocidade máxima de crescimento durante a puberdade. A diminuição dos níveis da proteína 1 de transporte do IGF-I (IGFBP-1) durante a puberdade contribui para uma maior fração metabolicamente ativa de IGF-I (Rockett, Johnson e Buck, 2004).

O surto de crescimento acelerado típico do início da puberdade dura, aproximadamente, quatro anos e tem um pico de aceleração de cerca de um ano, conforme a Tabela 7.2.

Tabela 7.2 – Início, pico e estabilidade de surto do crescimento acelerado do início da puberdade

| Gênero | Início | Pico | Estabilidade |
|--------|--------|------|--------------|
| Meninas | 9 anos | 11-12 anos | 13-14 anos |
| Meninos | 11 anos | 13-14 anos | 14-15 anos |

Enquanto a primeira fase puberal ou pubescência é marcada por aumento acelerado da estatura, na segunda fase puberal, ou adolescência, o crescimento somático volta a ser lento. A média de aumento corresponde a 1-2cm/ano e esse período é marcado por um aumento de peso por volta de 5 kg/ano em ambos os sexos. Porém, esse aumento de peso corporal, típico da segunda fase puberal, dependerá tanto das condições genéticas relacionadas às mudanças nas estruturas corporais quanto do estilo de vida e dos hábitos alimentares (Weineck, 2005).

Nesse mesmo período, também ocorre um pico de velocidade de ganho de peso que, nos meninos, é mais por ganho de massa muscular, ao passo que nas meninas é mais pelo acúmulo de tecido adiposo subcutâneo, diferenciação esta que, embora com menor intensidade, perdura até meninos e meninas atingirem a idade adulta, contribuindo para o fenótipo típico de cada sexo.

Analisando a evolução da estatura, considera-se que o crescimento está encerrado quando em, pelo menos, duas mensurações sucessivas, com um intervalo de tempo entre elas nunca menor que 6 meses, obtém-se o mesmo valor da medida anterior, com uma variação de, aproximadamente, 0,5 centímetros.

Isso ocorre mais frequentemente no sexo masculino entre 16 e 18 anos, ao passo que, no feminino, acontece entre 14 e 16 anos de idade. Após essa fase, admite-se que ainda possa ocorrer algum crescimento, por aposição de camadas de calcificação nos corpos vertebrais, mas cujo valor é desprezível, pois representa um acréscimo de 3 a 5 milímetros ao longo de um período de 5 anos ou pouco mais, quando, então, mesmo esse acréscimo quase imperceptível de estatura também deixa de ocorrer.

A partir dos 45 anos de idade, admite-se que ocorre um processo inverso, de redução de estatura, progressivo e lento, de magnitude muito pequena por ano, que é quase imperceptível.

Seguindo as orientações das tabelas das curvas de crescimento de NCHS e CDC (2000), os valores abaixo da média populacional (mínimo), média populacional (ideal) e acima da média populacional (máximo) referente ao peso corporal e à estatura em jovens de 12 a 18 anos de ambos os sexos apresentam-se nas Tabelas 7.3 e 7.4.

Tabela 7.3 – Valores de peso (kg) e de altura (cm) nos referenciais mínimo, ideal e máximo, de 12 a 18 anos de idade, em meninas

| Meninas | Mínimo | | Ideal | | Máximo | |
|---|---|---|---|---|---|---|
| Idades | Peso (kg) | Estatura (cm) | Peso (kg) | Estatura (cm) | Peso (kg) | Estatura (cm) |
| 12 anos | 28,850 | 137,8 | 39,740 | 151,9 | 57,920 | 164,6 |
| 13 anos | 32,750 | 143,7 | 44,950 | 157,7 | 64,550 | 168,4 |
| 14 anos | 37690 | 148,2 | 49,170 | 159,6 | 68,400 | 170,7 |
| 15 anos | 40,370 | 150,2 | 51,480 | 161,7 | 70,400 | 171,6 |
| 16 anos | 41,640 | 150,8 | 53,070 | 162.2 | 71,530 | 172 |
| 17 anos | 42,590 | 151 | 54,020 | 162,5 | 72,350 | 172,2 |
| 18 anos | 42,870 | 151 | 54,390 | 162,5 | 72,890 | 172,2 |

Fonte: adaptado de NCHS e CDC (2000).

Tabela 7.4 – Valores de peso (kg) de altura (cm) nos referenciais mínimo, ideal e máximo, de 12 a 18 anos de idade, em meninos

| Meninos | Mínimo | | Ideal | | Máximo | |
|---|---|---|---|---|---|---|
| Idades | Peso (kg) | Estatura (cm) | Peso (kg) | Estatura (cm) | Peso (kg) | Estatura (cm) |
| 12 anos | 30,480 | 138,1 | 38,280 | 149,6 | 56,340 | 161,9 |
| 13 anos | 32,660 | 142,2 | 42,180 | 155 | 62,600 | 169,5 |
| 14 anos | 36,200 | 146,4 | 48,810 | 162,7 | 68,310 | 177,1 |
| 15 anos | 41,410 | 151,7 | 54,480 | 167,8 | 73,300 | 181,8 |
| 16 anos | 46,900 | 156,5 | 58,830 | 171,6 | 77,340 | 185,6 |
| 17 anos | 50,120 | 159 | 61,780 | 173,7 | 79,650 | 186,6 |
| 18 anos | 51,260 | 159,6 | 63,050 | 174,5 | 81,190 | 187,6 |

Fonte: adaptado de NCHS e CDC (2000).

Conforme descrevem Aguiar e Jorge (2011), em termos endócrinos, a puberdade é caracterizada por dois processos: a produção de andrógenos pelas glândulas suprarrenais (adrenarca) e a reativação do eixo hipotálamo-hipófise-gônada (HHG, ou gonodarca). Adrenarca é, portanto, a designação atribuída ao aumento da secreção de androgênios a partir da zona reticular do córtex suprarrenal. É acompanhada por alterações nas estruturas pilossebáceas (associadas a desenvolvimento da acne e odor corporal), por um surto de crescimento transitório e pelo aparecimento de pelos axilares e púbicos, mas sem desenvolvimento sexual (Veldhuis et al., 2006).

A primeira evidência química da puberdade é um aumento da produção de desidroepiandrosterona (DHEA) e seu respectivo sulfato (DHEA-S) pelas glândulas suprarrenais. Em geral, esse aumento inicial é detectado entre 7 e 9 anos de idade, seguindo-se um aumento progressivo para níveis adultos. Não se conhece os fatores que regulam a adrenarca, mas ela não parece estar sob controle direto do hormônio adrenocorticotrófico (ACTH) ou das gonadotrofinas (Veldhuis et al., 2006).

A gonodarca, que ocorre anos mais tarde, relaciona-se com a produção de hormônios esteroides sexuais. Na segunda metade da vida fetal, e logo após o nascimento, a secreção de hormônio liberador das gonodotrofinas (GnRH) mantém-se elevada, mas diminui durante a infância e é praticamente ausente até a puberdade, apesar da inexistência de qualquer retrocontrole por esteroides sexuais. Esse período de inatividade do eixo gonadotrófico durante a infância está ligado a uma inibição central da secreção de GnRH. Os mecanismos que levam à liberação dessa inibição, e ao consequente efeito estimulante sobre o eixo HHG por ocasião do início da puberdade, continuam desconhecidos, embora tenham sido apontados alguns dos fatores intervenientes (Rockett, Johnson e Buck, 2004; Veldhuis et al., 2006).

Há dados que indicam que a ativação da secreção da GnRH possa ser regulada por vias inibidoras e estimuladoras, nas quais se incluem vias de comunicação transinápticas e glianeuronais. À medida que são ativadas redes neuronais que usam aminoácidos exitatórios ou o péptido kisspeptina, há redução das atividades dos neurônios que usam neurotransmissores inibitórios, como o ácido y-aminobutírico (GABA) ou o neuropeptídeo Y. Estudos recentes sugerem que remodelações estruturais dos neurônios produtores de GnRH podem ter um papel importante no início da puberdade (Pfaff et al., 2002).

Em contrapartida, péptidos produzidos por tecidos periféricos, como o hormônio leptina, derivado dos adipócitos, parecem integrar esse processo complexo, atuando, eventualmente, como sinal de que as reservas energéticas são adequadas para manter, completar e, possivelmente, iniciar a puberdade. A leptina aumenta durante a infância até o início da puberdade, e há uma relação direta entre os seus níveis e a idade de menarca. A relação entre a maturação pubertária e a massa adiposa é posta em evidência não só pelo reconhecimento generalizado de que as crianças obesas iniciam a puberdade mais cedo do que as magras, mas, também, pelos estudos de Frisch (1987 apud Rockett, Johnson e Buck, 2004), que teoriza que é indispensável uma massa adiposa crítica (cerca de 17% do peso corporal) para que ocorra a menarca, sendo necessária uma proporção ainda maior (22% do peso corporal) para a manutenção da capacidade reprodutiva.

Os mecanismos exatos da retroativação do eixo gonadotrófico permanecem imprecisos, tendo sido recentemente postos em evidência numerosos mecanismos neuroendócrinos de regulação em nível hipotalâmico.

## 7.4 Crescimento cognitivo durante a puberdade

Na fase da adolescência, o sistema nervoso central está totalmente desenvolvido, assim como a capacidade e o tamanho da massa cerebral se assemelham a dos adultos.

Piaget (1984) diz que o estágio de operações formais é o último do desenvolvimento cognitivo, no qual o adolescente ingressa nessa fase da vida. Refere-se a um tipo de operação mental em que todas as combinações possíveis são consideradas na resolução de um problema. Consequentemente, cada elo parcial é agrupado em relação ao todo. Em outras palavras, o raciocínio opera continuamente como uma função de um todo estruturado. Piaget afirma, ainda, que as mudanças na maneira como os adolescentes pensam sobre si mesmos, sobre seus relacionamentos pessoais e sobre a natureza da sua sociedade tem uma fonte comum, o desenvolvimento de uma nova estrutura lógica que ele chamava de operações formais. Para ele, uma operação é uma ação mental que se junta a um sistema lógico.

O pensamento operatório formal é o tipo de pensamento necessário para qualquer pessoa que tenha de resolver problemas sistematicamente. Na adolescência, a pessoa em desenvolvimento adquire a capacidade de pensar sistematicamente sobre todas as relações lógicas dentro de um problema.

Papalia e Olds (2000) consideram a puberdade e a adolescência como o período do raciocínio hipotético-dedutivo, que significa aquele que pode desenvolver e criar uma hipótese para testá-la. Considera todos os relacionamentos que pode imaginar e examina-os sistematicamente, um depois do outro, para eliminar o falso até chegar ao verdadeiro. O raciocínio hipotético-dedutivo oferece ao adolescente um instrumento para resolver problemas, desde os mais simples até os mais complexos. O adolescente aborda um problema de forma sistemática, cria várias hipóteses sempre variando os fatores que podem afetar o determinado problema, para que depois ele possa determinar o principal fator para conseguir atingir um objetivo.

## 7.5 Crescimento afetivo-social durante a puberdade

O crescimento afetivo-social durante a puberdade é marcado por intensas mudanças de comportamento. A infância, que, até então, era marcada por ludicidade, timidez e até certo respeito à autoridade dos adultos, passa por uma gigantesca transformação comportamental já no início da puberdade. Essa é uma fase em que pais ou responsáveis em geral sentem-se despreparados para lidar com tantos conflitos de interesse. Por um lado, encontram-se os adultos que, por terem experiência de vida, temem pelo comportamento inconsequente dos filhos e, do outro lado, temos os jovens que sentem a extrema necessidade de viver intensamente tudo o que a vida oferece. Na sequência, é proposto um resumo das principais características afetivo-sociais típicas da puberdade.

- *Período de questionamentos.* Trata-se de um período de exame crítico das ações dos amigos e dos adultos, o que é imprescindível para que o adolescente faça uma transição bem-sucedida da infância para a idade adulta.
- *Processo de desligamento dos pais.* É um período em que ocorre gradativamente o processo de desligamento dos pais. Processo esse mais social do que propriamente de independência emocional e financeira. A família, nos primeiros anos da puberdade, começa a perder espaço na preferência dos jovens perante o grupo social de amigos da mesma faixa etária.
- *Questionamento da autoridade.* O comportamento do adolescente é altamente crítico nessa fase, razão pela qual questiona constantemente a autoridade dos seus responsáveis. É necessário colocá-lo sob uma liderança adulta sensata e oferecer a ele modelos positivos de papéis sociais, para que ele vivencie um processo psicossocial saudável e produtivo de desenvolvimento.
- *Desejo de independência e autorresponsabilidade.* É natural o jovem, conforme o passar do tempo desse período (que é essencialmente longo), sentir um desejo de independência, de autorresponsabilidade, de que precisa ser respeitado nas suas vontades e de que a confiança de seus pais nas suas atitudes deva ser estabelecida. Tais sentimentos, porém, devem ser equilibrados pela família, que precisa propiciar ao adolescente, entre outros fatores, o sentido de autonomia, de amor e de confiança. Essa independência, ou preparação para a vida adulta, tão desejada pelos jovens atualmente, é um processo mais lento, por fatores tanto biológicos quanto socioeconômicos. O aumento dos anos escolares, a necessidade de um ensino superior e o retardamento para o ingresso no mercado de trabalho alongaram o período da puberdade e da adolescência e, consequentemente, o período da sua dependência física e socioeconômica.
- *Diferentes centros de interesse.* Nessa fase, é natural o jovem motivar-se, mesmo que momentaneamente, por diferentes centros de interesse. O pensamento abstrato ou, até mesmo, hipotético começa a ganhar espaço nas atitudes juvenis e o futuro acadêmico e profissional começa a ser elaborado pelo adolescente. Uma formação de atitudes é importante no processo de socialização dos jovens. Essa formação é influenciada pela transferência de atitudes e de valores de uma cultura aos seus cidadãos. Basicamente, uma atitude corresponde ao sentimento de gostar ou não gostar de algo. Na juventude, essa atitude é baseada em emoção, em

conhecimento cognitivo ou em crença, que resulta em comportamento positivo ou negativo.

- *Desenvolvimento da moral.* O desenvolvimento da moral e dos valores começa a solidificar-se na puberdade, obviamente, influenciado pelas experiências prévias vividas na infância. Isso não é automático, mas requer ambientes sociais nos quais dilemas morais possam ser provocados, discutidos e reestruturados. Ao passo que, na primeira infância, funciona com base na filosofia de "qualquer coisa que eu ache bom é bom para todos" e, na segunda infância, predomina o conceito de que "está tudo bem, desde que eu não seja apanhado", na puberdade, existe um desejo real de ganhar aprovação e de agradar aos outros. A partir de então, o jovem começa a reconhecer que o comportamento é governado pelas regras da sociedade e que as famílias, em concordância com as leis, definem o que é certo. E, em algumas culturas, alguns indivíduos determinam o certo e o errado no contexto de uma estrutura lógica, consistente e universal.

- *Conflito entre dois mundos.* Por último, o período da adolescência, é uma fase de transição para as responsabilidades da vida adulta. É natural o jovem constantemente entrar em conflito com os dois mundos. Por um lado, principalmente naquilo que lhe convém, apresenta atitudes infantis de insegurança e de dependência, e, por outro lado, sente-se autônomo o suficiente para tomar as suas próprias decisões quanto ao futuro ou ao grupo social de convivência. Cabe às famílias tentar descobrir um caminho seguro, baseado na educação, na supervisão respeitosa e sensata, em busca do equilíbrio dessa fase de transição.

Em ambas as fases da puberdade, ou seja, tanto a pubescência como na adolescência, a atividade física, como agente sociabilizador, funciona como poderosa influência na formação de atitudes (Sage, 1986 apud Gallahue e Ozmun, 2005) e no desenvolvimento da moral (Shields e Bredemeier, 1995 apud Gallahue e Ozmun, 2005). O esporte oferece muitos benefícios a seus participantes, porém, é necessário estabelecer um equilíbrio saudável entre a competição e a cooperação.

## 7.6 Características motoras da puberdade

Conforme assinalado anteriormente, a fase puberal, que inclui a pubescência e a adolescência, inicia-se por volta de 11-12 anos (meninas) e 12-13 anos de idade (meninos), estendendo-se até 16-17 anos e 18-20 anos, respectivamente. Ela compreende o período motor, "que permite contínua organização dos movimentos determinados culturalmente por meio da aquisição de tarefas cada vez mais complexas e com propósitos específicos" (Massarella, 2002, p. 14), viabilizadas tanto pelas mudanças decorrentes da maturação biológica quanto pelo desenvolvimento sensório-perceptivo em relação ao controle dos movimentos, além da capacidade de suportar cargas mais específicas pelo aumento da força e da resistência motora.

"A aquisição de uma habilidade não depende, portanto, da instrução ou iniciação precoce, mas sim da sua aprendizagem no momento oportuno" (Tani et al., 1998, p. 89). O desenvolvimento motor eficiente não depende da precocidade das vivências motoras, mas da ocorrência de tais experiências. Nesse caso, em se tratando da aquisição de habilidades motoras especializadas, a literatura propõe que o momento mais indicado se inicia por volta de 10 e vai até 12 anos de idade, quando a criança, dependendo dos estímulos recebidos, já tenha desenvolvido um grande repertório de habilidades básicas (Arena, 1998, 2000a; Arena e Böhme, 2000).

Na adolescência, o comportamento motor deve estar atrelado a habilidades motoras especializadas. A fase de movimentos especializados tem dois estágios (Gallahue e Donelly, 2008), listados a seguir.

## 7.6.1 Estágio de aplicação

No estágio de aplicação, que ocorre aproximadamente de 11 a 13 anos, a sofisticação cognitiva crescente e certa base ampliada de experiências tornam o indivíduo capaz de tomar numerosas decisões de aprendizagem e de participação baseadas em muitos fatores da tarefa, individuais e ambientais. O indivíduo começa a tomar decisões conscientes a favor ou contra sua participação em certas atividades. Essa é a época para refinar e usar habilidades mais complexas em jogos avançados, atividades e liderança em esportes escolhidos.

## 7.6.2 Estágio de utilização permanente

O estágio de utilização permanente da fase especializada de desenvolvimento motor começa por volta de 14 anos de idade e mantém-se durante toda a vida adulta. Esse estágio representa o pináculo do processo de desenvolvimento motor, e caracteriza-se pela utilização do repertório de movimentos adquiridos pelo indivíduo por toda a vida. Fatores como tempo disponível, dinheiro, equipamento, instalações e limitações físicas e mentais afetam tal estágio. Entre outros pontos, o nível de participação de um indivíduo em certas atividades dependerá do talento, de oportunidades, de condições físicas e da motivação pessoal. De acordo com Tomelin (2013, s.p.):

O nível de desempenho permanente de um indivíduo pode variar desde o status profissional e olímpico até competições universitárias e escolares, incluindo a participação em habilidades organizadas ou não organizadas, competitivas ou cooperativas, esportivas recreacionais ou da simples vida diária.

As alterações das capacidades motoras no período puberal constituem-se em uma particularidade do desenvolvimento etário, em que as capacidades motoras condicionais de força muscular e de velocidade crescem. Em alguns casos, as capacidades motoras coordenativas podem diminuir por mudanças anátomo-morfológicas que ocorrem nesse período com o aumento da estatura e dos membros, o que leva à alteração da biomecânica dos movimentos (Weineck, 2003; Malina, Bouchard e Bar-Or, 2009).

O desenvolvimento das diferentes capacidades motoras passa por modificações nas crianças nas diferentes faixas etárias por causa das alterações nas estruturas corporais, decorrentes, principalmente, das influências do processo maturacional. Entre 10 e 16 anos o ser humano passa por modificações complexas em relação à dimensão, proporção e composição corporais; o ritmo dessas mudanças, porém, varia de indivíduo para indivíduo.

Malina e Bouchard (2002) e Malina, Bouchard e Bar-Or (2009) verificaram que a maioria dos atletas púberes do sexo masculino apresenta maturação precoce em relação à idade cronológica, principalmente em modalidades esportivas nas quais a estatura é um fator determinante. As consequências desse fato são que, terminados os efeitos da maturação de forma adiantada, os atletas que tiveram facilidades em obter desempenhos elevados na infância e na adolescência, em decorrência de serem precoces, passaram por dificuldades quando essas diferenças, que se constituíam uma vantagem, foram atenuadas com o decorrer do tempo, em relação aos outros atletas de maturação normal ou tardia.

Na primeira fase puberal, são melhoradas as capacidades condicionantes (resistência aeróbia, força, velocidade e flexibilidade); as capacidades coordenativas (agilidade, ritmo, equilíbrio, lateralidade e percepção espaço-tempo) se estabilizam e podem ser adequadamente estimuladas na segunda fase puberal, quando ocorre a diminuição da velocidade de crescimento e do desenvolvimento físico. Essa fase pode ser considerada a "segunda fase de ouro da aprendizagem", ou a época ideal para o aperfeiçoamento das técnicas e das condições específicas de uma única modalidade esportiva.

Weineck (2003, 2005) indica que o desenvolvimento das capacidades motoras coordenativas e da flexibilidade se relaciona com a infância nas idades entre 6 e 10 anos, e atinge os níveis máximos na puberdade, por volta dos 14-15 anos entre as moças, e um ou dois anos mais tarde entre os rapazes. O aumento da velocidade é influenciado por estímulos específicos, sendo verificado na idade de 9-12 anos, e, na idade de 13-15 anos, pode, em alguns casos, atingir níveis máximos. A capacidade de força muscular está relacionada ao crescimento dos tecidos ósseo e muscular; o maior acréscimo em força em certos grupos musculares ocorre no período entre 14-17 anos e, em geral, força e resistência musculares podem aumentar até os 25-30 anos ou mais, principalmente no sexo masculino.

Definir os limites etários desses períodos apenas pela idade cronológica é muito subjetivo; por isso, a idade biológica determinada pelo nível de desenvolvimento fisiológico, pelas capacidades motoras, pelas fases de amadurecimento sexual e pelo grau de maturação esquelética são critérios mais indicados. A utilização de critérios de avaliação de desenvolvimento puberal em jovens envolvidos em programas de atividade física e esporte ajudaria a diminuir os riscos de lesões, justamente por permitir uma separação entre indivíduos de maturação precoce daqueles de maturação normal ou tardia. As principais técnicas de avaliação da maturação biológica são descritas no Capítulo 10.

## 7.7 Proposta de atividade física e esporte para a puberdade

Antes de mencionar uma proposta específica de atividades físicas e esportivas para as duas fases da puberdade, faz-se necessário observar que o cenário brasileiro esportivo atual reflete duas posições antagônicas. Por um lado, existem jovens envolvidos em práticas esportivas em clubes e em centros de treinamento com finalidade de competição federada e de alto rendimento, com um número bem reduzido e elitizado de esportistas; e, por outro lado, existe uma tendência da grande maioria da população jovem do país estar condenada a um estilo de vida inativo e privado de atividades esportivas, seja no ambiente familiar e, até mesmo, escolar, principalmente daqueles que se encontram no ensino médio.

Em contrapartida, no Brasil, especificamente no estado de São Paulo, o programa de atividade física das aulas de Educação Física dentro do ambiente escolar segue uma especificação teórica pré-estabelecida de duas aulas semanais de 50 minutos com base na Proposta Curricular do Estado de São Paulo (São Paulo, 2008) para o ensino fundamental II e o ensino médio (o que compreende a faixa etária de 11 a 18-19 anos de idade, aproximadamente). A proposta de atividade física é ensinar por bimestre e série um conjunto de atividades esportivas e rítmicas expressivas que estabeleçam relação entre a Educação Física e outras áreas do conhecimento.

Os Quadros 7.5 e 7.6 apresentam, de forma resumida, a proposta teórica curricular do Estado de São Paulo para a disciplina de Educação Física para o ensino fundamental II e para o ensino médio, subdivididos por série.

Quadro 7.5 – Proposta curricular para as aulas de Educação Física da rede pública do Estado de São Paulo para o ensino fundamental II (da 5ª a 8ª série)

| Proposta curricular – Educação Física – Ensino Fundamental II | | | |
|---|---|---|---|
| 5ª série | 6ª série | 7ª série | 8ª série |
| • Jogos cooperativos e pré-desportivos; regras e histórico do futebol e handebol; principais gestos técnicos, regras e histórico das ginásticas artística e rítmica.<br>• Noções gerais das capacidades físicas de resistência, força, velocidade e flexibilidade. | • Princípios técnicos, regras e histórico do atletismo (corridas e saltos); princípios técnicos e táticos, regras e histórico do basquetebol e voleibol.<br>• Principais gestos técnicos, regras e histórico das ginásticas rítmica e geral.<br>• Princípios de confronto e de oposição nos esportes de luta. | • Princípios técnicos, regras e histórico do atletismo (corridas e saltos).<br>• Princípios técnicos e táticos das modalidades de lutas: judô, caratê, *tae kwon do*, boxe.<br>• Técnicas e exercícios das ginásticas de academia: aeróbia e localizada.<br>• Modalidades esportivas coletivas: a escolher.<br>• Atividades rítmicas com danças folclóricas. | • Processo histórico, princípios técnicos e táticos da capoeira.<br>• Manifestações rítmicas ligadas à cultura jovem: *hip-hop*, *street dance* etc.<br>• Modalidades alternativas: rugby, beisebol, *badminton, frisbee* etc.<br>• Organização de festivais e de campeonatos. |

Fonte: adaptado de São Paulo (2008).

Quadro 7.6 – Proposta curricular para as aulas de Educação Física da rede pública do Estado de São Paulo para o Ensino Médio (1ª a 3ª série)

| Proposta Curricular – Educação Física – Ensino Médio | | |
|---|---|---|
| 1ª série | 2ª série | 3ª série |
| • Sistema tático das modalidades coletivas.<br>• Medidas e avaliação da composição corporal.<br>• Modalidades individuais: atletismo, ginástica artística e rítmica.<br>• Técnicas e exercícios das ginásticas de academia.<br>• Conceitos de atividade física e saúde. | • Capacidades físicas: conceitos e avaliação.<br>• Conceitos de cultura corporal.<br>• Exercícios resistidos (musculação).<br>• Esportes individuais de livre escolha ainda não conhecidos.<br>• Modalidades alternativas: *rugby*, beisebol, *badminton, frisbee* etc.<br>• Ginástica alternativa: alongamento e relaxamento. | • Modalidades de luta: capoeira, caratê, judô, *tae kwon do*, boxe etc.<br>• Atividades rítmicas de manifestações de dança: *hip-hop*, *street dance* e coreografias.<br>• Aspectos de cultura corporal: corpo na contemporaneidade (corpo e cultura de movimento; esporte e cultura de movimento). |

Fonte: adaptado de São Paulo (2008).

O trabalho desenvolvido dentro de clubes e de centros esportivos de treinamentos especializados implica aperfeiçoamento e otimização do potencial físico, técnico, tático e psíquico de alto nível; durante esse período, aumenta-se sensivelmente a participação em competições regulares. Segundo Arena e Böhme (2000, 2004), o treinamento deve ser intensificado a partir de 16 anos, e sua duração deve variar de dois até quatro anos, uma vez que o aspecto de integração do treinamento técnico com o tático pode desenvolver-se plenamente somente no marco do processo de ensino-aprendizagem-treinamento como pré-requisito fundamental.

Os clubes esportivos e centros de treinamento do Brasil disponibilizam, para essa faixa etária, apenas treinamento especializado, ou seja, a maioria dos jovens que participam de programas esportivos federados nessa fase de crescimento já se encontram em sistemas de treinamento regular e formal com consequente participação em competições.

Em contrapartida, há um consenso na literatura de crescimento, de desenvolvimento motor e de treinamento esportivo em longo prazo (Gallahue e Donelly, 2008; Malina, Bouchard e Bar-Or, 2009; Weineck, 2005) que o período da puberdade, cuja fase compreende um período etário bem abrangente (de 12 a 20 anos), além de ser uma fase marcada por intensas modificações corporais, constitui-se em um período altamente favorável a um programa de atividades físicas diversificado, porém totalmente organizado para um propósito de direcionamento esportivo, típico do período do ensino médio, e que, dependendo das condições de seleção esportiva, poderia dar continuidade no esporte universitário ou, até mesmo, servir como base de renovação para as equipes esportivas nacionais de alto rendimento.

Nos países desenvolvidos e que têm tradição em programas de treinamento esportivo para jovens, o direcionamento de um jovem para a prática regular de uma única modalidade esportiva, que se nomeia aqui de *especialização esportiva*, segue critérios de seleção e de organização muito bem definidos e compatíveis com as necessidades biopsicossociais de crianças e jovens.

Conforme citado sobre as fases anteriores da primeira e segunda infâncias, as crianças de 3 a 6 anos, quando se trata de atividade física e de esporte, são apresentadas a diferentes possibilidades de movimento, utilizando-se, também, os recursos das diversas modalidades esportivas de forma lúdica e altamente adaptada. Já na segunda infância, as crianças estariam prontas para realizar uma transição das habilidades motoras fundamentais para as especializadas; ou seja, por volta de 9 a 11 anos elas teriam condições ideais para iniciarem programas poliesportivos sendo introduzidas, com fins de aprendizagem, na iniciação de diferentes técnicas de diversas modalidades esportivas.

Já para o início da primeira fase puberal, considerando as intensas mudanças corporais que acontecem nessa fase, o jovem já apresenta indícios das condições físicas e motoras ideais para determinadas modalidades esportivas. Em razão disso, essa se torna a fase mais favorável para o encaminhamento de um treinamento esportivo mais organizado de um ou dois esportes específicos, para que, por volta de 14 anos – ou seja, período do Ensino Médio –, esse jovem possa ser direcionado e selecionado para o treinamento específico de um esporte. De 11 a 14 anos, aproximadamente, há intensas mudanças corporais; por causa do estirão do crescimento, a coordenação multimembros pode diminuir, afetando, assim, a definição por uma modalidade em específico. O ideal é que esse jovem, depois de uma pré-seleção baseada em testes de aptidão física periódicos, seja direcionado para uma ou duas modalidades que permitam sua passagem por diferentes possibilidades de atuação dentro do esporte, como a experimentação de diferentes provas ou, considerando a modalidade, diferentes posições de jogo.

Com a estabilização do crescimento corporal na segunda fase puberal (que compreende a faixa etária do ensino médio, de 14 a 18-19 anos), o jovem estaria apto para um treinamento esportivo formal e altamente especializado, o chamado treinamento esportivo típico do *high school,* ou, no Brasil, infantojuvenil. Ele se caracteriza por um envolvimento esportivo com finalidades de saúde, rendimento e renovação das equipes esportivas nacionais, típicas das categorias adultas das diferentes modalidades, além de estar pronto para o aprimoramento das capacidades físicas importantes para o esporte.

Desta forma, o Quadro 7.7 apresenta uma proposta de atividade física e esportiva ideal para as duas fases puberais, levando em consideração as alterações físicas, maturacionais, afetivas, motoras e ambientais típicas do período apresentadas nos itens anteriores.

Quadro 7.7 – Proposta de atividade física nas duas fases puberais

| 1ª fase puberal | 2ª fase puberal |
|---|---|
| • Fase ideal para fixação de habilidades motoras especializadas (técnicas repetitivas). <br> • Especializar-se em 1 a 3 esportes. <br> • Nos esportes, experimentar todas as provas e/ou posições da modalidade. <br> • Fase ideal para começar o treinamento das capacidades motoras: resistência aeróbia, força, velocidade e flexibilidade. | • Fase de aperfeiçoamento da técnica esportiva. <br> • Especialização em um só esporte. <br> • Na modalidade de treinamento, definir posição e/ou prova. <br> • Treinamento técnico e físico regular (de 3 a 5 vezes na semana). <br> • Periodização do treinamento das capacidades físicas específicas da modalidade. <br> • Fase de treinamento e competição regular (federado). |

# Nutrição durante o crescimento | 8

A nutrição ideal durante as fases de crescimento depende de aspectos multifatorais dentro de uma sociedade e, entre esses, destacam-se os econômicos, os agronômicos e, até mesmo, os culturais. Ainda não existe um consenso social universal a respeito dos tipos de alimentos que devem ser consumidos após o período da amamentação, tampouco sobre a quantidade ou as combinações nutricionais essenciais para os diferentes períodos de crescimento.

Nas últimas duas décadas, a sociedade, principalmente os habitantes dos grandes centros urbanos, tem passado por drásticas transformações em seus hábitos alimentares. Mais que isso, observa se, a cada dia, uma enorme transição nutricional que atinge todo o planeta e que afeta todas as classes sociais; trata-se de uma tendência crescente para o consumo de alimentos de maior concentração energética, promovida pela indústria de alimentos por meio da produção abundante de alimentos adocicados, gordurosos, de alta densidade energética e de custo relativamente baixo.

De modo geral, a desnutrição infantil vem sendo, cada vez mais, erradicada e banida, sendo gradativamente substituída por hábitos alimentares nocivos à saúde, que favorecem o aumento da obesidade e de outras doenças associadas. Esse quadro atual deriva de um consumo alimentar hipercalórico associado a hábitos sedentários (Soares et al., 2014).

Os profissionais da área da Saúde da atualidade encontram-se no maior desafio de suas carreiras; é preciso aumentar a demanda por programas, pesquisas e campanhas de incentivo que possam, efetivamente, surtir efeito em uma sociedade que vem se viciando de forma gradativa em um estilo de vida que, além de comprometer a saúde de milhões de indivíduos, também compromete o funcionamento da distribuição de verbas para a área da Saúde e, consequentemente, do setor previdenciário em diversos países do mundo.

Além da orientação de práticas apropriadas de alimentação, outros desafios norteiam os programas de saúde que lidam com crianças e adolescentes, como a diminuição do risco de desenvolvimento de carências nutricionais, orientação quanto à importância do acesso à água potável e ao saneamento básico, o pleno funcionamento de órgãos, de sistemas e de aparelhos, e, por fim, o desafio de reduzir o risco de desenvolvimento de doenças crônicas não transmissíveis, como obesidade, diabetes, hipertensão etc., cuja prevalência está em ascensão na faixa etária pediátrica.

O sistema de alimentação nos primeiros anos de vida de uma criança é determinado após os 6 primeiros meses pela rotina alimentar estabelecida pelo ambiente familiar. É comum a criança herdar as preferências por determinados tipos de alimentos em razão de uma memória dos sabores que são introduzidos dentro de casa. Antes do período escolar, a criança é apresentada gradativamente aos hábitos alimentares de seus familiares, porém, com a diversificação do convívio social, ela começa a receber influências ambientais por meio da experimentação de novos alimentos.

Nos primeiros meses de vida, a rotina de alimentação dos bebês é muito simples de ser administrada, e a amamentação, seja via leite materno ou industrializado, habitua o paladar da criança. Com a introdução de novos alimentos e sabores, é comum que os bebês, principalmente até os 2 anos de idade, tenham medo de experimentar novos tipos de comida e sabores, sendo esse fenômeno denominado *neofobia alimentar* (Silva e Teles, 2013).

Um grande desafio para os familiares nos primeiros anos de vida de uma criança é estimular o contato com alimentos que sejam simultaneamente saudáveis e agradáveis aos sentidos.

Ter práticas alimentares inapropriadas nos primeiros anos de vida, que, consequentemente, são reproduzidas durante a infância e a puberdade, pode repercutir de maneira negativa no crescimento e no desenvolvimento de maneira geral. Os dois primeiros anos de vida representam um período de intenso desenvolvimento físico, cognitivo e afetivo. A carência de nutrientes associada ao consumo excessivo de alimentos inadequados pode ocasionar sequelas futuras. O padrão de alimentação envolve a participação efetiva dos pais como os primeiros educadores nutricionais, por intermédio de interações familiares que utilizem estratégias cuidadosas na hora da refeição, a fim de ensinar as crianças sobre o que e o quanto comer.

No Brasil, desde 1999, existe uma importante política que tem como fundamento a descrição contínua e a predição de tendências das situações de alimentação e nutrição da população e seus fatores determinantes, denominada Política Nacional de Alimentação e Nutrição (PNAN). As ações da PNAN são monitoradas pelo Sistema de Vigilância Alimentar e Nutricional (Sisvan), que realiza coletas, processamento e análise de dados de grupos populacionais de forma contínua, visando obter um diagnóstico atual da situação alimentar e nutricional e, também, de suas tendências temporais, para subsidiar, avaliar intervenções e sustentar a tomada de decisões que objetivem as melhoras necessárias e contribuam para a qualidade de vida de toda a população (Brasil, 2012a).

Com esta visão, o Sisvan tem sido implementado em todo o Brasil para oferecer dados acerca das condições nutricionais dos indivíduos atendidos pelo Sistema Único de Saúde (SUS). As informações coletadas compreendem dados como peso e estatura de crianças, adolescentes, adultos, idosos e gestantes, bem como a medida da circunferência da cintura em adultos, por ser um indicador importante para averiguar o risco cardiovascular (Brasil, 2012a; Bagni e Barros, 2012).

Um estudo transversal descritivo publicado por Lima e Navarro (2014) que envolveu 469.265 crianças de 0 a 5 anos de idade acompanhadas pelo Sisvan em 2012, no Estado de Minas Gerais, revelou resultados importantes. Segundo o índice de peso *versus* idade, 3,8% têm peso baixo para a idade, 87,3% apresentam eutrofia (normalidade) e 8,8% estão com peso elevado para a idade. Já segundo o índice IMC *versus* idade, 7,5% encontram-se desnutridas, 60,3%, eutróficas, 17,4%, com risco de sobrepeso e 14,8%, com sobrepeso. Diante dos resultados, pode-se dizer que os desvios nutricionais mais encontrados na população acompanhada em 2012 foram o sobrepeso e a obesidade, perfil também já observado em outros estudos. Assim, a maior parte da população necessita de intervenção por meio de programas assistenciais e de saúde pública, pois, ao traçar o perfil nutricional das crianças de Minas Gerais, os dados servem como subsídio para o começo de uma implementação de ações de promoção da saúde, além de serem, também, linha de base para o monitoramento de tendências do baixo peso e do sobrepeso nesse grupo.

Contemplando todas essas características e metas, é consenso geral em todos os programas de saúde do mundo a importância do incentivo ao aleitamento materno (AM) exclusivo até os 6 meses, da introdução de alimentação complementar saudável, da manutenção do AM até 2 anos ou mais e de um estilo de vida adequado.

## 8.1 Aleitamento materno e prevenção de doenças

O AM e seus benefícios fazem parte de uma campanha de saúde pública altamente incentivada por todos os profissionais diretamente envolvidos com a área da Saúde, sendo, também, muito difundido em todas as esferas da sociedade mundial.

O AM proporciona um alimento completo, que, além de suprir as necessidades nutricionais do lactente, atua no fortalecimento de seu mecanismo de defesa, aumentando sua resistência contra infecções, pois é constituído por vitaminas, minerais, gorduras, açúcares e proteínas. Funciona, também, como um excelente mecanismo psicológico, em razão dos vínculos afetivos gerados entre a mãe e o recém-nascido, proporcionando mais tranquilidade ao bebê, além de colaborar para uma boa dentição e exercitar a musculatura da fala, o que contribui para melhorar a futura dicção (Antunes et al., 2008).

A composição de nutrientes do leite materno é riquíssima. Os nutrientes proteicos (70% de soro e 30% de caseína) diferem dos encontrados no leite de vaca (82% de caseína e 18% de soro). O tipo de proteína contida na fração soro também difere no leite humano (alfalactoalbumina) e no bovino (betalactoglobulina). Ademais, o leite materno contém lactoferrina, lisozima e imunoglobulina A (IgA) secretora em quantidades expressivamente superiores em relação ao leite bovino, que apresenta apenas traços dessas proteínas (Brasil, 2009).

O AM é importante para a prevenção de doenças, oferecendo proteção efetiva em curto e longo prazos. No que concerne às doenças infecciosas, ressalta-se o efeito protetor do AM exclusivo, mantido até o sexto mês de vida. O AM pode melhorar a qualidade de vida das famílias, uma vez que as crianças amamentadas adoecem menos, o que pode implicar menores gastos e evitar situações estressantes. Favero e Poll (2013) avaliaram a relação entre o tempo de AM e o motivo da internação hospitalar de crianças até 2 anos de idade por um questionário aplicado com 209 pais. A pesquisa identificou que as doenças respiratórias foram o principal motivo das internações, e que, nessas doenças, foi observada uma correlação estatística representativa, na qual quanto menor o tempo de AM maior o número de internações.

Nos últimos 30 anos, as políticas nacionais de apoio ao AM se basearam eminentemente na perspectiva hospitalar ou no apoio legal, mas houve pouco e incipiente estímulo para estabelecer essas ações no âmbito da Atenção Básica. Da mesma forma, a PNAN encerra uma lacuna de informação e amparo legal entre hábitos considerados inadequados até então, e corrobora para a concepção de novos padrões, aceitos atualmente.

> Na área da Atenção Básica à Saúde, a Estratégia Saúde da Família, desde a sua criação, no ano de 1993, vem se consolidando como um dos eixos estruturantes do Sistema Único de Saúde (SUS), por meio de um movimento de expressiva expansão de cobertura populacional, aprimorando em muito o acesso da população às ações de saúde. Dentro desse processo, o Pacto pela Redução da Mortalidade Materna e Neonatal, o Pacto pela Vida e a Política Nacional de Atenção Básica vieram para contribuir como instrumentos para o fortalecimento da Saúde da Família no âmbito do SUS. (Brasil, 2009, p. 9)

O Unicef, em sua publicação *Situação mundial da infância 2008: sobrevivência infantil* (Unicef, 2008), reconheceu a Estratégia Saúde da Família como uma das principais políticas adotadas pelo país responsável pela redução da mortalidade infantil nos últimos anos. Segundo dados do Unicef, o Brasil ocupa o segundo lugar no *ranking* de países capazes de atingir a meta de redução da mortalidade infantil em dois terços até 2015, de acordo com os Objetivos de Desenvolvimento do Milênio, da Organização Mundial da Saúde (OMS). O Brasil apresentou expressiva evolução na redução da mortalidade infantil entre 1990 e 2006, o que permite prever o cumprimento da meta muito antes do pactuado (Favero e Poll, 2013).

Os principais estudos publicados na última década sobre o AM, sua composição e seus benefícios permitem conhecer melhor os mecanismos pelos quais ele pode influenciar na prevenção de enfermidades como obesidade, alergias, diabetes tipos 1 e 2 e doença celíaca (Quadro 8.1).

Quadro 8.1 – Estudos sobre os mecanismos associados à prevenção de doenças e ao aleitamento materno

| Publicação | Efeito | Desfecho | Conclusão |
| --- | --- | --- | --- |
| Harder et al. (2005) | Obesidade | $r = 0,94$ (IC de 95%: 0,89 – 0,98) | Para cada mês de AM, há redução de 4% no risco de desenvolvimento de obesidade na vida adulta. |
| Owen et al. (2006) | Diabetes melito tipo 2 | $r = 0,61$ (IC de 95%: 0,44 – 0,55) | O AM na infância associa-se com uma diminuição de 39% no risco de desenvolvimento de diabetes tipo 2 na vida adulta. |
| Martin, Gunnel e Smith (2005) | Pressão arterial sistólica (PAS) e diastólica (PAD) | PAS $r = -1,4$ mmHg (IC de 95%: $-2,2$ a $-0,6$) e PAD $r = -0,6$ mmHg (IC de 95%: $-3,7$ a $-0,9$) | Observou-se uma discreta redução nos níveis de PAS e PAD na vida adulta em indivíduos que receberam AM. Entretanto, essa diminuição pode representar importante impacto na prevenção de doenças cardiovasculares em nível epidemiológico. |
| Klement et al. (2004) | Doença inflamatória intestinal (DII) | Doença de Crohn $r = 0,67$ (IC de 95%: 0,52 – 0,86) Colite ulcerativa $r = 0,77$ (IC de 95%: 0,61 – 0,96) | O AM associa-se a uma redução de 33% e 23% no risco de desenvolvimento de doença de Crohn e retocolite ulcerativa, respectivamente. |
| Gdalevich, Mimouni e Mimouni (2001) | Asma | $r = 0,70$ (IC de 95%: 0,60 – 0,81) | O AM exclusivo nos primeiros meses de vida associa-se a uma redução de 30% no risco de desenvolvimento de asma na infância. |
| Gdalevich et al. (2001) | Dermatite atópica | $r = 0,58$ (IC de 95%: 0,41 – 0,92) | O AM exclusivo nos três primeiros meses de vida associa-se à queda do risco de desenvolvimento de dermatite atópica em crianças com risco de atopias. |
| Akobeng et al. (2006) | Doença celíaca | $r = 0,48$ (IC de 95%: 0,40 – 0,59) | O AM durante a exposição ao glúten e a maior duração do AM associaram-se à redução de 52% no risco de desenvolvimento de doença celíaca. |

r: correlação; IC: intervalo de confiança.
Fonte: Souza e Sarni (2010, p. 37).

## 8.2 Orientações nutricionais durante o crescimento

O crescimento e o desenvolvimento saudáveis das crianças e dos jovens em geral estão diretamente relacionados aos nutrientes provenientes dos alimentos. Em geral, quase todos os indivíduos em fase de crescimento necessitam de supervisão sistemática tanto dos responsáveis quanto dos profissionais da Saúde sobre quantidade e tipos de alimentos importantes para a saúde e para a prevenção de determinadas doenças relacionadas a carências nutricionais típicas dos períodos de crescimento.

A formação das práticas alimentares é influenciada por fatores fisiológicos, psicológicos, socioculturais e econômicos. Nos primeiros anos de vida, a criança tem os adultos responsáveis como modelo. Mais adiante, passa a ter influência da escola e dos veículos de comunicação.

Um dos fatores importantes relacionados à obesidade infantil é a influência familiar e seus hábitos alimentares. Uma vez que existe relação entre os hábitos alimentares de crianças e adultos de uma mesma família, pesquisas sobre a herança desses hábitos reforçam a necessidade de alertar a sociedade sobre os perigos nocivos à saúde que o excesso de peso pode acarretar.

O estudo de Pagan et al. (2013) avaliou a composição nutricional de macro e micronutrientes da alimentação de pais e filhos e suas possíveis associações no que diz respeito aos excessos e às deficiências na alimentação de 24 indivíduos que integraram um programa multiprofissional de tratamento da obesidade. Os resultados indicaram um percentual de gordura corporal acima da faixa considerada saudável, pois os valores calóricos consumidos pelos adolescentes foram estatisticamente superiores aos dos seus responsáveis. O estudo encontrou adequação dos macronutrientes tanto na alimentação dos adolescentes quanto dos responsáveis, conforme proposta sugerida pelas DRIs, todavia, em relação ao consumo de micronutrientes, foi possível verificar que grande parte das vitaminas e dos minerais não atendiam às necessidades diárias recomendadas. A pesquisa sugeriu, ainda, a necessidade do acompanhamento de uma equipe multiprofissional capaz de orientar os adolescentes e seus responsáveis sobre a importância da melhora dos hábitos alimentares para a manutenção da saúde.

Para que a alimentação atenda às necessidades básicas necessárias para a manutenção da saúde, ela deve satisfazer quatro quesitos essenciais, conforme a proposta de Koletzko (2008):

- Ser suficiente: fornecer energia suficiente para a fisiologia normal do organismo (lei da quantidade – alimentação fornecida por livre demanda).
- Ser completa: fornecer todos nutrientes (lei da qualidade).

- Ser equilibrada: nutrientes em quantidades proporcionais (lei da harmonia). Para que uma alimentação seja completa e equilibrada, a dieta deve ser onívora e variada.
- Ser adequada: respeitar a fisiologia, a etapa evolutiva do desenvolvimento da criança e as condições socioeconômicas de sua família (lei da adequação).

Durante os períodos de crescimento, sejam esses de velocidade mais lenta ou mais acelerada, a criança tem um metabolismo proteico relativamente mais intenso, o que contribui para o aumento das necessidades energéticas. Nos seus primeiros anos de vida, sua atividade muscular é muito intensa, e suas perdas calóricas são muito acentuadas e proporcionais à sua estatura e estrutura corporal.

A conduta alimentar tem início nos primeiros dias de vida e se modifica nas diversas fases do processo de crescimento e socialização infantil. As crianças que apresentam um *deficit* nutricional podem ter alterações em várias funções orgânicas, o que pode diminuir a tolerância alimentar e a eficiência do processo imunológico.

Segundo Briefel et al. (2004) e Koletzko et al. (2008), para que a criança e os jovens como um todo desenvolvam hábitos alimentares saudáveis, os responsáveis devem estar atentos aos seguintes princípios básicos nutricionais:

- *Atender às necessidades energéticas ou quantitativas*: a quantidade de alimento que deve ser ingerida será apenas aquela que faça a criança se sentir satisfeita e que fundamentalmente atribua um brando crescimento e desenvolvimento.
- *Ser uma alimentação adequada em relação a intervalos ou horários e número de refeições diárias*: a criança deve receber sua alimentação quando tiver fome, e esta pode ser manifestada pelo choro. Nos primeiros anos de vida, deve-se estipular um horário alimentar flexível, autorregulado e contínuo.
- *Apresentar correlação adequada*: os nutrientes que são essenciais, como os alimentos construtores, reguladores e energéticos, devem estar inclusos na dieta alimentar em quantidades suficientes.
- *Ser constituída por leite materno nos primeiros meses de vida*: o leite materno é o único alimento que atende a todas as necessidades nutricionais da criança seguramente.
- *Introduzir alimentos novos de modo progressivo*: visa à tolerância gastrintestinal, à sensibilidade alérgica e ao paladar.
- *Ser tão variada quanto possível*: possibilita que a criança tenha contato com todos os nutrientes que precisa.
- *Ministrar os alimentos com técnica adequada à sua boa aceitação*: fazer que o ato da alimentação não seja causa de agressão à criança, aprendendo a respeitar a recusa alimentar.

Nutrição durante o crescimento

Geralmente, para aplicar efetivamente uma proposta nutricional que atenda aos quesitos básicos mencionados anteriormente, os países adotam recomendações nutricionais em formato de guias alimentares. Esses guias são ferramentas de orientação para a promoção da saúde por meio de hábitos alimentares adequados. Eles buscam prevenir excessos e carências nutricionais, propondo a moderação e a proporcionalidade no consumo dos alimentos.

Entre 1993 e 1994, o Food and Nutrition Board (FNB), do Institute of Medicine (IOM) da National Academy of Sciences (NAS), dos Estados Unidos, desenvolveu publicações orientadas pela OMS, e assim surgiram as Dietary Reference Intakes (DRIs), ou Ingestões Dietéticas de Referência, que introduziram novos e importantes conceitos de recomendações nutricionais dos mais diferentes alimentos (Koletzko, 2008).

O *Guia alimentar para a população brasileira*, publicado pelo Ministério da Saúde, reflete as recomendações preconizadas pela OMS. Esse guia foi posteriormente sintetizado em versão de bolso intitulada *Guia alimentar: saiba como ter uma alimentação saudável* (Brasil, 2013), no qual constam os "10 passos para uma alimentação saudável". Esses passos, descritos a seguir, podem ser aplicados pelos pais ou responsáveis desde os primeiros meses de vida da criança até o início da sua vida adulta:

1) Faça pelo menos três refeições (café da manhã, almoço e jantar) e dois lanches saudáveis por dia. Não pule as refeições.

2) Inclua diariamente seis porções do grupo de cereais (arroz, milho, trigo, pães e massas), tubérculos, como as batatas, e raízes, como a mandioca/macaxeira/aipim, nas refeições. Dê preferência aos grãos integrais e aos alimentos na sua forma mais natural.

3) Coma diariamente pelo menos três porções de legumes e verduras como parte das refeições e três porções ou mais de frutas nas sobremesas e nos lanches.

4) Coma feijão com arroz todos os dias ou, pelo menos, cinco vezes por semana. Esse prato brasileiro é uma combinação completa de proteínas e bom para a saúde.

5) Consuma diariamente três porções de leite e derivados e uma porção de carnes, aves, peixes ou ovos. Retirar a gordura aparente das carnes e a pele das aves antes da preparação torna esses alimentos mais saudáveis!

6) Consuma, no máximo, uma porção por dia de óleos vegetais, azeite, manteiga ou margarina. Fique atento aos rótulos dos alimentos e escolha aqueles com menores quantidades de gorduras trans.

7) Evite refrigerantes e sucos industrializados, bolos, biscoitos doces e recheados, sobremesas doces e outras guloseimas como regra da alimentação.

8) Diminua a quantidade de sal na comida e retire o saleiro da mesa. Evite consumir alimentos industrializados com muito sal (sódio), como hambúrguer, charque, salsicha, linguiça, presunto, salgadinhos, conservas de vegetais, sopas, molhos e temperos prontos.

9) Beba pelo menos dois litros (seis a oito copos) de água por dia. Dê preferência ao consumo de água nos intervalos das refeições.

10) Torne sua vida mais saudável. Pratique pelo menos 30 minutos de atividade física todos os dias e evite as bebidas alcoólicas e o fumo. Mantenha o peso dentro de limites saudáveis.

Os profissionais de Nutrição não recomendam uma dieta padrão para todos os adolescentes. É importante adequar todos os grupos de nutrientes para as diferentes etapas do estirão puberal, e, de acordo com as atividades diárias e os diferentes estilos de vida, dividir a dieta em três refeições, com dois a três lanches ao dia, balanceando as ingestões e os gastos diários, sem exageros nos fins de semana.

Padrões alimentares inadequados durante a infância e a adolescência estão ligados não somente à ocorrência da obesidade, uma vez que a incidência de crianças obesas já é três vezes mais elevada que a de crianças desnutridas no mundo, mas, também, ao risco subsequente de contrair câncer, diabetes e doenças cardiovasculares na idade adulta (Soares et al., 2014).

Estudos em diversos países vêm demonstrando a baixa adesão de jovens às recomendações nutricionais de seus países. Diethelm et al. (2011 apud Couto et al., 2014) verificaram que adolescentes europeus consomem metade da quantidade recomendada de frutas e de legumes e menos de dois terços da quantidade recomendada de leite e derivados. Esse estudo constatou, também, um elevado consumo de carne, de gorduras e de doces entre os jovens.

Uma pesquisa realizada por Martins, Ferreira e Carvalho (2014) sobre o estado nutricional e o consumo alimentar de 130 adolescentes escolares de Maringá (PR) identificou que, apesar de a maioria dos avaliados encontrar-se no peso adequado, 40% dos jovens estavam acima do esperado para a idade. Quanto ao consumo alimentar, 64% dos adolescentes consumiam alimentos não saudáveis com maior frequência. Os indivíduos classificados com peso adequado apresentaram menor frequência de consumo de alimentos saudáveis (66,7%), já os indivíduos obesos apresentaram um dos menores índices de consumo de alimentos não saudáveis (38,9%). O estudo destacou a relevância de reeducação e orientação alimentar, demonstrando a importância do nutricionista e do desenvolvimento de ações estratégicas de saúde pública.

Outro guia alimentar mais específico para as diferentes fases de crescimento é a proposta organizada pelo Departamento de Nutrologia da Sociedade Brasileira de Pediatria (SBP, 2012), que estabelece o número de porções ao dia recomendado de acordo com a faixa etária, segundo grupos e níveis da pirâmide alimentar (Tabela 8.1).

Tabela 8.1 – Pirâmide alimentar do Departamento de Nutrologia da Sociedade Brasileira de Pediatria

| Nível da pirâmide | Grupo alimentar | Idade 6-11 meses | Idade 1-3 anos | Idade pré-escolar e escolar | Adolescentes e adultos |
|---|---|---|---|---|---|
| | | Porções diárias ||||
| 1 | Cereais, pães, tubérculos e raízes | 3 | 5 | 5 | 5 a 9 |
| 2 | Verduras e legumes | 3 | 3 | 3 | 4 a 5 |
| | Frutas | 3 | 4 | 3 | 4 a 5 |
| 3 | Leites, queijos e iogurtes | Leite Materno* | 3 | 3 | 3 |
| | Carnes e ovos | 2 | 2 | 2 | 1 a 2 |
| | Feijões | 1 | 1 | 1 | 1 |
| 4 | Óleos e gorduras | 2 | 2 | 1 | 1 a 2 |
| | Açúcar e doces | 0 | 1 | 1 | 1 a 2 |

Fonte: adaptado de SBP (2012).

* Na impossibilidade de oferecer o leite materno, fornecer uma fórmula infantil adequada para a idade.

Na sequência, a Figura 8.1 representa um esquema de pirâmide alimentar.

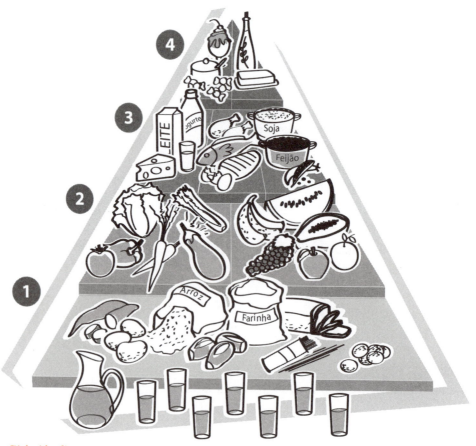

Figura 8.1 – Pirâmide alimentar.
Fonte: SBP (2012).

## 8.3 Obesidade associada ao sedentarismo e aos hábitos alimentares infantojuvenis

O excesso de peso em crianças e adolescentes é uma epidemia mundial, refletindo as mudanças ocorridas no estilo de vida da sociedade, principalmente na mudança dos hábitos alimentares e na redução da prática de atividade física.

Tanto o Brasil como outros diversos países vêm enfrentando uma crescente onda de sedentarismo. Esse fator de risco à saúde atinge grande parte da população adulta e também se prolifera entre as crianças e os adolescentes, estando associado a uma transição nutricional, determinada frequentemente pela carência de nutrientes essenciais em razão de uma alimentação desregrada. Ao passo que os índices de desnutrição vêm diminuindo consideravelmente nas últimas duas décadas em todo o mundo, observa-se o aumento na incidência do excesso de peso e, também, da obesidade, que já se inicia na infância, fato esse que contribui diretamente para a propagação de inúmeras patologias que poderiam ser controladas com hábitos de vida mais saudáveis. Doenças como a hipertensão arterial e a obesidade, que contribuem para o aparecimento de doenças cardíacas, são responsáveis pela maioria das mortes no mundo. No Brasil, as doenças do coração correspondem à primeira causa de morte há pelo menos quatro décadas, acompanhadas de um aumento expressivo da mortalidade por diabetes e por outras doenças associadas.

A obesidade é definida pelo excesso de gordura corporal ou de tecido adiposo que representa risco à saúde (World Health Organization, 2003 apud Oliveira et al., 2004). Trata-se de uma doença complexa, com etiologia multifatorial e consequências metabólicas heterogêneas.

O fenômeno da obesidade já atinge o público infantojuvenil. Se há 40 anos o grande foco de pesquisas na área da Saúde se destinava aos problemas relacionados à desnutrição, nas últimas duas décadas, canalizam-se as pesquisas para o tema obesidade infantil e juvenil. Tal preocupação é destaque na literatura internacional em razão da associação da obesidade a inúmeras outras doenças, como distúrbios hormonais que induzem a intolerância à glicose, considerados fatores de risco para o diabetes tipo 2, assim como a hipertensão arterial, frequentemente associada a doenças cardiovasculares, que podem afetar os adultos e também uma população mais jovem.

As taxas de excesso de peso e, consequentemente, a obesidade tem aumentado significativamente ao redor do mundo. Em Taiwan, a incidência de sobrepeso durante a infância quase dobrou entre 1986 (13%) e 2009 (27,7%) (Chen et al., 2006). Nos Estados Unidos, um estudo demonstrou que 31,8% das crianças com idades entre 2 e 19 anos se encontravam com sobrepeso ou obesidade (Ogden et al., 2012). Uma pesquisa realizada na Nova Zelândia com 9.107 estudantes adolescentes constatou que 31,7% dos avaliados estavam com sobrepeso ou obesidade e

2,5% tinham obesidade severa (Farrant et al., 2013). Na Europa, os países que apresentam a maior prevalência de sobrepeso em adolescentes de 14 a 17 anos de idade são Reino Unido (21%), Espanha (21%), Grécia (22%), e Chipre (23%) (Popkin e Gordon-Larsen, 2004).

Uma pesquisa de orçamento familiar realizada pelo IBGE nos anos 2002-2003 no Brasil indicou uma prevalência de sobrepeso em adolescentes de 16,7%, sendo a frequência maior nos meninos do que nas meninas (17,9% e 15,4%, respectivamente). A frequência de adolescentes do sexo masculino com excesso de peso foi maior nas regiões Sul (22,6%), Sudeste (21,5%) e Centro-Oeste (19,3%) do que nas regiões Norte (15,3%) e Nordeste (11,8%). Dentro de cada região, o problema se mostrou mais frequente no meio urbano do que no rural. Em relação à obesidade, cerca de 2% dos adolescentes brasileiros foram diagnosticados como obesos, sendo 1,8% de meninos e 2,9% de meninas. Em ambos os sexos, a frequência da obesidade foi maior na Região Sul, Sudeste e Centro-Oeste do que nas Regiões Norte e Nordeste (IBGE, 2006).

No período de 2008-2009, no que diz respeito às regiões Norte e Nordeste, informações sobre o estado nutricional da população de crianças de 5 a 9 anos de idade revelaram que a prevalência de excesso de peso variou de 25% a 30%. Já nas regiões Sudeste, Sul e Centro-Oeste, esse índice foi de 32% a 40%. No Brasil como um todo, quanto à faixa etária de 10 a 19 anos de idade, a prevalência de excesso de peso saltou de 3,7% para 21,7% nos meninos e de 7,6% para 19,4% nas meninas, entre os períodos de 1974-1975 e 2008-2009 (IBGE, 2010).

Há uma grande variabilidade nos resultados de prevalência de obesidade em escolares quando são comparados os estudos realizados no Brasil e no mundo. Em Apucarana, no Paraná, a prevalência de sobrepeso em crianças e adolescentes foi de 24,7% entre as meninas e 21,9% entre os meninos, dos quais 5,9% e 4,1%, respectivamente, apresentavam obesidade (Guedes et al., 2006). Em Santos, São Paulo, a prevalência de sobrepeso em crianças foi de 15,7% e de obesidade de 18% (Costa, Cintra e Fisberg, 2006). Em Belém, Pará, a prevalência de sobrepeso em crianças e adolescentes foi de 28,8% e de obesidade de 36,2% (Ribas e Santana da Silva, 2009). Na cidade de São Paulo, por sua vez, a taxa de obesidade entre adolescentes de 10 a 14 anos foi de aproximadamente 10% (Cintra et al., 2007).

A proposta curricular de atividades físicas e esportivas destinada a aulas de Educação Física do ensino público, principalmente para o Estado de São Paulo, foi muito bem elaborada como fundamentação teórica, porém, na prática, é preciso considerar que a maioria das escolas da rede pública de ensino não tem estrutura adequada tanto de material quanto de espaço para o desenvolvimento de tais atividades.

Considerando a proposta atual da Educação Física Escolar com dois estímulos semanais de 50 minutos para a prática de atividades físicas, tendo como objetivo a saúde e a prevenção da obesidade, estima-se que esses estímulos sejam insuficientes para desenvolver um estilo de vida saudável em crianças e em jovens. É preciso analisar também a disposição das atuais instituições de ensino, tanto da rede pública quanto da particular, em promover programas esportivos adequados e preocupados com a saúde dos jovens brasileiros.

A preocupação maior seria com a faixa etária correspondente ao ensino médio, aproximadamente, entre 14 e 18 anos de idade. É fato que no período noturno, nas escolas públicas, não se aplica um programa de Educação Física Escolar regular de atividade física, e que, nos outros períodos, tanto a rede pública quanto a particular não valorizam a prática de atividades físicas nessa faixa etária. A grande preocupação das entidades de ensino nesse período escolar se destina às atividades intelectuais, e nem é cogitada a questão da saúde, tampouco a da cultura de um estilo de vida saudável por meio de atividades físicas e do esporte, pensando-se um programa de saúde preventiva em um futuro próximo, por parte do Ministério da Educação e, muito menos, das instituições (Arena e Campos, 2005).

Na fase puberal, o excesso de peso constitui um fator de risco para muitas alterações precoces e/ou tardias, como distúrbios psicossociais, depressão, isolamento, baixa autoestima, distúrbios respiratórios e ortopédicos, hipertensão, diabetes, dislipidemia, síndrome metabólica, doenças cardiovasculares e câncer. A prática de atividades físicas na adolescência aparece como um dos determinantes de um estilo de vida ativo na vida adulta. Dessa forma, a atenção especial à prática de atividades físicas durante a adolescência dada pelos Ministérios da Educação e da Saúde do Brasil pode ser o primeiro passo para reverter o crescente quadro de sedentarismo e de obesidade, bem como suas consequências para a população brasileira em um futuro próximo.

Tendo em vista a magnitude do problema, deve-se implementar medidas de promoção da saúde a fim de reverter esse cenário. Nesse contexto, são necessárias políticas de saúde que consolidem a escola como um espaço privilegiado para práticas preventivas e que promovam a saúde e a educação para a saúde.

O nível de sedentarismo ou a diminuição das atividades físicas da vida cotidiana de crianças e adolescentes também vem aumentando consideravelmente nas últimas duas décadas. Ao passo que as crianças pequenas são identificadas pela sua incansável energia de movimento, com o passar do tempo, depois que a criança é alfabetizada, os seus hábitos de movimento se modificam gradativamente. No caso de crianças de 7 a 10 anos, é comum observá-las frequentemente entretidas com seus aparelhos eletrônicos ou *games*. O fato é que a continuidade da prática de atividades físicas é reduzida consideravelmente com o passar dos anos, principalmente no período do final da infância e adolescência para a idade adulta. Essas observações reforçam uma forte tendência secular a uma associação entre sedentarismo e excesso de peso corporal nesse grupo populacional, o que justifica a inserção desse comportamento como variável em estudos que procuram identificar fatores associados ao excesso de peso corporal em crianças e em adolescentes. Entretanto, ainda não existem estudos suficientemente consistentes a respeito da associação entre essas duas variáveis em populações infantojuvenis, possivelmente por limitações metodológicas de tais pesquisas.

Segundo Cabrera et al. (2014), que analisaram a prevalência de sobrepeso e obesidade e do nível de atividade física em 170 crianças e 232 adolescentes escolares de uma cidade do sudoeste do Estado de São Paulo, 30,59% dos indivíduos estão com sobrepeso ou obesidade, a maioria deles adolescentes. Observou-se que 62,68% da amostra são inativos ou inadequadamente ativos, a maioria do sexo feminino. Tais dados demonstram um considerável risco de complicações musculoesqueléticas e cardiovasculares ao longo da vida desses indivíduos. O estudo ressaltou, ainda, a importância da realização de programas educacionais e nutricionais na escola, para prevenção e tratamento dos indivíduos com excesso de peso e baixo nível de atividade física. Já o estudo de Mello et al. (2014), que verificou a associação entre o nível de atividade física e o excesso de peso corporal em 1.455 adolescentes escolares, mostrou que 27,8% estavam com excesso de peso e 68% estavam expostos à inatividade física. Após ajuste em termos de nível socioeconômico, sexo e idade, não foi encontrada associação estatisticamente significativa entre o nível de atividade física e o excesso de peso corporal.

Além da associação entre a crescente onda de sedentarismo e a obesidade, estudos desenvolvidos na última década procuraram investigar o nível de aptidão física das crianças brasileiras e hábitos alimentares. Tais estudos reforçam a preocupação de que a obesidade infantil e juvenil associada às mudanças nos hábitos alimentares das crianças brasileiras se constitui um sério problema de saúde pública, que atinge todas as camadas sociais da população brasileira (Mello, Luft e Meyer, 2004).

Um estudo de Carvalho et al. (2013) sobre a associação entre o índice de massa corporal (IMC), hábitos alimentares e a atividade física de lazer, realizado com 99 escolares adolescentes, apesar de apresentar uma incidência de sobrepeso entre 19,6% dos meninos e 16,6% das meninas, no que tange aos hábitos alimentares das crianças e adolescentes nas três refeições diárias (café da manhã, almoço e jantar), observou um maior consumo de alimentos relativamente saudáveis, mas com ingestão deficiente de frutas, legumes e verduras, aquém dos níveis recomendados pelo Ministério da Saúde do Brasil. Isso demonstra, do ponto de vista qualitativo, hábitos alimentares inadequados. Uma pesquisa realizada pelo IBGE (2010) verificou que o consumo de frutas, verduras e legumes estava abaixo de 400 g diários, revelando-se insuficiente para 90% da população brasileira, uma vez que o Ministério da Saúde recomenda um consumo mínimo de 400 g por dia.

# Sistemas e tecidos durante o crescimento | 9

## 9.1 Crescimento e sistema endócrino

O sistema endócrino é o responsável pela produção dos diferentes hormônios que circulam pelo corpo humano. É um sistema fisiológico complexo constituído por pequenos órgãos denominados glândulas. Dentre as glândulas endócrinas, as que têm maior relação com os processos de crescimento, desenvolvimento e maturação são o hipotálamo e a hipófise, a tireoide e as paratireoides, as suprarrenais (adrenais), o pâncreas, os ovários e os testículos. Os hormônios produzidos por essas glândulas são responsáveis por inúmeras funções orgânicas, como o crescimento dos diferentes tecidos corporais, o metabolismo de produção e gasto de energia, e, até mesmo, pelas características sexuais típicas de cada gênero no início da puberdade.

Para controlar as funções endócrinas, a secreção de cada hormônio deve ser regulada dentro de limites delimitados. Tal mecanismo de regulação é chamado de *feedback* ou retroalimentação. A cada momento, o organismo precisa detectar se é preciso uma quantidade maior ou menor de um determinado hormônio. O *feedback* é negativo quando a concentração do hormônio secretado por uma glândula atinge um limite acima do necessário, e acontece uma interrupção da secreção desse hormônio, com a consequente interrupção desse circuito de ação. Por sua vez, o *feedback* é positivo quando a concentração de um hormônio é baixa e, por isso, há necessidade de a glândula secretá-lo para desenvolver alguma atividade fisiológica (Grendene, 2011).

Os hormônios atuam como sinais químicos através do corpo, secretados por células endócrinas especializadas, e são transportados pelo sangue até as células-alvo específicas, que têm receptores específicos (2.000 a 10.000). Segundo Pfaff (2002), os hormônios são subdivididos basicamente em (Figura 9.1):

- Esteroides: são lipossolúveis e difundem-se muito facilmente através das membranas celulares (córtex adrenal, ovários, testículos e placenta).
- Não esteroides: não são lipossolúveis.
- Proteicos ou peptídicos.
- Derivados de aminoácido (tireoide, medula adrenal).

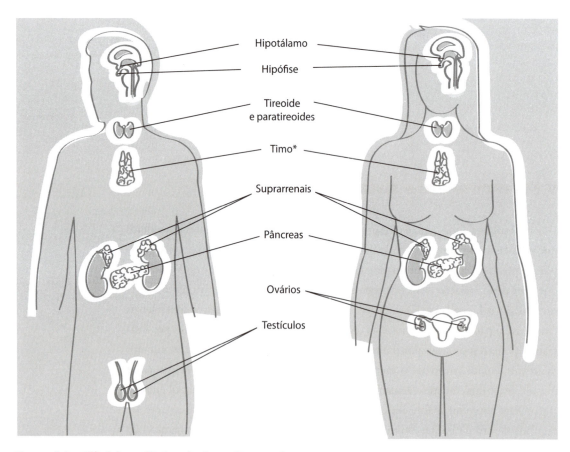

FIGURA 9.1 – Glândulas endócrinas do sistema hormonal.
*Timo: glândula cuja principal função é a produção de linfócitos T, células essenciais para a resposta imunológica do organismo. Essa glândula continua a crescer até a puberdade, quando então inicia um processo de atrofia progressiva, passando a sua principal função a ser exercida por outras estruturas.

## 9.1.1 Hipotálamo e hipófise

O hipotálamo é um órgão regulador da glândula hipófise e está localizado logo acima dela. Ele secreta fatores de liberação no leito capilar do infundíbulo, e produz hormônios que são levados até a glândula pelo sistema hipofisário.

A hipófise se apresenta em forma de corpo ovoide, pesa 0,5 g e mede de 10 a 15 mm em seu maior diâmetro. É dividida em adenohipófise e neurohipófise. Esta armazena neurossecreções hipotalâmicas e recebe sua inervação a partir do trato hipotálamo-hipofisial (Collins et al., 2001). Dessa forma, o hipotálamo realiza a interface entre o sistema nervoso central e o sistema endócrino como um todo, pois controla as funções da glândula-mestra, a hipófise (Figura 9.2).

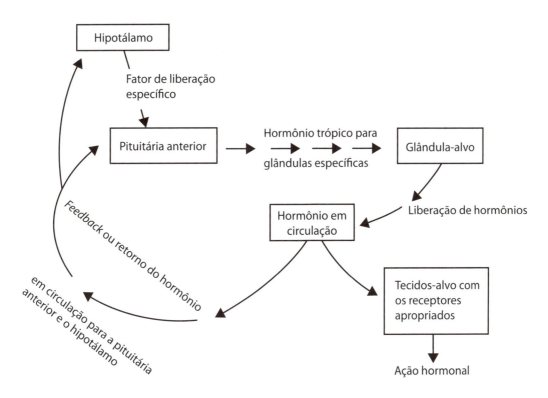

Figura 9.2 – Ação hormonal da relação entre as ações do hipotálamo e hipófise com o sistema nervoso central.

De acordo com Guyton e Hall (2011), a hipófise secreta os seguintes grupos de hormônios: o somatotrófico (GH), o mamotrófico (prolactina), os corticotróficos (ACTH e MSH), o tireotrófico (TSH) e os gonadotróficos (FSH e LH). A hipófise é a principal glândula na regulação do crescimento e da maturação (Veldhuis et al., 2006), em razão dos seis hormônios que produz:

- somatotropina (GH);
- corticotropina (adrenocorticotrópico);
- tirotropina;
- gonadotropinas (FSH, LH e luteotrópico).

O Quadro 9.1 apresenta uma síntese dos principais hormônios do hipotálamo com as respectivas funções envolvidas na regulação do crescimento e da maturação.

Quadro 9.1 – Principais hormônios do hipotálamo, reguladores do crescimento e da maturação

| Hormônio | Função |
| --- | --- |
| Hormônio liberador do hormônio de crescimento (GHRH) | Estimula a secreção do hormônio de crescimento. |
| Hormônio liberador da tireotropina (TRH) | Estimula a secreção de tireotropina. |
| Hormônio liberador de corticotropina | Estimula a secreção do hormônio adrenocorticotrópico. |
| Hormônio liberador da gonadotropina | Estimula a secreção do hormônio folículo-estimulante (FSH) e do luteinizante (LH). |

Segundo Pardini (2001), a hipófise anterior produz vários hormônios, como a prolactina (PRL), o estimulador do cortisol (ACTH), o estimulador da tireoide (TSH), o responsável pela regulação dos hormônios sexuais estrogênio e testosterona (LH), o hormônio folículo-estimulante (FSH) e o hormônio do crescimento (GH). Já a hipófise posterior armazena e secreta dois hormônios diferentes: a ocitocina e a vasopressina (ADH).

A hipófise é uma glândula que produz hormônios responsáveis pela regulação do funcionamento de praticamente todas as outras glândulas endócrinas do organismo. Doenças associadas ao funcionamento da hipófise podem manifestar-se com a disfunção no que diz respeito ao excesso ou à deficiência de diversos hormônios. Como exemplo, cita-se o gigantismo e o nanismo, sendo o primeiro causado pela produção aumentada de hormônio de crescimento e o último pela deficiência desse mesmo hormônio.

O grupo de fatores que influenciam o crescimento de forma direta é constituído pelos hormônios, em especial, os componentes do eixo GH-sistema IGF (hormônio do crescimento – fatores de crescimento semelhantes à insulina ou *insulin-like growth factors*), e pela herança genética. É por meio do eixo GH-sistema IGF que a maioria dos fatores que atuam no processo de crescimento exerce sua ação.

A secreção do GH ocorre em pulsos, principalmente no início das fases III e IV do sono, com meia-vida de, aproximadamente, 20 minutos. Em geral, ocorrem 6 a 10 pulsos secretórios nas 24 horas, principalmente à noite, com concentrações entre os pulsos tão baixas quanto 0,04 $\mu$g/L. A amplitude dos pulsos e a massa de GH secretada variam com a idade, aumentando durante a puberdade, período em que ocorre a maior secreção desse hormônio, e decaindo na vida adulta para concentrações semelhantes às de indivíduos pré-púberes, com posterior diminuição progressiva (Guyton e Hall, 2011).

A secreção hipofisária de GH é controlada no hipotálamo pela somatostatina, pelo GHRH (hormônio liberador do GH) e, em menor intensidade, pela grelina. A secreção do GH é estimulada tanto pelo GHRH como pela grelina, que atuam mediante receptores específicos distintos acoplados à proteína G, ao passo que a somatostatina tem ação inibitória. Diversos fatores podem interferir na secreção do GH, por meio da regulação do GHRH e da somatostatina. A tiroxina, o glucagon, os esteroides sexuais, a dopamina, a hipoglicemia e alguns hexapeptídeos sintéticos (*GH releasing peptides* – GHRPs) estimulam, dessa forma, a secreção de GH, atuando no hipotálamo e/ou na hipófise (Guyton e Hall, 2011).

## 9.1.2 Tireoide

A tireoide é uma glândula pequena localizada no pescoço que pesa de 20 a 25 g no indivíduo adulto. É constituída por folículos revestidos por células cuboides regulares, separados por um escasso estroma fibrovascular, e utiliza o iodo como substrato para a síntese de dois hormônios denominados T3 (ou tri-iodotireonina) e T4 (ou tireoxina).

A tireoide se adapta às necessidades do organismo quanto ao controle metabólico de fracionar os nutrientes provenientes dos alimentos, tanto para a finalidade de armazenamento quanto para a utilização como fonte energética. Geralmente, aumenta de tamanho no início da puberdade, durante o período gestacional ou em situações de estresse fisiológico. A falha desse equilíbrio normal entre o aumento do tamanho das suas células e a involução pode produzir desvios do padrão histológico normal e gerar doenças como o hipertireoidismo e o hipotireoidismo (Collins et al., 2001).

Os hormônios tireoidianos envolvidos na regulação do crescimento e da maturação são a tireoxina, a tri-iodotireonina e a tireocalcitonina (Quadro 9.2).

Quadro 9.2 – Principais hormônios da tireoide, reguladores do crescimento e da maturação

| Hormônio | Função |
| --- | --- |
| **Tireoxina e tri-iodotireonina** | A tireoxina é essencial para que o hormônio de crescimento produza todos os seus efeitos. Ambos estimulam a taxa metabólica. |
| **Tireocalcitonina** | Diminui a quantidade de cálcio em circulação, inibindo a reabsorção óssea ou aumentando a taxa de deposição de cálcio nos ossos. |

### 9.1.3 Paratireoides

As quatro glândulas paratireoides se posicionam atrás da glândula tireoide e têm células secretoras de hormônio paratireoideo (PTH), que, por sua vez, tem a função de mobilizar o cálcio ósseo. Como o aumento da reabsorção do cálcio interfere na ativação da vitamina D e baixa os níveis séricos de fosfato, os hormônios paratireoides controlam a regulação de íons cálcio e de fósforo no sangue, além de estimular a reabsorção óssea e diminuir a excreção de cálcio na urina. Em razão disso, tem ação vital para o desenvolvimento normal de ossos e dentes durante o crescimento (Godfrey, Madgwick e Whyte, 2003).

### 9.1.4 Suprarrenais

As suprarrenais são glândulas achatadas em forma de meia-lua, situadas no polo superior de cada rim. No adulto, a glândula normal pesa cerca de 4 g e é composta por duas unidades funcionais distintas, a medula adrenal e o córtex adrenal (Godfrey, Madgwick e Whyte, 2003). Segundo Pardini (2001), a medula adrenal é composta por células neuroendócrinas produtoras de catecolaminas. Existe, também, um sistema extra-adrenal que, em conjunto com a medula suprarrenal, atua de forma integrada com o sistema nervoso autônomo. Já o córtex adrenal secreta três tipos principais de esteroides: os mineralocorticoides (aldosterona), os glicocorticoides (cortisol) e os hormônios androgênicos responsáveis por características sexuais secundárias (desidroepiandrosterona e androstenediona), conforme descrito no Quadro 9.3.

Quadro 9.3 – Principais hormônios do córtex adrenal, reguladores do crescimento e da maturação

| Hormônio | Função |
| --- | --- |
| Aldosterona | Regula a homeostase de sódio e potássio e o volume de fluido extracelular. |
| Glicocorticoides | Aumenta o nível de glicose no sangue e a mobilização de gordura. Tem ação anti-inflamatória. Pode aumentar o apetite. |
| Desidroepiandrosterona | Em mulheres, é convertida em testosterona nos tecidos periféricos. |
| Androstenediona | Em homens, é convertida em estrogênio nos tecidos periféricos. |

### 9.1.5 Pâncreas

O pâncreas está localizado no abdome e constitui-se por unidades funcionais, denominadas Ilhotas de Langerhans, cuja função é controlar os níveis de glicose sanguínea. Cada ilhota tem quatro tipos celulares: as células *alfa* que sintetizam e acumulam o glucagon (hormônio hiperglicemiante); as células *beta*, produtoras de insulina; as células *delta*, que produzem a somatostatina que inibe a liberação de insulina e glucagon; e as células *Pp*, que produzem o polipeptídeo pancreático que tem efeitos no aparelho gastrointestinal (Guyton e Hall, 2011).

Alterações persistentes nos níveis de glicose sanguínea podem desencadear a diabetes melito. Quando há um desequilíbrio nos níveis de glicose sanguínea, porque o pâncreas não produz insulina suficiente, ocorre a diabetes *tipo I*, e quando acontece uma resistência sanguínea à ação da insulina, é desencadeado o diabetes *tipo II* (Pfaff, 2002).

Quadro 9.4 – Principais hormônios do pâncreas, reguladores do crescimento e da maturação

| Hormônio | Função |
| --- | --- |
| Insulina | Aumenta a taxa de captação de glicose do sangue e as reservas de glicogênio. Estimula o transporte de glicose e aminoácidos através das membranas celulares. Essencial para a expressão total dos efeitos dos hormônios de crescimento. Promove a síntese de proteínas. Estimula a conversão de carboidratos em gorduras. |
| Glucagon | Aumenta a concentração de glicose no sangue. Promove a liberação de glicose hepática. |

## 9.1.6 Ovários e testículos

Essas são glândulas responsáveis por hormônios essenciais para a reprodução humana, bem como para a determinação de características sexuais típicas dos gêneros feminino e masculino. Os ovários produzem os hormônios sexuais femininos, o estrógeno (estradiol) e a progesterona, e os testículos são responsáveis pela produção do hormônio masculino, a testosterona.

O estrógeno e a progesterona são hormônios que controlam os ciclos menstruais, juntamente com o LH e FSH, por meio da liberação de um óvulo a cada ciclo, a fim de promover a fecundação e uma futura gestação, além de serem os responsáveis pelo desenvolvimento das características sexuais secundárias no início da puberdade, como o aparecimento das mamas, dos pelos pubianos e, também, na distribuição de gordura corporal. Por sua vez, a testosterona é responsável pela produção dos espermatozoides no início da puberdade até a idade adulta, assim como pelo surgimento das características sexuais secundárias, como o aumento dos órgãos genitais, o surgimento dos pelos pubianos, alterações na voz e o aparecimento da barba, conforme descrito no Quadro 9.5 (De Souza et al., 2004).

Sistemas e tecidos durante o crescimento · **183**

Quadro 9.5 – Principais hormônios dos ovários e dos testículos, reguladores do crescimento e da maturação

| Hormônio | Função |
|---|---|
| Testosterona | Age sobre as características sexuais primárias e secundárias dos homens. Promove o estirão de crescimento adolescente em massa magra e massa muscular nos meninos. Promove o crescimento ósseo e a maturação esquelética. |
| Estradiol e progesterona | Age sobre as características sexuais primárias e secundárias das mulheres. Promove a retenção de nitrogênio, o acúmulo de tecidos e a maturação esquelética. Promove o acúmulo de gordura em meninas. |

## 9.2 Sistemas cardíaco, respiratório e circulatório durante o crescimento

O elo metabólico entre a mãe e o feto é rompido no nascimento. Assim, o bebê deve começar a respirar para garantir a distribuição de oxigênio para os órgãos e tecidos. Ocorrem ajustes específicos no coração e nos sistemas respiratório e circulatório a partir da transição da vida intrauterina, que se dá em um meio aquoso bem isolado, para a vida extrauterina; evento notável, porém traumático.

Os ajustes circulatórios são iniciados quando se respira pela primeira vez. Os pulmões se expandem, a resistência vascular pulmonar diminui e a pressão arterial (PA) sistêmica aumenta. Isso permite o fluxo de uma quantidade maior de sangue para as veias pulmonares. A partir do nascimento, com o passar dos anos, são observadas alterações no tamanho do coração e dos pulmões, bem como nas funções cardíacas, respiratórias e circulatórias de crianças e jovens.

### 9.2.1 Sistema cardíaco

Durante a vida fetal, o lado direito do coração tem, aproximadamente, o mesmo volume que o esquerdo. Após o nascimento, o lado esquerdo, mais especificamente, o ventrículo esquerdo, cresce mais rápido que o ventrículo direito. A rápida hipertrofia do ventrículo esquerdo está relacionada ao fato de que o coração bombeia o sangue contra uma pressão ou resistência maior do que o ventrículo direito.

O tamanho do coração aumenta até que um indivíduo atinja a maturidade. A curva de crescimento do coração é similar à do peso corporal, e, talvez, mais próxima à da massa livre de gordura. O volume cardíaco é de, aproximadamente, 40 cm³ no nascimento. Esse volume dobra até por volta dos 6 meses de idade, e é quadruplicado ao redor do 2º ano de vida, atingindo entre 600 e 800 cm³ em um jovem adulto. Em contrapartida, o índice do volume cardíaco em relação ao peso corporal tende a ser constante em torno de 10 cm³/kg durante a infância e a adolescência (Malina e Bouchard, 2002).

O comportamento da frequência cardíaca (FC) é o parâmetro mais utilizado para se acompanhar as alterações cardíacas de crescimento do coração em crianças e jovens. Durante os períodos de crescimento, geralmente, as crianças apresentam FCs de repouso maiores. Esse fenômeno se mantém até o início da fase puberal. A FC de repouso sofre um decréscimo conforme a criança cresce. Os jovens na segunda fase puberal apresentam valores de FC de repouso semelhantes aos dos adultos, porém, crianças apresentam maiores valores de FC tanto em repouso quanto nas atividades físicas (Prado, Dias e Trombeta, 2006) (Figura 9.3).

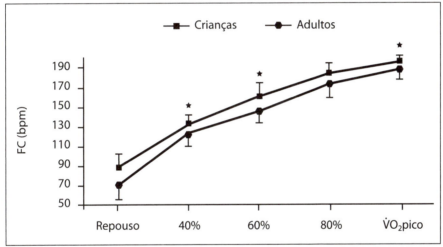

FIGURA 9.3 – Comportamento da frequência cardíaca em crianças e adultos durante o exercício contínuo progressivo.
Fonte: adaptado de Prado, Dias e Trombeta (2006).

Durante a infância até o início da puberdade, o aumento gradativo absoluto do peso corporal também eleva o volume cardíaco, gerando uma redução da resistência cardíaca periférica em razão do aumento das estrias transversais (Weineck, 2003). Esse mecanismo compensatório ameniza o menor volume de ejeção sistólica do coração da criança por intermédio do aumento da FC.

Com o aumento gradativo de massa corporal por causa do crescimento, ocorre também um aumento do volume sistólico (VS). O VS é a quantidade de sangue ejetada pelo ventrículo esquerdo a cada batimento cardíaco. Em comparação com os adultos, as crianças apresentam um menor volume sistólico em repouso, o que pode ser explicado por um menor volume ventricular, podendo estar associado com a redução crescente da FC com o passar dos anos (Vinet et al., 2002; Neder e Nery, 2003).

Esse padrão de FC mais elevada na infância, em virtude de uma menor quantidade de massa muscular envolvida na contração e, consequentemente, no volume de ejeção sanguínea, favorece um acúmulo de metabólicos, que pode levar a uma maior ativação dos quimiorreceptores periféricos, com consequente aumento dos estímulos aferentes simpáticos, que costumam estar associados à elevação da FC (Turley e Wilmore, 1997). Outra explicação para uma FC mais elevada em crianças e jovens está associada ao seu sistema de termorregulação. As crianças tendem a perder mais calor pelas vias de convecção e radiação, principalmente porque seu sistema de sudorese ainda não está completamente desenvolvido. Dessa forma, o aumento do fluxo sanguíneo para a pele, a fim de manter regulada a temperatura corporal, pode estar associado a uma maior FC (Roberts, 2007).

Durante o crescimento, o tamanho do coração aumenta proporcionalmente ao aumento da massa corporal. O coração se adapta progressivamente para realizar mais trabalho, mesmo no estado de repouso. A FC diminui cerca de 50% entre o nascimento e a idade adulta, e o débito cardíaco aumenta cerca de 10 vezes. A resistência vascular sistêmica aumenta de forma contínua durante a infância e a puberdade. Há, também, um grande aumento da força de ejeção do músculo cardíaco em repouso à medida que ocorrem o crescimento e o desenvolvimento até a idade adulta (Malina e Bouchard, 2002).

A quantidade de sangue ejetada pelo coração a cada batimento cardíaco por minuto é denominado débito cardíaco (DC). O DC é resultado da quantidade de sangue ejetado vezes a quantidade de batimentos por minuto (bpm), cuja fórmula é $DC = FC \times VS$. Nas crianças, o VS é menor em razão do menor peso corporal; em contrapartida, a FC por minuto é mais elevada, o que ocasiona um DC semelhante ao do adulto e estável em todas as idades (Neder e Nery, 2003).

### 9.2.2 Sistema respiratório

Os pulmões dos fetos apresentam uma quantidade elevada de líquidos, incluindo líquido amniótico e constituintes do sangue. Durante o processo de nascimento, a maior parte dos líquidos é expelida quando o tórax é comprimido na passagem pelo canal vaginal, e o restante é gradualmente drenado pelos vasos linfáticos. Os movimentos respiratórios podem ser detectados no feto, o que sugere que os centros respiratórios do cérebro e os mecanismos neuromusculares essenciais para a respiração estão presentes antes do nascimento.

Os pulmões crescem consideravelmente após o nascimento, e a função respiratória torna-se progressivamente madura. Os pulmões do ser humano pesam cerca de 60 a 70 g logo após o nascimento, e crescem cerca de 20 vezes até atingir a idade adulta. De forma oposta ao coração, que cresce proporcionalmente ao peso corporal, o crescimento dos pulmões após o nascimento é quase proporcional ao crescimento em estatura. O número de alvéolos aumenta de cerca de 20 milhões ao nascimento para cerca de 300 milhões por volta de 8 anos de idade, mesma quantidade de um adulto. Além disso, o volume pulmonar é muito maior que a massa pulmonar. Uma criança recém-nascida pode inalar cerca de 3 ml de ar por grama de tecido, ao passo que um adulto pode inalar cerca de 8 a 10 ml por grama de tecido (Malina e Bouchard, 2002).

A capacidade cardiorrespiratória pode ser avaliada por meio de testes que predizem o consumo máximo de oxigênio ($\dot{V}O_2$máx) com base em um sistema de avaliação funcional, que pode ser realizado de forma direta (teste ergoespirométrico) ou mesmo com medida indireta (teste ergométrico e/ou teste de campo). Existem protocolos de avaliação específicos para crianças e jovens que procuram identificar o $\dot{V}O_2$máx, que estimam a capacidade de captar, transportar e utilizar oxigênio dentro de uma unidade de tempo. O $\dot{V}O_2$máx pode ser estimado de forma absoluta (l/min) ou de forma relativa (ml/kg/min). Os procedimentos de protocolos desse tipo de avaliação estão descritos no Capítulo 10.

De acordo com McArdle, Katch e Katch (2002), protocolos de avaliação do $\dot{V}O_2$máx escalonados aplicados em crianças, nas situações de esforço máximo, costumam não identificar um platô na captação de oxigênio, o que gera problemas na identificação do $\dot{V}O_2$máx. O mais indicado é identificar a maior captação de oxigênio durante um esforço máximo voluntário como pico de consumo de oxigênio ($\dot{V}O_2$pico).

O pico de $\dot{V}O_2$ está altamente correlacionado à massa corporal e pode ser expresso como a razão de mililitros de oxigênio por kg de massa corporal por minuto ($ml \cdot kg^{-1} \cdot min^{-1}$). Segundo Armstrong (2006), em geral, o pico de $\dot{V}O_2$ em massa dos meninos é significativamente estável acima da faixa etária de 8-16 anos, com valores próximos de 48-50 $ml \cdot kg^{-1} \cdot min^{-1}$, ao passo que os valores das meninas diminuem com a idade em, aproximadamente, 45-35 $ml \cdot kg^{-1} \cdot min^{-1}$. Comparados às meninas, os meninos apresentam um maior pico de $\dot{V}O_2$ relacionado à massa na infância e na adolescência, e essa diferença está associada ao maior acúmulo de gordura corporal pelas meninas durante a puberdade.

Em atividades aeróbias, geralmente, as crianças mostram grande capacidade de combustão de ácidos graxos como substrato energético e também apresentam maior capacidade de utilizar oxigênio, inclusive maior que os adultos. Weineck (2003) afirma que com o passar da idade e, consequentemente, com o crescimento, a capacidade cardiorrespiratória melhora em razão de uma economia de trabalho. Crianças maiores apresentam um maior $\dot{V}O_2$máx do que as menores por uma redução do consumo máximo relativo de oxigênio com relação a uma determinada velocidade.

Geralmente, a infância caracteriza-se como um período de intensa movimentação corporal, o que poderia explicar também uma melhor atuação do sistema cardiorrespiratório. McArdle, Katch e Katch (2002) explicam que isso ocorre porque as crianças apresentam uma maior quantidade de fibras musculares esqueléticas do tipo I, maior densidade mitocondrial, maior concentração de enzimas oxidativas e maior capilarização.

Em oposição ao $\dot{V}O_2$máx, a capacidade anaeróbia absoluta é menor em crianças menores em comparação às maiores. Segundo Malina et al. (2005), a capacidade de desempenho anaeróbio absoluto de uma criança de 8 anos é de 45% a 50%, e a de um jovem de 14 anos, de 65% a 70% (relativo ao peso corporal). Crianças e jovens envolvidos em programas de treinamento esportivo regular em situações de alta intensidade tendem a apresentar níveis de lactato sanguíneo muito mais elevados do que indivíduos adultos. Em geral, as crianças apresentam uma capacidade aeróbia favorável ao metabolismo oxidativo, com limitada capacidade glicolítica.

Uma provável explicação de tal fenômeno seria que as crianças geralmente têm características musculares típicas da infância associadas aos baixos níveis de testosterona. Boisseau e Delamarche (2000) descrevem que, com o início da puberdade e o consequente aumento da testosterona, principalmente em garotos após 14 anos de idade, ocorre, inevitavelmente, uma diminuição na capacidade cardiorrespiratória em razão de uma hipertrofia musculoesquelética natural do período, que repercute no aumento da porção relativa de fibras do tipo II e da atividade da enzima fosforilase, induzindo a uma consequente melhora na capacidade anaeróbia, com consequente aumento da produção de lactato.

### 9.2.3 Sistema circulatório

A PA corresponde à força exercida pelo sangue contra as paredes das artérias. Ela varia muito na infância, e seus valores aumentam com a idade, atingindo um valor próximo do adulto na adolescência. Essa variação ocorre em razão do crescimento, do exercício físico, de alterações do estado emocional e do estresse. Nas fases sistólica e diastólica da contração do músculo cardíaco, a PA aumenta durante o crescimento à medida que a frequência cardíaca de repouso começa a diminuir com o avanço da idade.

A pressão sanguínea no recém-nascido varia entre 40-75 mmHg. No fim da primeira infância, a pressão arterial sistólica (PAS) está em torno de 80 mmHg e a distólica (PAD) atinge cerca de 50-55 mmHg. A PAS média é de cerca de 83 e 88 mmHg aos 2 anos de idade para meninos e meninas, respectivamente. Mantém-se igual em ambos os sexos aos 5 anos (cerca de 95 mmHg) e, então, aumenta até a adolescência, sem diferenças entre meninas e meninos. Na adolescência, os meninos desenvolvem valores de PAS discretamente maiores. Como a PAS aumenta mais que a diastólica durante a infância e a adolescência, as diferenças entre ambas variam com a idade (Malina e Bouchard, 2002).

Dados normativos de PA pediátrica foram publicados em gráficos e tabelas por sexo e idade, porém, o estágio de maturação da criança é um parâmetro mais fidedigno da pressão normal que a idade cronológica. Os marcadores de aumento de tamanho corpóreo passíveis de serem utilizados nesse contexto seriam o peso e a estatura. Como o peso corporal é determinado tanto pela maturação como por fatores ambientais, a medida da estatura corporal correlaciona-se melhor com a idade esquelética que com a cronológica.

Tabelas de referência de normalidade de PA pediátrica começaram a ser publicadas na prática clínica por intermédio de relatórios norte-americanos de uma comissão de especialistas, a saber, os Relatórios da Força Tarefa indicados pelo National Heart, Lung and Blood Institute. Publicado em 1977, o primeiro relatório teve como base um estudo com 5.789 crianças norte-americanas. No segundo relatório, publicado em 1987, as referências baseavam-se em dados de mais de 70 mil crianças (brancos, negros e latinos). Rosner et al. (1993) publicaram novas tabelas com limites de normalidade (percentil 90 e 95) para cada faixa de percentil de estatura e para cada idade e sexo.

Dados normativos de PA pediátrica baseados nessas tabelas também são apresentados pelas entidades SBC, SBH e SBN (2010), com base em percentuais de crescimento estatural por idade e sexo.

> Na infância e adolescência, considera-se pressão arterial normal valores de medida abaixo do percentil 90, tanto para pressão sistólica como para diastólica. Valores entre os percentis 90 e 95 são considerados faixa normal limítrofe; valores maiores que o percentil 95, em pelo menos três determinações em ocasiões diferentes, definem hipertensão arterial. (Kohlmann Jr. et al., 1999, p. 278)

Na sequência, a Tabela 9.1 traz os valores referentes aos percentis 90, 95 e 99 de PAS e de PAD por percentil de estatura para meninos de 1 a 17 anos.

Tabela 9.1 – Valores de pressão arterial sistólica (PAS) e diastólica (PAD) referentes aos percentis 90, 95 e 99 para meninos de 1 a 17 anos, de acordo com o percentil de estatura

| Idade (anos) | Percentil | PAS (mmHG) por percentil de estatura | | | | | | | PAD (mmHG) por percentil de estatura | | | | | | |
|---|---|---|---|---|---|---|---|---|---|---|---|---|---|---|---|
| | | 5% | 10% | 25% | 50% | 75% | 90% | 95% | 5% | 10% | 25% | 50% | 75% | 90% | 95% |
| 1 | 90 | 94 | 95 | 97 | 99 | 100 | 102 | 103 | 49 | 50 | 51 | 52 | 53 | 53 | 54 |
| | 95 | 98 | 99 | 101 | 103 | 104 | 106 | 106 | 54 | 54 | 55 | 56 | 57 | 58 | 58 |
| | 99 | 105 | 106 | 108 | 110 | 112 | 113 | 114 | 61 | 62 | 63 | 64 | 65 | 66 | 66 |
| 2 | 90 | 97 | 99 | 100 | 102 | 104 | 105 | 106 | 54 | 55 | 56 | 57 | 58 | 58 | 59 |
| | 95 | 101 | 102 | 104 | 106 | 108 | 109 | 110 | 59 | 59 | 60 | 61 | 62 | 63 | 63 |
| | 99 | 109 | 110 | 111 | 113 | 115 | 117 | 117 | 66 | 67 | 68 | 69 | 70 | 71 | 71 |
| 3 | 90 | 100 | 101 | 103 | 105 | 107 | 108 | 109 | 59 | 59 | 60 | 61 | 62 | 63 | 63 |
| | 95 | 104 | 105 | 107 | 109 | 110 | 112 | 113 | 63 | 63 | 64 | 65 | 66 | 67 | 67 |
| | 99 | 111 | 112 | 114 | 116 | 118 | 119 | 120 | 71 | 71 | 72 | 73 | 74 | 75 | 75 |
| 4 | 90 | 102 | 103 | 105 | 107 | 109 | 110 | 111 | 62 | 63 | 64 | 65 | 66 | 66 | 67 |
| | 95 | 106 | 107 | 109 | 111 | 112 | 114 | 115 | 66 | 67 | 68 | 69 | 70 | 71 | 71 |
| | 99 | 113 | 114 | 116 | 118 | 120 | 121 | 122 | 74 | 75 | 76 | 77 | 78 | 78 | 79 |
| 5 | 90 | 104 | 105 | 106 | 108 | 110 | 111 | 112 | 65 | 66 | 67 | 68 | 69 | 69 | 70 |
| | 95 | 108 | 109 | 110 | 112 | 114 | 115 | 116 | 69 | 70 | 71 | 72 | 73 | 74 | 74 |
| | 99 | 115 | 116 | 118 | 120 | 121 | 123 | 123 | 77 | 78 | 79 | 80 | 81 | 81 | 82 |
| 6 | 90 | 105 | 106 | 108 | 110 | 111 | 113 | 113 | 68 | 68 | 69 | 70 | 71 | 72 | 72 |
| | 95 | 109 | 110 | 112 | 114 | 115 | 117 | 117 | 72 | 72 | 73 | 74 | 75 | 76 | 76 |
| | 99 | 116 | 117 | 119 | 121 | 123 | 124 | 125 | 80 | 80 | 81 | 82 | 83 | 84 | 84 |
| 7 | 90 | 106 | 107 | 109 | 111 | 113 | 114 | 115 | 70 | 70 | 71 | 72 | 73 | 74 | 74 |
| | 95 | 110 | 111 | 113 | 115 | 117 | 118 | 119 | 74 | 74 | 75 | 76 | 77 | 78 | 78 |
| | 99 | 117 | 118 | 120 | 122 | 124 | 125 | 126 | 82 | 82 | 83 | 84 | 85 | 86 | 86 |
| 8 | 90 | 107 | 109 | 110 | 112 | 114 | 115 | 116 | 71 | 72 | 72 | 73 | 74 | 75 | 76 |
| | 95 | 111 | 112 | 114 | 116 | 118 | 119 | 120 | 75 | 76 | 77 | 78 | 79 | 79 | 80 |
| | 99 | 119 | 120 | 122 | 123 | 125 | 127 | 127 | 83 | 84 | 85 | 86 | 87 | 87 | 88 |
| 9 | 90 | 109 | 110 | 112 | 114 | 115 | 117 | 118 | 72 | 73 | 74 | 75 | 76 | 76 | 77 |
| | 95 | 113 | 114 | 116 | 118 | 119 | 121 | 121 | 76 | 77 | 78 | 79 | 80 | 81 | 81 |
| | 99 | 120 | 121 | 123 | 125 | 127 | 128 | 129 | 84 | 85 | 86 | 87 | 88 | 88 | 89 |
| 10 | 90 | 111 | 112 | 114 | 115 | 117 | 119 | 119 | 73 | 73 | 74 | 75 | 76 | 77 | 78 |
| | 95 | 115 | 116 | 117 | 119 | 121 | 122 | 123 | 77 | 78 | 79 | 80 | 81 | 81 | 82 |
| | 99 | 122 | 123 | 125 | 127 | 128 | 130 | 130 | 85 | 86 | 86 | 88 | 88 | 89 | 90 |
| 11 | 90 | 113 | 114 | 115 | 117 | 119 | 120 | 121 | 74 | 74 | 75 | 76 | 77 | 78 | 78 |
| | 95 | 117 | 118 | 119 | 121 | 123 | 124 | 125 | 78 | 78 | 79 | 80 | 81 | 82 | 82 |
| | 99 | 124 | 125 | 127 | 129 | 130 | 132 | 132 | 86 | 86 | 87 | 88 | 89 | 90 | 90 |
| 12 | 90 | 115 | 116 | 118 | 120 | 121 | 123 | 123 | 74 | 75 | 75 | 76 | 77 | 78 | 79 |
| | 95 | 119 | 120 | 122 | 123 | 125 | 127 | 127 | 78 | 79 | 80 | 81 | 82 | 82 | 83 |
| | 99 | 126 | 127 | 129 | 131 | 133 | 134 | 135 | 86 | 87 | 88 | 89 | 90 | 90 | 91 |
| 13 | 90 | 117 | 118 | 120 | 122 | 124 | 125 | 126 | 75 | 75 | 76 | 77 | 78 | 79 | 79 |

Continua

Continuação

| Idade (anos) | Percentil | PAS (mmHG) por percentil de estatura | | | | | | | PAD (mmHG) por percentil de estatura | | | | | | |
|---|---|---|---|---|---|---|---|---|---|---|---|---|---|---|---|
| | 95 | 121 | 122 | 124 | 126 | 128 | 129 | 130 | 79 | 79 | 80 | 81 | 82 | 83 | 83 |
| | 99 | 128 | 130 | 131 | 133 | 135 | 136 | 137 | 87 | 87 | 88 | 89 | 90 | 91 | 91 |
| 14 | 90 | 120 | 121 | 123 | 125 | 126 | 128 | 128 | 75 | 76 | 77 | 78 | 79 | 79 | 80 |
| | 95 | 124 | 125 | 127 | 128 | 130 | 132 | 132 | 80 | 80 | 81 | 82 | 83 | 84 | 84 |
| | 99 | 131 | 132 | 134 | 136 | 138 | 139 | 140 | 87 | 88 | 89 | 90 | 91 | 92 | 92 |
| 15 | 90 | 122 | 124 | 125 | 127 | 129 | 130 | 131 | 76 | 77 | 78 | 79 | 80 | 80 | 81 |
| | 95 | 126 | 127 | 129 | 131 | 133 | 134 | 135 | 81 | 81 | 82 | 83 | 84 | 85 | 85 |
| | 99 | 134 | 135 | 136 | 138 | 140 | 142 | 142 | 88 | 89 | 90 | 91 | 92 | 93 | 93 |
| 16 | 90 | 125 | 126 | 128 | 130 | 131 | 133 | 134 | 78 | 78 | 79 | 80 | 81 | 82 | 82 |
| | 95 | 129 | 130 | 132 | 134 | 135 | 137 | 137 | 82 | 83 | 83 | 84 | 85 | 86 | 87 |
| | 99 | 136 | 137 | 139 | 141 | 143 | 144 | 145 | 90 | 90 | 91 | 92 | 93 | 94 | 94 |
| 17 | 90 | 127 | 128 | 130 | 132 | 134 | 135 | 136 | 80 | 80 | 81 | 82 | 83 | 84 | 84 |
| | 95 | 131 | 132 | 134 | 136 | 138 | 139 | 140 | 84 | 85 | 86 | 87 | 87 | 88 | 89 |
| | 99 | 139 | 140 | 141 | 143 | 145 | 146 | 147 | 92 | 93 | 93 | 94 | 95 | 96 | 97 |

Fonte: Brasil (2013).

A PA está diretamente associada ao débito cardíaco, e sofre influências do aumento de intensidade com a prática de exercícios físicos. Como o comportamento da PA nos adultos é diferente em relação a crianças e jovens (estes apresentam valores menores de PA em repouso, que aumentam progressivamente de acordo com o estágio maturacional), ela deveria ser constantemente avaliada em programas de atividade física para jovens. Segundo os resultados dos testes ergométricos aplicados por Becker et al. (2007) em jovens de 10 a 19 anos de idade, a PAS nos jovens eleva-se, assim como nos adultos, porém, a PAD diminui em resposta ao exercício em esteira. Já no final da puberdade, a resposta pressórica é semelhante a dos adultos. Dessa forma, o estudo conclui que fatores como idade, estatura e massa corporal interferem diretamente na PA.

O Quadro 9.6 sintetiza as principais alterações de crescimento e funções do coração, pulmões e PA ocorridas durante a infância e a puberdade.

Quadro 9.6 – Características de crescimento do coração, dos pulmões e da pressão arterial (sistólica – PAS – e diastólica – PAD)

| Coração | Pulmões | Pressão arterial |
|---|---|---|
| • Aumenta de tamanho e de capacidade até a puberdade e de forma proporcional à massa corporal.<br>• FC diminui 50% do nascimento até a idade adulta.<br>• FC (bpm) média durante o crescimento:<br> • recém-nascido: 140;<br> • infância: 90-100;<br> • puberdade: 70-90. | • Crescem 20 vezes em tamanho do nascimento até a idade adulta.<br>• Crescem de forma proporcional à estatura corporal.<br>• Aumento gradativo de $\dot{V}O_2$máx na infância e representativo na puberdade. | • A PAS e a PAD têm uma relação invertida ao nascimento e valores menores durante a infância.<br>• PA (mmHg) média:<br> • recém-nascido: 40/75;<br> • infância: 80/60;<br> • puberdade: 120/80. |

Sistemas e tecidos durante o crescimento

## 9.3 Tecidos ósseo, adiposo e muscular durante o crescimento

### 9.3.1 Tecido ósseo

O crescimento em estatura de um indivíduo reflete o crescimento longitudinal de seus ossos. O aumento do tamanho dos ossos ocorre de forma não linear, com variáveis predominantemente intrínsecas que influenciam no seu crescimento, no caso, a genética e os hormônios responsáveis, e outras extrínsecas, como aspectos nutricionais e psicossociais. Esse crescimento é rápido, mas desacelera durante os primeiros dois anos de vida, continuando lento e praticamente constante durante a infância. Na puberdade, o crescimento acelera-se, o que caracteriza o estirão de crescimento pubertário. Em seguida, cessa, com a calcificação das cartilagens ósseas no final da puberdade.

O sistema esquelético das crianças e dos jovens tem estruturas distintas das dos adultos. Enquanto os ossos dos adultos são divididos em epífises e diáfises, os indivíduos em fase de crescimento e desenvolvimento têm também as placas epifisárias, conhecidas como placas de crescimento.

Entre as epífises e as diáfises está a placa epifisária, juntamente com a inserção apofisária ou apófise, local no qual o osso cresce (prolifera) e, também, no qual se inserem os tendões, formando a cartilagem de crescimento. A cartilagem de crescimento está localizada em três lugares: na *placa epifisária* (ou placa de crescimento), na *epífise* (ou superfície articular) e na *inserção apofisária* (ou tendão de inserção) (Malina et al., 2005).

Os osteócitos são as células ósseas definitivas. A matriz óssea apresenta componentes orgânicos (principalmente fibras colágenas) e inorgânicos (cristais de minerais derivados do fósforo e do cálcio). Outros tipos de células ósseas estão envolvidas com o processo de deposição e de reabsorção óssea; respectivamente, tratam-se dos osteoblastos e dos osteoclastos. Os osteoblastos sintetizam e mineralizam a matriz proteica com cristais de hidroxiapatita, ao passo que os osteoclastos promovem a reabsorção óssea. Durante o crescimento, o sistema esquelético sofre uma espécie de desequilíbrio, porque a deposição óssea ocorre numa velocidade maior que sua reabsorção, gerando, com isso, uma maior concentração de material orgânico. Durante o envelhecimento, o fenômeno se inverte, e a reabsorção óssea tende a ocorrer em um índice maior que a deposição, o que gera uma maior concentração de componente mineral, que, por sua vez, favorece uma condição óssea desequilibrada. Somente na fase adulta os índices de deposição e de reposição óssea estão em equilíbrio (Malina e Bouchard, 2002).

O GH é o principal hormônio no processo de crescimento ósseo e dos tecidos moles (Boguszewski, 2001 apud Silva et al., 2004). Por sua vez, o IGF-1, entre outras funções, produz a diferenciação, a maturação e o recrutamento de osteoblastos; atua na aceleração linear do crescimento, no estabelecimento da espessura óssea,

192    Crescimento e desenvolvimento com qualidade de vida

bem como do comprimento, da densidade e da arquitetura do esqueleto (Borba et al., 2003 apud Silva et al., 2004).

O potencial de crescimento do tecido ósseo é determinado basicamente por fatores genéticos intrínsecos  decorrentes de uma combinação hereditária familiar, que incluem raça ou etnia, sexo e aspectos hormonais. Entretanto, alguns fatores extrínsecos ou ambientais, como os nutricionais, biomecânicos, doenças crônicas e o uso de determinados medicamentos, também podem exercer influência tanto no potencial máximo de crescimento como em um menor pico de massa óssea.

De acordo com Saito, Silva e Leal (2008), a velocidade de crescimento da estatura corporal do primeiro ano de vida é a mais alta depois do nascimento, e compreende cerca de 25cm/ano, reduzindo-se drasticamente no segundo ano de vida. A infância é caracterizada por uma fase de crescimento lento cuja velocidade média varia de 4 a 6 cm/ano. Por sua vez, o início da puberdade é caracterizado por um período de crescimento esquelético rápido, quando ocorre o estirão de crescimento puberal, até atingir um valor de pico de velocidade de crescimento. No sexo masculino, esse valor pode chegar a 10-12 cm/ano, e no sexo feminino, a 8-10 cm/ano. Após essa fase, ocorre uma subsequente desaceleração, até atingir uma velocidade lenta típica da segunda fase puberal.

Quanto ao crescimento e desenvolvimento esquelético, Weineck (2005) explica que os ossos de crianças e adolescentes são mais flexíveis e menos resistentes a situações de pressão e de tração e, consequentemente, a programas que desenvolvem cargas de trabalho extenuantes, em razão de uma composição óssea maior de material orgânico mole. O mesmo acontece com o tecido ligamentar, que apresenta uma ordenação micelar ainda em construção e, portanto, é relativamente mais vulnerável por ser menos resistente, e com o tecido cartilaginoso e as placas epifisárias, que apresentam um espaçamento típico da fase de crescimento, e, por isso, são mais suscetíveis diante de situações de pressão e de torção.

O início da puberdade é marcado tanto pelo surto de crescimento rápido, com duração aproximada de 4 anos, como pelas mudanças nas características sexuais primárias e secundárias dos jovens. Esses fenômenos são desencadeados por intensas alterações hormonais, como o aumento da produção do hormônio do crescimento (GH), que estimula a formação da cartilagem (condrogênese), e a ação dos androgênios e dos estrogênios que aceleram a idade óssea (Farinatti, 1995). A densidade mineral óssea, por sua vez, atinge cerca de 90% do seu pico no final da segunda fase puberal (Alves e Lima, 2008).

O sistema musculoesquelético é diretamente afetado pela prática de exercícios físicos. É sabido que a atividade física regular, variada e bem orientada, promove um fortalecimento dos ossos, aumentando a sua densidade mineral e, também, a sua espessura. Em contrapartida, o treinamento extenuante, repetitivo e em longo prazo nos seus estímulos, pode provocar lesões epifisárias que comprometem o potencial de crescimento ósseo.

O estudo de Siqueira et al. (2009), que avaliou 1.016 indivíduos de 50 anos de idade ou mais com histórico de prática de atividade física por, no mínimo, seis meses consecutivos durante a adolescência (10-19 anos), apresentou uma probabilidade 67% menor de esses indivíduos, em relação aos inativos, desenvolverem osteoporose (diminuição acentuada da densidade mineral óssea) na vida adulta. Esse resultado reafirma que a atividade física regular durante a adolescência reduz o risco de osteoporose, independentemente do nível praticado na vida adulta.

As lesões esportivas mais comuns típicas do treinamento em crianças e jovens estão descritas no Capítulo 12.

### 9.3.2 Tecido muscular

O padrão de crescimento e de desenvolvimento dos diferentes tecidos corporais, desde o período pré-natal, ocorre em uma sequência cefalocaudal (da cabeça aos pés), padrão que também se aplica ao desenvolvimento do corpo como um todo. Os músculos mais próximos da cabeça são os primeiros que os bebês aprendem a usar ao iniciarem os movimentos voluntários.

Todas as fibras musculares se formam, provavelmente, no feto, pois, ao nascer, o bebê apresenta os dois tipos de fibras musculares, tipo I e tipo II, que ainda não estão desenvolvidas. Após o nascimento, os músculos são relativamente pequenos, e os primeiros a crescer são aqueles próximos do cérebro. Até a idade adulta, o tecido muscular muda de tamanho, forma e composição, e as fibras musculares crescem em comprimento, largura e espessura. Na maturidade, os músculos são, pelo menos, cinco vezes mais espessos que no nascimento (Malina e Bouchard, 2002).

Segundo Weineck (2005), a estrutura do tecido muscular infantil é muito semelhante à do adulto. A diferença está principalmente na quantidade de subestruturas da célula muscular, que é maior no adulto. A parcela de fibras de contração lenta equivale nas crianças de 6 anos a 55,6 ± 8,5% nas meninas e 62,1 ± 14,2% nos meninos; aos 12 anos, 64,2 ± 11% nas meninas e 72,8% ± 11% nos meninos. É notável nas crianças de 7 a 11 anos (pré-púberes) que a capacidade glicolítica das fibras de contração rápida é nitidamente maior nos meninos, com 32%–36%, do que nas meninas, com 20%–22%.

De acordo com Berns (2002, p. 183):

> Para a pessoa mediana, o peso muscular aumenta quarenta vezes do nascimento à maturidade. Até os 5 anos de idade, os músculos crescem proporcionalmente ao aumento do peso do corpo. Em seguida, dos 5 aos 6 anos, ocorre um rápido impulso no crescimento muscular. Depois disso, o crescimento muscular fica lento, seguido por marcado impulso na puberdade.

Em geral, crianças com músculos largos e espessos têm mais força física, e crianças com músculos menores são mais rápidas e mais coordenadas (Malina et al., 2005).

Segundo Weineck (2005), durante toda a infância até a fase pré-puberal, o comportamento do tecido muscular pouco difere entre os sexos. Na infância, os músculos correspondem a 27% da massa corporal total, porcentagem menor que no adulto. No início da puberdade, em razão das alterações hormonais, ocorre um aumento acentuado do tecido muscular, porém, com desenvolvimento diferenciado para cada sexo.

A massa muscular aumenta lentamente durante a infância, mas seu aumento acelera durante a puberdade. Da mesma forma que a estatura, o aumento pubertário da massa muscular é maior nos homens que nas mulheres.

Segundo Forjaz (2002), os meninos apresentam um aumento linear da força até o início da puberdade e um aumento rápido durante a puberdade. Nas meninas, a força aumenta linearmente, antes e durante a puberdade. O pico de aumento de força tanto nos meninos quanto nas meninas varia de uma musculatura para outra, e, na maioria das vezes, acontece após o pico de velocidade de crescimento em estatura, tendo uma maior variação nas meninas. Os garotos já apresentam maior força do que as garotas antes da puberdade, e essa diferença cresce durante essa fase da vida. Uma vez que a força muscular parece estar bastante relacionada à massa muscular, seu aumento durante a puberdade está relacionado ao aumento dos níveis de testosterona, que ocasiona o desenvolvimento da massa muscular.

O crescimento do tecido durante a infância se fundamenta predominantemente pelo fenômeno da hiperplasia (crescimento do número de células musculares), e, de uma forma menos dominante, ocorre a hipertrofia (crescimento do tamanho da célula). Durante a puberdade, a predominância desses fenômenos se inverte. Na infância ocorre um aumento do número de miofilamentos, das miofibrilas e de sarcômeros em cada célula muscular, ao passo que, na puberdade, há um aumento do comprimento no tamanho das células ao nível da inserção do músculo com o tendão. O aumento da taxa de produção de testosterona desencadeia um pico na taxa de crescimento da massa muscular nos rapazes entre 18 e 25 anos. Já para as moças, o pico de aumento da massa muscular é atingido entre 16 e 20 anos (Malina e Bouchard, 2002).

### 9.3.3 Tecido adiposo

O tecido adiposo é um tipo especial de tecido conjuntivo composto, essencialmente, por células adiposas ou adipócitos, cuja função é armazenar gordura. As células adiposas se organizam em lóbulos e se distribuem por todo o tecido adiposo de forma isolada ou em pequenos grupos. São compostas por estromas vasculari-zados presos em uma matriz de fibras colágenas e reticulares.

Conforme assinalam Curi et al. (2002), a distribuição do tecido adiposo no corpo humano depende do tamanho e do número de adipócitos. A adiposidade nesse tecido aumenta em razão de dois fenômenos clássicos: hiperplasia (aumento do número de células) e hipertrofia (aumento do tamanho das células). A hiperplasia resulta da atividade mitótica das células precursoras, ao passo que a hipertrofia de-pende do acúmulo de lipídios.

> Em contraste com a maioria dos recém-nascidos, o neo-nato humano nasce com relativamente pouca gordura. É prová-vel que períodos de crescimento hiperplásico ocorram durante o terceiro trimestre de gestação, um pouco antes e durante a puberdade. Ao contrário do que se acreditava, o aumento do número de células adiposas também pode ocorrer em indivíduos adultos [...]. Quando adipócitos atingem um certo estágio de preenchimento do citoplasma com lipídios, células precursoras são estimuladas a se diferenciarem, ocorrendo um aumento no número de adipócitos. Uma vez formados, estes permanecem durante toda a vida do indivíduo, sendo possível, no entanto, a redução do tamanho [...] e até mesmo do número [...]. (Curi et al., 2002, p. 164)

O recém-nascido nasce com relativamente pouca gordura. É provável que períodos de crescimento hiperplásico ocorram durante o terceiro trimestre de gestação, durante a infância e no início da puberdade. Ao contrário do que se acreditava, o aumento do número de células adiposas também pode ocorrer em indivíduos adultos. Quando os adipócitos atingem certo estágio de preenchimento do citoplasma com lipídios, células precursoras são estimuladas a se diferenciar, e ocorre um aumento no número de adipócitos. Uma vez formados, estes permane-cem durante toda a vida dos indivíduos, sendo possível a redução do tamanho e até mesmo do número (Curi et al., 2002).

Existem dois tipos de tecido adiposo: o tecido adiposo branco ou unilocular, e o tecido adiposo marrom ou multilocular, os quais se diferem pela cor, quantidade, vascularização, atividade metabólica, número de organelas e distribuição no orga-nismo (Malina e Bouchard, 2002).

O tecido adiposo branco é importante no armazenamento e balanço ener-gético do indivíduo. As recentes descobertas indicam que os adipócitos brancos secretam fatores que desempenham funções na resposta imunitária, em doenças vasculares e na regulação do apetite, um papel muito mais complexo e dinâmico que vem progressivamente sendo atribuído a essas células. Constitui-se um tecido amplamente distribuído subcutâneamente, mas, em certas regiões, sua quantidade difere de acordo com a idade e o sexo do indivíduo. Na criança e no pré-adolescente em início de puberdade, existe uma camada gordurosa subcutânea contínua, o panículo adiposo ou hipoderme, que no adulto torna-se fina em algumas regiões e desenvolvida em outras. Essas áreas não têm distribuição idêntica no homem e na mulher, e influenciam nas diferenças de contorno do corpo entre os sexos a partir da segunda fase puberal (Curi et al., 2002).

Já o tecido adiposo marrom tem uma função especial, que se relaciona com a regulação da temperatura corporal em recém-nascidos e com a produção de calor nos membros superiores e inferiores de certas espécies. Nos humanos adultos, os depósitos desse tecido são escassos, porém, são abundantes em fetos e recém-nascidos. À medida que os bebês crescem, ocorre uma substituição gradativa e seletiva do tecido marrom para o tecido branco.

Segundo Forjaz (2002), as meninas apresentam uma porcentagem de gordura corporal maior que a dos meninos desde a infância. Nas mulheres, a porcentagem de gordura aumenta gradualmente ao longo da puberdade, ao passo que nos meninos ela permanece bastante estável até o início do estirão de crescimento, quando, então, decresce gradualmente. Durante a puberdade, os homens ganham, em média, 3,2 kg e as mulheres, 7,1 kg de massa gorda (De Rose Jr., 2002), o que representa uma queda de −2,7% e um aumento de 5% na porcentagem de gordura corporal dos meninos e das meninas, respectivamente.

A maior porcentagem de gordura corporal a partir da puberdade encontra-se imediatamente abaixo da pele, em forma de tecido subcutâneo adiposo branco. Durante a adolescência, o hormônio estrogênio promove um acúmulo do tecido adiposo nas meninas, especialmente nas regiões dos quadris e coxa. Já os meninos não acumulam tanto tecido adiposo durante a adolescência, e podem até demonstrar um decréscimo de gordura em algumas áreas do corpo. O treinamento físico pode alterar as proporções de massa magra e gorda, e tanto crianças como adolescentes esportistas têm menos gordura e mais massa magra quando comparados com crianças e jovens da mesma faixa etária que não treinam.

Sabe-se que um mínimo de tecido adiposo é indispensável no sexo feminino para o início da função dos ovários, da menarca e, também, para a manutenção do ciclo menstrual e da possibilidade reprodutiva. Além disso, sua diminuição acentuada pode acarretar em suspensão do ciclo menstrual e, consequentemente, da fertilidade.

A atividade esportiva intensa para o sexo feminino está associada à redução de massa gorda, com possível desenvolvimento de hipoestrogenismo (redução de estrogênio), o que gera um quadro de amenorreia (ausência de ciclo menstrual). O valor mínimo de percentual de gordura corporal para que tanto o ciclo regular quanto o início da menarca ocorram é de cerca de 17%; abaixo desse valor, a menarca não acontece. Uma situação frequentemente citada para o atraso da menarca em jovens treinadas é a redução acentuada da porcentagem da gordura corporal.

Porém, no geral, quanto à composição corporal, o sexo masculino denota menor tendência ao sobrepeso em relação ao feminino no período da puberdade (Léger, 2006).

O Quadro 9.7 sintetiza as principais alterações de crescimento dos tecidos ósseo, muscular e adiposo durante a infância e a puberdade.

Quadro 9.7 – Principais características de crescimento dos tecidos ósseo, muscular e adiposo

| Ósseo | Muscular | Adiposo |
|---|---|---|
| • Ossos de crianças e jovens são mais flexíveis, em virtude da maior quantidade de componente orgânico.<br>• A placa de crescimento encontra-se entre a epífise e diáfise óssea.<br>• Quando a velocidade de crescimento ósseo é mais acelerada, o espaçamento entre as placas é maior, tornando-a mais vulnerável.<br>• Estirões de crescimento: 1º ano de vida e início da puberdade. | • A criança nasce com os dois tipos de fibra (I e II).<br>• O crescimento muscular se dá de forma semelhante na infância em ambos os sexos.<br>• As diferenças entre os sexos inicia-se no início da puberdade.<br>• Hiperplasia: pré-púberes.<br>• Hipertrofia: em púberes de ambos os sexos; em pós-púberes do sexo masculino. | • A criança apresenta maior quantidade de tecido marrom que o adulto.<br>• O tecido branco aumenta de quantidade na 2ª fase da puberdade.<br>• A massa corporal gorda acompanha o crescimento da massa corporal magra.<br>• Hiperplasia: pré-púberes.<br>• Hipertrofia: em púberes de ambos os sexos, porém, mais acentuada em pós-púberes do sexo feminino. |

# Avaliação do crescimento, da aptidão física e orientações para prescrição de exercícios físicos para crianças e jovens

# 10

## 10.1 Critérios para seleção de testes de aptidão física

A escolha de um ou mais protocolos de avaliação física e de composição corporal em um programa de atividade física e saúde deve levar em conta os critérios mínimos de seleção de testes, a fim de minimizar os erros nas estimativas de resultados. As principais orientações estão listadas nos tópicos a seguir:

• *Conhecer a origem do protocolo ou do teste*

O profissional de Educação Física, quando da seleção de testes de avaliação física, deverá conhecer o autor do teste, a metodologia da pesquisa aplicada, a população-alvo do estudo e as limitações existentes ao se utilizar tal técnica ou protocolo de avaliação.

• *Escolher testes ou protocolos o mais válidos, fidedignos e objetivos possível*

A validade de um teste pressupõe verificar no manual original do teste se ele mede aquilo a que se propõe, ou seja, se existe uma alta correlação estatística

(r) desse teste ou com outro já validado (r > 0,70). A fidedignidade de um teste se refere ao grau de concordância entre os resultados em diferentes testagens com os mesmos avaliados. Quando da criação do teste, nas diferentes testagens, recomenda--se uma elevada correlação (r > 0,80), indicando, assim, que o teste é fidedigno ou que possui uma boa reprodutibilidade. Por último, a objetividade de um teste é determinada quando há concordância entre os resultados obtidos nas testagens realizadas por diferentes avaliadores, ou seja, se existir uma elevada correlação estatística (r > 0,85) entre os resultados dos diferentes avaliadores com os mesmos avaliados (Safrit, 1981).

*• Escolher testes ou protocolos que foram testados originalmente com uma população semelhante a que está sendo avaliada no programa de atividade física*

Se o protocolo ou teste selecionado foi idealizado ou testado com uma população de idosos, é interessante que seja reproduzido com uma amostra semelhante. Por exemplo, utilizar um protocolo estimativo de porcentagem de gordura de adultos com uma população infantil indica incoerência na organização do programa.

*• Evitar utilizar tabelas de resultados de classificação de um teste de uma população diferente da que está sendo avaliada e elaborar as próprias tabelas de classificação com base nos resultados encontrados em sua população-alvo*

Por exemplo, não se deve utilizar uma tabela de porcentagem de gordura ideal que foi idealizada para atletas de natação com um adulto não atleta.

Com base na média e no desvio padrão de um teste aplicado para um grupo de mais de 50 pessoas de mesmos sexo, faixa etária e nível de aptidão física, é possível identificar quem está na média do grupo, abaixo da média e acima da média em cada teste aplicado. Por exemplo, se a média do grupo no teste abdominal for de 25 repetições e o desvio padrão for cinco (25 ± 5), os resultados obtidos entre 20 e 30 repetições estão na média do grupo ou estão aceitáveis, enquanto os resultados acima de 30 repetições estão excelentes e os abaixo de 20 estão fracos.

## 10.2 Anamnese

Todo programa de aptidão física e qualidade de vida para crianças e jovens deve sempre começar pela anamnese, que se refere a um roteiro de perguntas importantes para se conhecer o aluno que irá começar um programa de atividade física e esporte voltado para a saúde. A anamnese aparece na literatura como um instrumento para se verificar o histórico de saúde do avaliado, mas, atualmente, esse questionário, além de identificar aspectos relacionados à saúde, pode, também, fornecer dados do aluno, por exemplo, o seu objetivo com a atividade física, ramo de atividade, disponibilidade de horário, entre outros.

Basicamente, uma anamnese procura questionar os seguintes aspectos:

- **Dados pessoais do aluno**
  - Nome.
  - Data de nascimento.
  - Endereço e telefone.
  - Escolaridade.

- **Histórico de saúde**
  - Doenças crônicas.
  - Doenças recentes (últimos 6 meses).
  - Cirurgias.
  - Medicamentos em uso.
  - Restrições médicas para a prática do exercício físico.
  - Dieta alimentar.

- **Histórico de atividade física**
  - Prática esportiva regular pregressa (quais e durante quanto tempo).
  - Atividades físicas em academias e/ou clubes (quais e durante quanto tempo).
  - Objetivos dos pais com a atividade física para os seus filhos.
  - Disponibilidade de horário para a prática de atividade física.
  - Atividades físicas e/ou esportes de sua preferência.
  - Justificativas sobre início e término de um programa de esportes prévio.
  - Expectativas com a prática esportiva.

- **Termo de responsabilidade**
  Refere-se a um texto (termo) que o aluno e o responsável (quando o aluno for menor de idade) assinam para garantir a confiabilidade das informações relatadas na anamnese. Com o termo, o aluno avaliado deve apresentar o resultado de um laudo médico que autorize a prática de exercícios físicos regulares ou apresente possíveis restrições à sua prática. A seguir, exemplo de um possível termo de responsabilidade:

  *Declaro, para os devidos fins, a veracidade das informações apresentadas neste questionário e apresento laudo médico que atesta condições físicas mínimas de saúde para a prática de exercícios físicos. Estou ciente dos testes físicos que em mim serão aplicados.*
  *Assinatura do responsável: _____*

# 10.3 Baterias de testes

## 10.3.1 Internacionais

Baterias de testes de aptidão física propostas originalmente para escolares podem ser aplicadas em jovens participantes de programas de atividade física. Docherty (1996) relacionou os principais testes de campo com os seus respectivos critérios de autenticidade científica para esta faixa etária; Fisher e Borms (1990) apresentaram as baterias de testes de aptidão física recomendadas para serem utilizadas no processo de detecção, seleção e promoção de talentos esportivos; já Safrit (1995) descreveu as principais baterias de aptidão física para jovens nos Estados Unidos.

Entre as mais importantes baterias de testes existentes na literatura internacional, destacam-se a da AAHPERD (American Alliance for Health, Physical Education, Recreation, and Dance), desenvolvida nos Estados Unidos; a EUROFIT (European Test of Physical Fitness), desenvolvida na Europa; e a CAHPER (Canadian Association of Health, Physical Educations and Recreation), desenvolvida no Canadá (Docherty, 1996). Um resumo dos testes utilizados nessas baterias se encontra no Quadro 10.1.

Quadro 10.1 – Baterias de testes de aptidão física descritas na literatura mundial para crianças e jovens

| Bateria | Composição corporal | Desempenho motor |
|---|---|---|
| AAHPERD (Health related) | • Soma de dobras cutâneas tricipital e subescapular. | • Sentar e alcançar.<br>• Abdominal (1 min).<br>• Corrida de 1.600 m ou 9 min (mais novos).<br>• Corrida de 2.400 m ou 12 min (mais velhos). |
| AAHPERD (Physical best) | • Soma de dobras cutâneas triciptal e perna.<br>• Opção: soma de dobras subescapular e triciptal.<br>• IMC = peso/estatura$^2$. | • Sentar e alcançar.<br>• Abdominal (1 min).<br>• Flexão e extensão na barra.<br>• Corrida de 1.600 m.<br>• Opções: corridas de 800 m (mais novos) ou 2.400 m (mais velhos). |
| CAHPER (1980) | • Peso e estatura. | • Abdominal (1 min).<br>• Flexão de braços.<br>• Corrida de 50 m.<br>• Salto horizontal.<br>• Corrida de 800 m (6-9 anos).<br>• Corrida de 1.600 m (10-12 anos).<br>• Corrida de 2.400 m (13-17 anos).<br>• Agilidade (*shuttle run*). |
| EUROFIT (1988) | • Peso e estatura.<br>• Dobras cutâneas: biciptal, triciptal, subescapular, suprailíaca e medial da coxa. | • Sentar e alcançar.<br>• Equilíbrio (Flamingo).<br>• Abdominal.<br>• Dinamometria.<br>• Salto horizontal.<br>• Ida e volta de 20 m.<br>• 10 × 5 m – *plate tapping*. |

Fonte: Böhme e Arena (2003).

## 10.3.2 Nacionais

A maioria dos trabalhos encontrados na literatura brasileira na área de avaliação da aptidão física de crianças e de adolescentes (Barbanti, 1982; Böhme, 1993b, 1994a, 1994b, 1995a, 1995b, 1996; Dórea, 1990; Guedes, 1994; Guedes e Guedes, 1997) são estudos regionais, originários de pesquisas resultantes de cursos de mestrado e doutorado, assim como teses de livre-docência (Matsudo, 1992). Esses trabalhos tiveram como objetivos, em sua maioria, descrever o desenvolvimento da aptidão física de crianças e de adolescentes não submetidos a treinamento esportivo, assim como elaborar referenciais em percentis das medidas realizadas, para servirem de referência para o professor de Educação Física no processo de avaliação da aptidão física de escolares submetidos às aulas de Educação Física. No Quadro 10.2, é apresentado um resumo da composição dessas baterias de testes.

Quadro 10.2 – Baterias de testes de aptidão física utilizadas por pesquisadores brasileiros em jovens não atletas

| Autor | Composição corporal | Desempenho motor |
|---|---|---|
| Barbanti (1983) | • Peso e estatura.<br>• Dobras cutâneas: tricipital e subescapular. | • Sentar e alcançar.<br>• Abdominal modificado (1 min).<br>• Corrida de 9 e 12 min. |
| Böhme e Freitas (1989) | • Peso e estatura.<br>• Dobras cutâneas: abdominal, tricipital e subescapular. | • Flexibilidade tronco-quadril.<br>• Abdominal (30 s).<br>• Lançamento de *medicine ball*.<br>• Salto horizontal.<br>• Corrida de 9 min. |
| Guedes e Guedes (1997) | • Peso e estatura.<br>• Dobras cutâneas: tricipital e subescapular. | • Sentar e alcançar.<br>• Flexão e extensão na barra.<br>• Salto horizontal.<br>• Corrida de 9 e 12 min. |
| Matsudo (1992) | • Peso e estatura.<br>• Dobras cutâneas: biciptal, triciptal, subescapular, suprailíaca, axilar média, abdominal e perna. | • Sentar e alcançar.<br>• Dinamometria manual.<br>• Abdominal (1 min).<br>• Flexão e extensão na barra.<br>• Flexão e extensão com joelhos.<br>• Salto horizontal e vertical.<br>• Agilidade (*Shuttle run*).<br>• 50 m.<br>• 40 s.<br>• Corrida de 1.000 m ou de 12 min.<br>• Ergométrico em bicicleta. |

# 10.4 Avaliação da composição corporal durante o crescimento

A composição corporal é considerada um aspecto de aptidão física relacionada à saúde. Em algumas baterias de testes de campo, constam as medidas de peso e estatura, associadas aos cálculos que estabelecem o índice de Quetelet (peso corporal/estatura$^2$), normalmente conhecido como *índice de massa corporal* (IMC), que possibilita verificar a relação entre peso e estatura no processo de crescimento físico (Guedes e Guedes, 1997).

A técnica de medida indireta de composição corporal, pela espessura das dobras cutâneas, é uma estratégia que permite a análise dos resultados em relação:

- espessura individual da dobra;
- por meio do somatório de dobras;
- por meio de equações de regressão com finalidade de predição dos valores de percentual de gordura;
- distribuição do tecido adiposo subcutâneo nas diferentes regiões do corpo humano.

É fundamental o monitoramento das condições de nutrição e saúde da criança e do adolescente. O principal critério desse acompanhamento são os índices antropométricos, uma vez que o desequilíbrio entre nutrição e atendimento das necessidades fisiológicas pode provocar quadros de desnutrição, de sobrepeso ou de obesidade. As técnicas mais utilizadas nas principais baterias de testes de aptidão física estão relacionadas no Quadro 10.3.

Quadro 10.3 – Técnicas de avaliação da composição corporal utilizadas em baterias de testes de aptidão física para jovens

| Medida | Descrição | Referência |
|---|---|---|
| Peso e estatura | Índice de massa corporal (IMC) = peso/estatura$^2$ | Guedes e Guedes (1997) Robergs e Roberts (1997) |
| Dobras cutâneas | Espessura e/ou somatório de dobras cutâneas triciptal e subescapular | AAHPERD (1988) Lohman, Boileau e Slaughter (1984) |

A avaliação da composição corporal acompanha as modificações de distribuição de massa corporal que ocorrem com a prática de atividade física estruturada e/ou no esporte por intermédio do fracionamento do peso corporal, que pode se dividir basicamente em massa corporal gorda (MCG) e massa corporal magra (MCM).

## 10.4.1 Avaliação do crescimento

Conforme assinalam Leone e Gallo (2010), para avaliar se determinado parâmetro antropométrico de um indivíduo (peso, estatura, perímetro craniano etc.) pode ser considerado normal e se está evoluindo adequadamente, é necessário um referencial que represente a variabilidade daquele parâmetro, em cada sexo e em cada idade, em um grupo de indivíduos supostamente saudáveis e cujo crescimento tenha sido considerado normal. Para esse fim, em geral, são utilizadas as chamadas *curvas de crescimento*, nas quais os valores são distribuídos em percentis (ou seja, de maneira hierárquica crescente), de acordo com a variabilidade observada numa determinada idade e conforme o sexo, ou em escores Z – que representam, para cada sexo, as variações que o parâmetro analisado mostra em relação à média em função da idade.

O escore Z mede o afastamento da criança em relação à média, como se a unidade de medida de distância fosse o desvio padrão. Por exemplo, se o escore Z de uma criança for +1 para o parâmetro estatura, significa dizer que sua estatura está 1 desvio padrão acima da média de estatura de seus pares de sexo e idade. Se o seu escore Z for −1,5, significa que ela está 1,5 desvios padrão abaixo da média de estatura de seus pares de sexo e idade. É evidente, portanto, que quanto mais distante da média (acima ou abaixo) em unidades de desvio padrão (escore Z) for a estatura de uma criança (ou qualquer outro parâmetro analisado), menor será sua probabilidade de ser normal.

Pode-se afirmar que, quando determinado parâmetro avaliado tem, na população em geral, uma distribuição simétrica – como ocorre na denominada curva de Gauss –, há uma correspondência entre classificação em percentil e em escore Z. Porém, no caso de comparação de dados de grupos populacionais ou de casuísticas, é vantajoso utilizar o escore Z, que facilita análises e comparações, uma vez que os valores podem ser tratados de maneira aritmética, o que não é possível quando se utilizam os percentis.

Conforme destaca a Sociedade Brasileira de Pediatria (SBP, 2009), a Política Nacional de Alimentação e Nutrição, instituída pela Portaria nº 710, de 10 de junho de 1999, ressalta a importância do monitoramento da situação alimentar e nutricional de toda a população brasileira. Atualmente, o modelo de vigilância epidemiológica da área de alimentação e nutrição adotado pelo Ministério da Saúde está centrado no Sistema de Vigilância Alimentar e Nutricional (Sisvan), que é composto por uma série de indicadores de consumo, antropométricos e bioquímicos, com o objetivo de avaliar e monitorar o estado nutricional e alimentar da população brasileira em diversas fases da vida.

O Ministério da Saúde adota as recomendações da Organização Mundial da Saúde (OMS) sobre o uso de curvas de referência na avaliação do estado nutricional. Assim, para crianças de 0 a 5 anos, recomenda-se a utilização da referência internacional da OMS lançada em 2006 (WHO, 2006), que já consta da Caderneta de Saúde da Criança. Para a faixa etária de 5 a 19 anos, recomenda-se o uso da referência internacional da OMS lançada em 2007 (De Onis et al., 2007), que já foi incorporada à Caderneta de Saúde do Adolescente.

De acordo com a Sociedade Brasileira de Pediatria (SBP, 2009), as curvas da OMS relativas a crianças de 0 a 5 anos (Gráficos 10.1 e 10.2) são uma inovação no uso de curvas de referência para avaliação do estado nutricional. Elas indicam o crescimento de crianças que vivem em ambientes socioeconômicos adequados e foram submetidas a cuidados de saúde e alimentação compatíveis com um desenvolvimento sadio, ou seja, as referidas curvas pretendem descrever como deve crescer uma criança saudável. No caso das curvas de avaliação do crescimento para a faixa etária de 5 a 19 anos, trata-se de uma nova análise dos dados do National Center for Health Statistics (NCHS) de 1977, que contou com um alisamento das curvas no período de transição entre os menores de 5 anos de idade, incorporando parte dos dados dos indivíduos avaliados nesse estudo-base de 2006 (WHO, 2006).

Gráfico 10.1 – Percentis de comprimento/estatura do nascimento aos 5 anos no sexo feminino

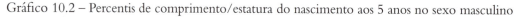

Fonte: adaptado de WHO (2006).

Gráfico 10.2 – Percentis de comprimento/estatura do nascimento aos 5 anos no sexo masculino

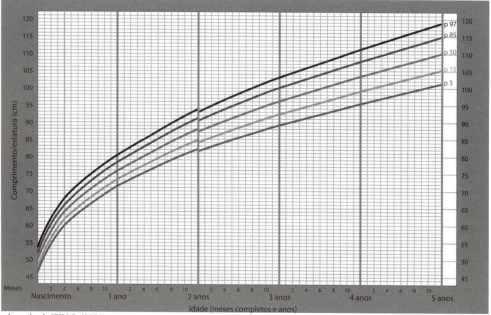

Fonte: adaptado de WHO (2006).

As curvas de crescimento referentes ao percentis de estatura e peso para idade de 2 a 20 anos para meninos e meninas, assim como os percentis de idade por IMC do National Center for Health Statistics (NCHS) em colaboração com o Centers for Disease Control and Prevention (CDC) – publicadas no ano 2000, em parceria com a Organização Mundial da Saúde (OMS) – são apresentadas nos Gráficos 10.3, 10.4, 10.5 e 10.6 (NHCS e CDC, 2000).

Gráfico 10.3 – Curvas de crescimento dos percentis de estatura e peso para idade em meninos dos 2 aos 20 anos

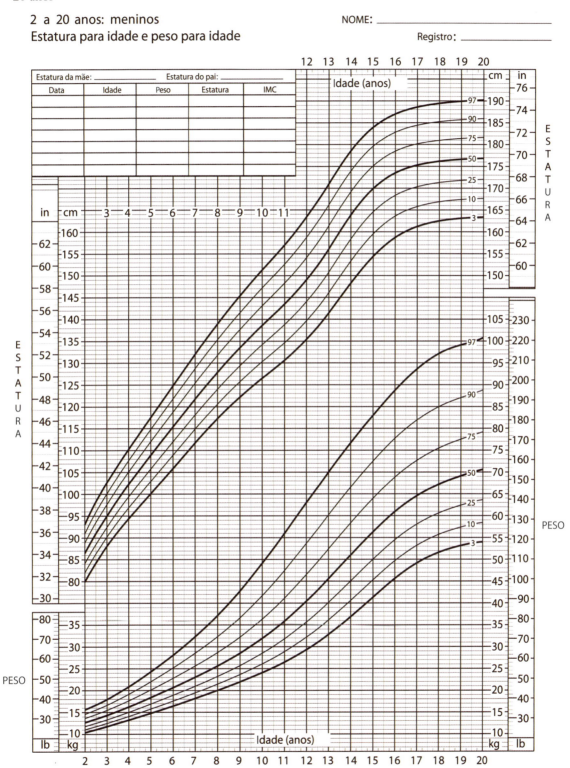

Fonte: adaptado de NHCS e CDC (2000).

Gráfico 10.4 – Curvas de crescimento referente aos percentis de estatura e peso para idade em meninas dos 2 aos 20 anos

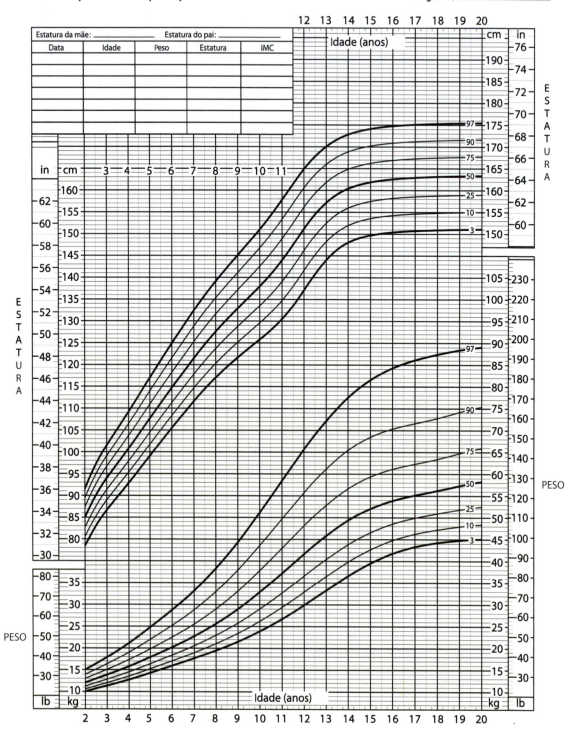

Fonte: adaptado de NCHS e CDC (2000).

Os índices antropométricos mais amplamente usados, recomendados pela OMS e adotados pelo Ministério da Saúde para a avaliação do estado nutricional de crianças e adolescentes são o peso (kg), a estatura (cm) e o IMC.

A avaliação do "peso para idade" revela a relação entre a massa corporal e a idade cronológica da criança. Trata-se do índice usado para avaliar o estado nutricional, sobretudo o baixo peso, que foi incluído na Caderneta de Saúde da Criança. Apesar de ser apropriada para acompanhar o ganho de peso, o que reflete a situação global da criança, essa avaliação não estabelece diferença entre o comprometimento nutricional atual (ou agudo) e os pregressos (ou crônicos). Portanto, é necessário haver outro índice antropométrico que complemente essa avaliação.

O índice de "peso para estatura" não necessita de dados sobre a idade, e expressa a harmonia entre as dimensões de estatura e massa corporal. É usado tanto para identificar o excesso de peso como o emagrecimento da criança.

Por sua vez, o "IMC para idade" expressa a relação entre o peso da criança e o quadrado da sua estatura. É usado, sobretudo, para identificar o excesso de peso entre crianças e adolescentes, com a vantagem de ser um índice utilizado em outras faixas etárias.

Gráfico 10.5 – Percentis de idade por índice de massa corporal dos 2 aos 20 anos para os meninos

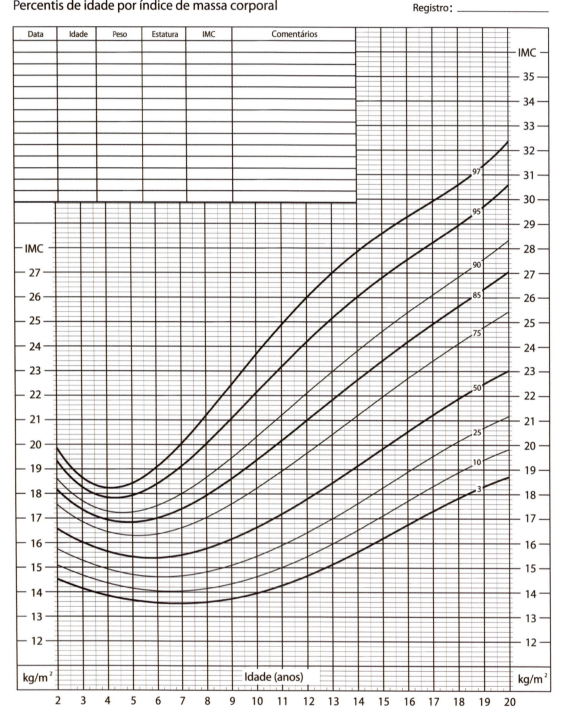

Fonte: adaptado de NCHS e CDC (2000).

Gráfico 10.6 – Percentis de idade por índice de massa corporal dos 2 aos 20 anos para as meninas

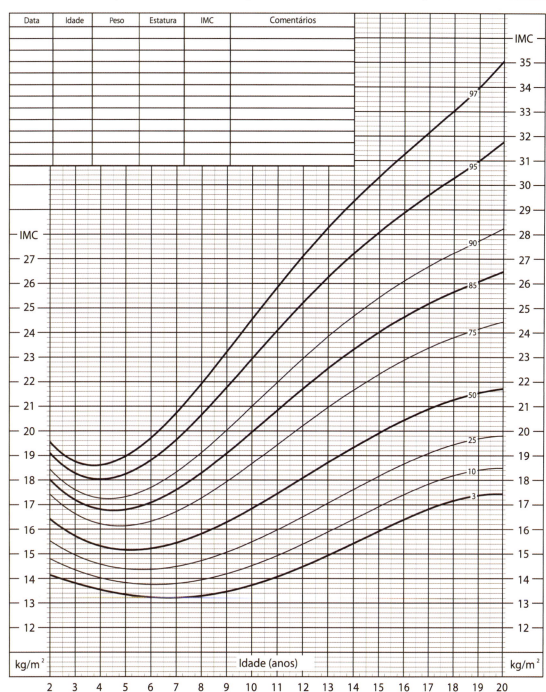

Fonte: adaptado de NCHS e CDC (2000).

O "IMC para idade" é recomendado em todo o mundo para diagnosticar os distúrbios nutricionais individual e coletivamente, uma vez que incorpora a informação da idade do indivíduo. Além disso, foi validado como indicador de gordura corporal total nos percentis superiores, proporcionando, também, uma continuidade com o indicador utilizado entre adultos (Tabela 10.2).

## 10.4.2 Medidas corporais

As principais medidas corporais utilizadas para a avaliação da composição corporal e para o acompanhamento do crescimento nas condições de saúde são o peso corporal (kg), estatura total (cm), associados ao cálculo do IMC e as medidas de dobras cutâneas (mm) – para grupos de jovens envolvidos em treinamento esportivo regular. Com essas medidas, o profissional de Educação Física pode lançar mão de diferentes protocolos que procurem estimar classificações de proporcionalidade corporal e percentual de gordura de um aluno. Antes da apresentação da descrição desses protocolos de fracionamento do peso corporal, faz-se necessária a apresentação dos procedimentos da mensuração das principais medidas corporais.

### Peso corporal

- *Objetivo*: mensurar a massa corporal total.
- *Material*: balança mecânica ou digital com escala de precisão de 1 a 100 g.
- *Procedimento*: o vestuário do avaliado deverá ser com o mínimo de roupa possível (recomenda-se maiô de duas peças para mulheres e sunga para os homens). O avaliado deve subir na balança e permanecer imóvel no centro dela. Se for uma balança digital basta registrar o peso, mas se for uma balança mecânica recomenda-se: calibração; subir na balança; o avaliador deverá deslocar o cilindro maior até a dezena esperada de peso, destravar a balança, deslocar o cilindro menor até o ponto de equilíbrio entre os dois cilindros; após o registro do peso, o avaliado desce da balança e os dois cilindros retornam à estaca zero.
- *Resultado*: registrar o resultado expresso em quilogramas (kg).

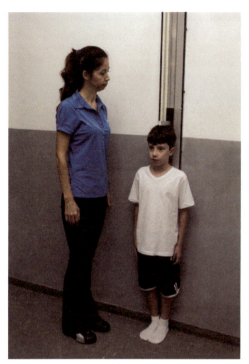

FIGURA 10.1 – Exemplo de avaliação da medida de estatura corporal total.

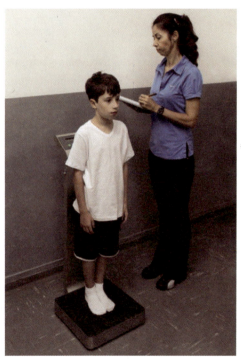

FIGURA 10.2 – Exemplo de avaliação da medida de peso corporal.

## Estatura

- *Objetivo*: mensurar a altura total.
- *Material*: estadiômetro com escala de precisão de 0,1 cm.
- *Procedimentos*: o avaliado deverá estar descalço, com os calcanhares unidos, braços relaxados ao lado do corpo, postura ereta, posicionado de costas para a escala de medida. Além disso, deverá fazer uma inspiração torácica forçada para compensar o achatamento interdiscal provocado durante o dia. Daí a necessidade de se realizar as reavaliações no mesmo horário da primeira, para evitar o surgimento de variações drásticas de estatura nos avaliados.
- *Resultado*: registrar o resultado expresso em centímetros (cm).

## Cálculo do índice de massa corporal

- *Objetivo*: determinar um indicador de proporcionalidade corporal com base em duas medidas – peso e estatura. O IMC é um indicador comumente utilizado para controle de peso da população na área da Saúde Pública, e não deve ser utilizado para determinar a adiposidade corporal do indivíduo durante uma avaliação da aptidão física.
- *Procedimento*: realizar as medidas de peso corporal e de estatura total descritas no item "medidas corporais". O IMC é calculado ao se dividir o peso corporal em quilogramas pela estatura, em metros ao quadrado ($kg/m^2$).
- *Resultado*: IMC ($kg/m^2$) = peso / estatura$^2$. A classificação de normalidade e obesidade para adultos da OMS (WHO, 2000) é apresentada na Tabela 10.1.

Tabela 10.1 – Classificação da OMS de sobrepeso e obesidade em adultos baseada no índice de massa corporal

| Classificação | Valor de IMC |
| --- | --- |
| Abaixo do peso | < 18,5 |
| Peso normal | 18,5-24,9 |
| Sobrepeso | 25,0-29,9 |
| Obesidade classe I | 30,0-34,9 |
| Obesidade classe II | 35,0-39,9 |
| Obesidade classe III | ≥ 40,0 |

Fonte: adaptado de WHO (2000).

## 10.4.3 Limitações do IMC em adultos

Pelo IMC, não é possível diferenciar os componentes *gordo* e *magro* da massa corporal. Pessoas brevilíneas e/ou musculosas podem mostrar um IMC inadequado à sua realidade, sendo (equivocadamente) consideradas obesas. Diferenças étnicas influenciam no IMC (por exemplo, indivíduos de origem asiática podem ser considerados mais obesos). Idosos requerem uma classificação diferenciada de IMC.

## 10.4.4 IMC em crianças e jovens

Após ser calculado, o IMC é plotado no diagrama de "IMC para idade" de meninos ou meninas para obter uma classificação percentil. O percentil indica a posição relativa do IMC da criança ou do adolescente em relação a outros da mesma idade e sexo. As categorias de classificação de peso para as crianças e adolescentes são mostradas nas Tabelas 10.2, 10.3 e 10.4.

Tabela 10.2 – Classificação das categorias de peso para o índice de massa corporal e as respectivas faixas de percentil

| Categoria de peso | Faixa percentil |
| --- | --- |
| Abaixo do peso | Menor que percentil 5 |
| Peso saudável | Entre percentil 5 e 85 |
| Risco de sobrepeso | Entre percentil 90 e 95 |
| Sobrepeso | Igual ou maior que percentil 95 |

Fonte: adaptado de NCHS e CDC (2000).

Tabela 10.3 – Valores de normalidade, sobrepeso e obesidade em crianças e jovens do sexo masculino

| Meninos | | | |
|---|---|---|---|
| Idade | Normal | Sobrepeso | Obesidade |
| 6 | 14,5 | Mais de 16,6 | Mais de 18,0 |
| 7 | 15 | Mais de 17,3 | Mais de 19,1 |
| 8 | 15,6 | Mais de 16,7 | Mais de 20,3 |
| 9 | 16,1 | Mais de 18,8 | Mais de 21,4 |
| 10 | 16,7 | Mais de 19,6 | Mais de 22,5 |
| 11 | 17,2 | Mais de 20,3 | Mais de 23,7 |
| 12 | 17,8 | Mais de 21,1 | Mais de 24,8 |
| 13 | 18,5 | Mais de 21,9 | Mais de 25,9 |
| 14 | 19,2 | Mais de 22,7 | Mais de 26,9 |
| 15 | 19,9 | Mais de 23,6 | Mais de 27,7 |

Fonte: adaptado de NCHS e CDC (2000).

Tabela 10.4 – Valores de normalidade, sobrepeso e obesidade em crianças e jovens do sexo feminino

| Meninas | | | |
|---|---|---|---|
| Idade | Normal | Sobrepeso | Obesidade |
| 6 | 14,3 | Mais de 16,1 | Mais de 17,4 |
| 7 | 14,9 | Mais de 17,1 | Mais de 18,9 |
| 8 | 15,6 | Mais de 18,1 | Mais de 20,3 |
| 9 | 16,3 | Mais de 19,1 | Mais de 21,7 |
| 10 | 17 | Mais de 20,1 | Mais de 23,2 |
| 11 | 17,6 | Mais de 21,1 | Mais de 24,5 |
| 12 | 18,3 | Mais de 22,1 | Mais de 25,9 |
| 13 | 18,9 | Mais de 23 | Mais de 27,7 |
| 14 | 19,3 | Mais de 23,8 | Mais de 27,9 |
| 15 | 19,6 | Mais de 24,2 | Mais de 28,8 |

Fonte: adaptado de NCHS e CDC (2000).

## 10.4.5 Protocolos de avaliação da composição corporal

Para a avaliação da composição corporal utilizam-se protocolos diretos e indiretos. Protocolos diretos de avaliação podem ser mais precisos, mas se tornam inviáveis em razão do alto custo dos equipamentos utilizados, entre os quais se citam avaliação ultrassônica, avaliação radiográfica, impedância bioelétrica, tomografia computadorizada e pesagem hidrostática. Todas essas técnicas têm um procedimento próprio, sendo altamente significativo, entretanto, pouco prático no Brasil, pelo custo operacional.

A impedância bioelétrica é uma técnica que tem sido muito empregada em clínicas e academias; existem, contudo, problemas de validade do equipamento por causa da falta de concordância entre os resultados da avaliação decorrente das oscilações de equilíbrio hídrico corporal.

Os protocolos indiretos para a avaliação da distribuição da massa corporal são mais acessíveis, de fácil aplicabilidade e de baixo custo. Esses protocolos utilizam equações ou fórmulas que procuram predizer índices, percentuais, peso ideal, entre outros. Basicamente, os protocolos indiretos específicos para crianças e jovens utilizam os valores das medidas de peso corporal, de estatura e de dobras cutâneas para estimar IMC, percentual de gordura e fracionamento do peso corporal.

## 10.4.6 Dobras cutâneas em crianças e jovens

- *Objetivo*: mensurar a quantidade de tecido adiposo separando o peso do tecido adiposo da massa corporal total.
- *Material*: o principal material utilizado para essa técnica de avaliação é o compasso de dobras cutâneas, que também pode receber a denominação de plicômetro ou adipômetro. Existem diferentes modelos de compasso, os mais conhecidos sendo o Harpenden, Lange e o Sanny (Figura 10.3). Independentemente da marca utilizada, existe a necessidade de o equipamento passar por constante manutenção em relação ao grau de compressão, que deverá ser de 10 g/mm$^2$.
- *Procedimento*: deve ser padronizado por todos os avaliadores da academia, do clube ou da escola, evitando, assim, grandes divergências entre as mesmas medidas realizadas por diferentes avaliadores. As principais recomendações são:
  - as medidas de dobras cutâneas são realizadas do lado direito do corpo humano;
  - a apreensão da dobra do ponto selecionado deverá ser realizada em forma de pinça, com os dedos indicador e polegar da mão direita, de forma que ocorra um desprendimento do tecido adiposo do tecido muscular, e o compasso deverá ser manipulado pela mão esquerda;
  - o compasso deverá pinçar de forma perpendicular a dobra cutânea a 1 cm do ponto de fixação dos dedos e, lentamente, deve-se soltar a haste sobre a dobra sem deixar de realizar o pinçar dos dedos;
  - depois de realizada a leitura no relógio da medida em milímetros, cuja operação entre apreensão da dobra, fixação do compasso e leitura não ultrapasse a duração de quatro segundos, deve-se abrir as hastes do compasso e soltar a dobra cutânea;

- recomenda-se repetir essa operação três vezes não consecutivas em todas as dobras mensuradas, para minimizar o erro no registro;
- existe a possibilidade de se mensurar nove pontos de dobras cutâneas; em crianças e jovens, no entanto, os protocolos de percentual de gordura utilizam, em sua maioria, duas dobras cutâneas: a dobra subescapular e a dobra tricipital.

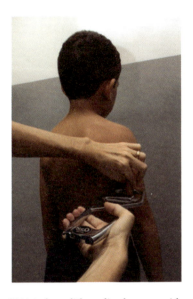

*Tricipital*: medida realizada no sentido longitudinal na parte posterior do braço, sobre o tríceps, no ponto medial imaginário entre o ponto distal e próxima do tríceps.

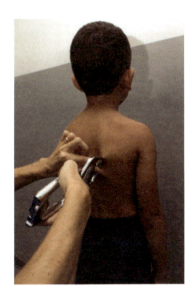

*Subescapular*: prega oblíqua medida abaixo do ângulo inferior da escápula.

FIGURA 10.3 – Pontos de mensuração das dobras cutâneas triciptal e subescapular em crianças e jovens.

- *Resultado*: registrar o resultado em milímetros das três medidas de cada dobra e escolher o resultado mediano. Na sequência, se desejar, aplicar uma das equações proposta para crianças e jovens, a fim de identificar o percentual de gordura corporal. Lopes e Pires Neto (1996) realizaram uma importante revisão que apresenta uma relação das principais equações preditivas da gordura em crianças e jovens (Tabelas 10.5 e 10.6).

Tabela 10.5 – Equações para predizer a gordura corporal em crianças e jovens do sexo feminino

| Autor | Idade (anos) | Equação |
|---|---|---|
| Parizkova (1961) | 9-12 | $\%G = 1,088 - 0,014\ (\log_{10} TR) - 0,036\ (\log_{10} SE)$ |
| Parizkova (1961) | 13-16 | $\%G = 1,114 - 0,031\ (\log_{10} TR) - 0,041\ (\log_{10} SE)$ |
| Durnin e Rahaman (1967) | 13,2-16,4 | $\%G = 1,1369 - 0,0598\ (X)$[a] |
| Mukherjee e Roche (1984) | 6-18 | $\%G = 17,19 - 0,74\ (idade) + 1,02\ (TR) + 0,32\ (AX)$[b] |
| Boileau (1985) | 8-28 | $\%G = 1,35\ (TR+SE) - 0,012\ (TR+SE)^2 - 2,4$ |
| Lohman (1986) | 6-17 | $\%G = 1,35\ (TR+SE) - 0,012\ (TR+SE)^2 - C$[c] |
| Slaughter et al. (1988) | 8-18 | $\%G = 0,610\ (TR+PA) + 5,1$[d] |
| Slaughter et al. (1988) | 8-18 | $\%G = 1,33\ (TR+SE) - 0,013\ (TR+SE)^2 - 2,5$[e] |
| Slaughter et al. (1988) | 8-18 | $\%G = 0,546\ (TR+SE) + 9,7$[f] |
| Weststrate e Deurenberg (1989)[g] | 2-10 | $\%G = (\{562 - 1,1\ [ID\ anos - 2]\}/D) - \{525 - 1,4\ [ID\ anos - 2]\}$ |
| Weststrate e Deurenberg (1989)[h] | 10-18 | $\%G = (\{553 - 7,3\ [ID\ anos - 10]\}/D) - \{514 - 8,0\ [ID\ anos - 10]\}$ |

Fonte: adaptado de Lopes e Pires Neto (1996).

D = densidade; ID = idade; S = soma; BI = bicipital; TR = tricipital; SE = subescapular; SI = suprailíaca; AX = axilar; PA = panturrilha.
(a) X = log10 S BI, TR, SE,SI; idade média = 14,9 anos. (b) Observação: pesagem hidrostática e antropometria; dobras cutâneas mensuradas no lado esquerdo do corpo. (c) C = constante por sexo e idade. (d) Geral para o sexo feminino; (e) 2,0 para negros e 3,0 para brancos. (d) Quando a soma das dobras cutâneas TR e SE for maior que 35 mm. (g) e (h) Para crianças obesas.

Tabela 10.6 – Equações para predizer a gordura corporal em crianças e jovens do sexo masculino

| Autor | Idade (anos) | Equação |
|---|---|---|
| Parizkova (1961) | 9-12 | $\%G = 1,108 - 0,027\ (\log_{10} TR) - 0,0388\ (\log_{10} SE)$ |
| Parizkova (1961) | 13-16 | $\%G = 1,130 - 0,055\ (\log_{10} TR) - 0,026\ (\log_{10} SE)$ |
| Durnin e Rahaman (1967) | 12,7-15,7 | $\%G = 1,1533 - 0,0643\ (X)$[a] |
| Haschke et al. (1981) | 9 | $\%G = (5,376/D - 4,968) \times 100$ |
| Lohman et al. (1984a, 1984b) | 8 | $\%G = (5,28/D - 4,86) \times 100$ |
| Lohman et al. (1984a, 1984b) | 9 | $\%G = (5.30/D - 4,89) \times 100$ |
| Mukherjee e Roche (1984)[b] | 6-18 | $\%G = 12,66 - 0,85\ (idade) + 1,10\ (TR) + 0,53\ (PA)$ |
| Boileau (1985) | 8-28 | $\%G = 1,35\ (TR+SE) - 0,012\ (TR+SE)^2 - 4,4$ |
| Lohman (1986) | 6-17 | $\%G = 1,35\ (TR+SE) - 0,012\ (TR+SE)^2 - C$[c] |
| Slaughter et al. (1988) | 8-18 | $\%G = 0,735\ (TR+PA) + 1,0$[d] |
| Slaughter et al. (1988) | 8-18 | $\%G = 0,783\ (TR+SE) + 1,6$[e] |
| Slaughter et al. (1988) | 8-18 | $\%G = 1,21\ (TR+SE) - 0,008\ (TR+SE)^2 - C$[f] |
| Weststrate e Deurenberg (1989)[g] | 0-1,99 | $\%G = (\{585 - 4,7\ [ID\ meses]^{0,5}\}/D) - \{550 - 5,1\ [ID\ meses]^{0,5}\}$ |
| Weststrate e Deurenberg (1989)[h] | 2-18 | $\%G = (\{562 - 4,2\ [ID\ anos - 2]\}/D) - \{525 - 4,7\ [ID\ anos - 2]\}$ |

Fonte: adaptado de Lopes e Pires Neto (1996).

D = densidade; ID = idade; S = soma; BI = bicipital; TR = tricipital; SE = subescapular; SI = suprailíaca; DC = dobras cutâneas; PA = panturrilha.
(a) X = log10 S BI, TR, SE, SI; idade média = 14,7 anos; r = 0,80. (b) Utiliza a equação de SIRI (1961) para cálculo do % G. (c) C = constante por sexo e idade. (d) Geral para o sexo masculino. (e) Quando a soma das dobras cutâneas TR e SE for maior que 35 mm. (f) Constante; variação do *intercept* para o sexo masculino de acordo com o estágio de maturação e grupo racial: negros pré-púberes, 3,2; púberes, 5,2; pós-púberes e adultos 6,8; brancos pré-púberes, 1,7; púberes, 3,4; pós-púberes e adultos, 5,5. (g) e (h) DC = S BI, TR, SE, SI; para crianças obesas.

## 10.5 Avaliação da maturação biológica

A maturação é caracterizada por um processo evolutivo do indivíduo, devendo ser entendida como o conjunto de mudanças biológicas que ocorrem de forma sequencial e ordenada, o que leva o sujeito a atingir o estado adulto. Esse processo pode variar em ritmo e grau entre os indivíduos, independentemente da raça, sexo ou meio em que vivem. Algumas crianças podem apresentar velocidade de maturação mais acelerada (precoce) ou mais lenta que outras (tardia), mas com a mesma ordem sequencial (Martin et al., 2002; Azevedo et al., 2009).

Nesse contexto, no período da puberdade, acontecem, entre outros, dois fenômenos biológicos relevantes: os estirões de crescimento, em estatura e peso, e a maturação sexual do adolescente. A influência da maturação biológica pode ser observada em diversos aspectos, como na composição corporal, no crescimento e no desempenho motor de cada indivíduo.

Durante a puberdade, a variabilidade nas características físicas entre indivíduos de uma mesma idade cronológica é notória; consequentemente, a utilização apenas da idade cronológica é insuficiente para determinar o estágio maturacional do adolescente.

Dessa forma, não é possível afirmar se o melhor desempenho motor de um jovem é causado por apresentar um estágio maturacional mais avançado ou por sua capacidade diferenciada para a atividade física/esportiva considerada. Assim, torna-se de fundamental importância a utilização de técnicas de avaliação que permitam estimar a maturação biológica desses indivíduos, a fim de minimizar esse tipo de erro de interpretação. Tais recursos de avaliação podem auxiliar os profissionais de Educação Física e Esporte que trabalham com indivíduos que se encontrem na puberdade.

Alguns métodos de avaliação da maturação biológica são descritos na literatura, como a avaliação das maturações somática, esquelética, dental e sexual. A avaliação da maturação somática é realizada por meio da utilização de medidas antropométricas; a avaliação da maturação esquelética é feita mediante o uso de radiografias, com a determinação do estado de ossificação e fusões das epífises ósseas (Guedes e Guedes, 1997); a avaliação da maturação dental é realizada pela idade de erupção de dentes temporários e permanentes; a maturação sexual, por sua vez, pode ser avaliada pelo desenvolvimento das características sexuais secundárias, por meio de perfis hormonais, assim como pela idade da menarca, nas meninas, e da espermarca, nos meninos.

Na sequência, apresenta-se uma comparação do comportamento ósseo com base nos ossos da mão de um bebê, de uma criança, de um adolescente e de um adulto.

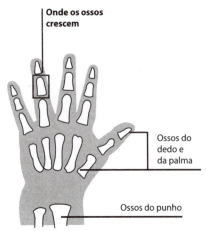

FIGURA 10.4 – Ossos da mão de um bebê.

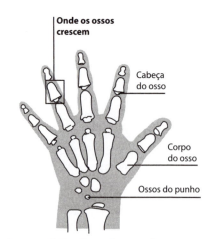

FIGURA 10.5 – Ossos da mão de uma criança.

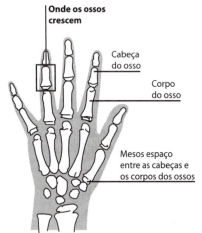

FIGURA 10.6 – Ossos da mão de um adolescente.

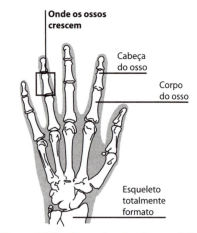

FIGURA 10.7 – Ossos da mão de um adulto.

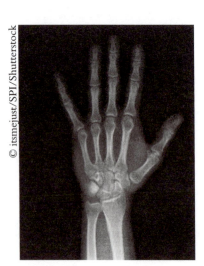

FIGURA 10.8 – Exemplo de uma radiografia dos ossos da mão e do punho para identificação da idade óssea.

A avaliação da maturação esquelética mediante o uso de radiografias, principalmente das regiões da mão e do punho, permite a identificação da idade óssea e, consequentemente, da idade biológica da criança e do jovem. Sua aplicabilidade, contudo, é dificultada, por se tratar de uma técnica que somente pode ser aplicada por um médico (Figuras 10.8 e 10.9).

As mudanças biológicas da puberdade atraem a atenção dos pesquisadores da área da Educação Física e Esporte. É muito comum encontrar jovens que no seu grupo etário de desenvolvimento se destacam no desempenho esportivo, mas, ao serem analisados com uma avaliação maturacional, encontram-se em estágios mais avançados ou, até mesmo, atrasados em relação à sua idade cronológica. Dessa forma, existe a necessidade da aplicação de técnicas de avaliação da maturação biológica que procurem estimar, mesmo que de forma subjetiva, o estágio maturacional em que os jovens se encontram, gerando as seguintes classificações:

- pré-púbere (características físicas típicas da infância);
- púbere (características físicas típicas da primeira fase puberal ou pubescência);
- pós-púbere (características físicas típicas da segunda fase puberal ou adolescência).

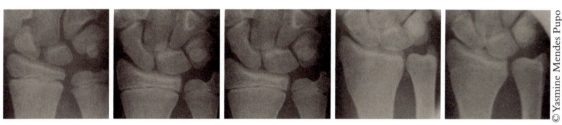

FIGURA 10.9 – Exemplos de radiografias do osso rádio com seus respectivos escores.

## 10.5.1 Técnicas de avaliação da maturação biológica

### Proposta de Matsudo (2005)

Como a avaliação da maturação biológica pode ser determinada por diferentes técnicas (como a idade morfológica, neurológica, dentária, óssea e sexual), e muitas delas se tornam inviáveis nos programas de treinamento esportivo infantojuvenis, Matsudo (2005) propõe, além das medidas de desenvolvimento escrotal para os meninos e desenvolvimento mamários e de pelos pubianos para as meninas, propostos por Tanner, a presença de pelos axilares para os rapazes e a identificação da idade de menarca (IM) para as meninas.

*Avaliação dos meninos: pelos axilares*

- *Definição*: a análise da presença ou da ausência dos pelos axilares, assim como de suas características, corresponde a uma determinação da maturação biológica com base em uma característica sexual secundária.

- *Importância*: em razão da facilidade da técnica, a análise da evolução dos pelos axilares se constitui em uma das abordagens mais viáveis na determinação da maturação sexual em rapazes que participam de programas esportivos.
- *Procedimento*: o avaliado deve estar com a região axilar livre de vestimentas, com os braços elevados e sob luminosidade adequada. A avaliação obedece à seguinte classificação:
  - *nível I*: "ausência" ou fase pré-púbere, quando os pelos axilares não estão presentes em nenhuma forma;
  - *nível II*: "presença parcial" ou fase púbere, quando os pelos axilares se caracterizam por serem de pequeno número, lisos, opacos, finos e claros;
  - *nível III*: "presença total" ou fase pós-púbere, quando os pelos axilares se caracterizam por serem de grande número, encaracolados, brilhantes, espessos e escuros.

### Avaliação das meninas: idade de menarca (IM)

- *Definição*: a idade em que ocorre o primeiro fluxo menstrual (menarca) da menina corresponde a uma importante determinação de maturação biológica com base em um indicador de maturação de característica primária.
- *Importância*: a menarca é o sinal mais importante do amadurecimento sexual da mulher, e é acompanhada de uma série de alterações nas características antropométricas, metabólicas, neuromotoras e psicossociais. A grande relação entre maturação sexual e desempenho esportivo, assim como os achados sobre menarca mais tardia entre as atletas de modalidades olímpicas, fez com que a determinação da IM se tornasse medida obrigatória na avaliação da aptidão física de meninas que participam de programas esportivos.
- *Procedimento*: anteceder a aplicação do questionário com uma exposição adequada do que significa a idade de menarca, da importância das informações requeridas, solicitando das avaliadas o máximo de atenção e sinceridade nas respostas. Deve-se aplicar um questionário que procure identificar a presença ou não da IM, a data e há quanto tempo ela ocorreu. Embora Matsudo (2005) não tenha proposto uma classificação maturacional com base na IM, sugere-se a seguinte classificação, semelhante à proposta para os rapazes:
  - *nível I*: "ausência de IM" ou fase pré-púbere, quando a menina ainda não apresenta fluxo menstrual;

- *nível II*: "presença inicial de IM" ou fase púbere, quando o início do ciclo ainda não completou 2 anos (24 meses);
- *nível III*: "presença avançada de IM" ou fase pós-púbere, quando a menina tem a IM há pelo menos 3 anos.

Nos casos intermediários, em relação ao tempo da IM, pode-se adotar o estágio mais avançado ou nível III. Como o surto do crescimento do início da puberdade durante, aproximadamente, 4 anos começa um ano antes da menarca, considera-se que após 3 anos de IM a menina já se encontra na fase pós-púbere; contudo, ainda é possível confirmar tal classificação com a proposta de Tanner, descrita a seguir.

## Técnica de Tanner (1962)

Uma das técnicas que têm sido usadas para a avaliação da maturação biológica são os estágios de maturação sexual, conforme proposto por Tanner (1962) para:

- pilosidade pubiana para ambos os sexos;
- desenvolvimento das mamas para o sexo feminino;
- desenvolvimento dos genitais.

A maturação sexual pode ser avaliada por meio de estágios de desenvolvimento que, de acordo com Tanner (1962) são:

- cinco estágios para desenvolvimento dos genitais nos meninos;
- cinco estágios de desenvolvimento das mamas nas meninas;
- cinco estágios de pilosidade pubiana para ambos os sexos.

Originalmente foram propostos seis estágios para pilosidade pubiana e tamanho de genitais; o que anteriormente era classificado como estágio *seis*, hoje, é considerado como estágio *cinco*.

Azevedo et al. (2009), com base nos estágios de desenvolvimento propostos por Tanner (1962) para a avaliação do desenvolvimento das mamas para as meninas e de genitais para os meninos, classificaram os estágios da seguinte forma:

- I – indica um estado de pré-adolescência;
- II – indica o início do período pubertário;
- III e IV – indicam a continuidade do desenvolvimento, ou uma fase intermediária;
- V – indica a fase final do desenvolvimento, muito parecida com o estado adulto (Figuras 10.10 e 10.11).

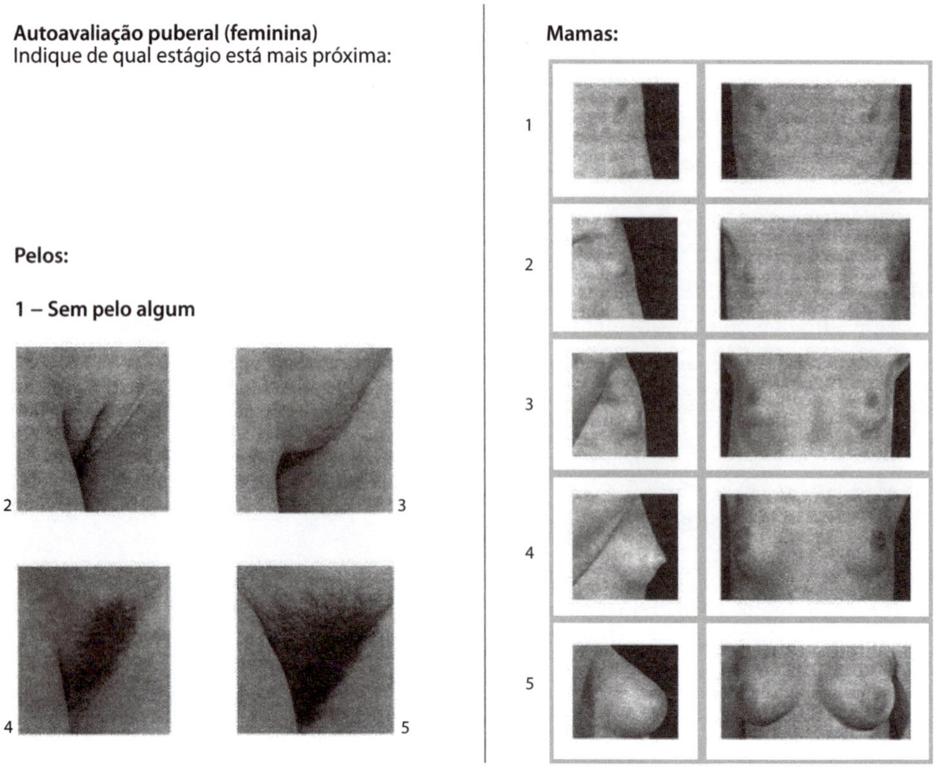

**Autoavaliação puberal (feminina)**
Indique de qual estágio está mais próxima:

**Pelos:**

**1 – Sem pelo algum**

FIGURA 10.10 – Estágios de maturação dos estágios de Tanner (1962) para pilosidade genital e tamanho de mamas para o sexo feminino.

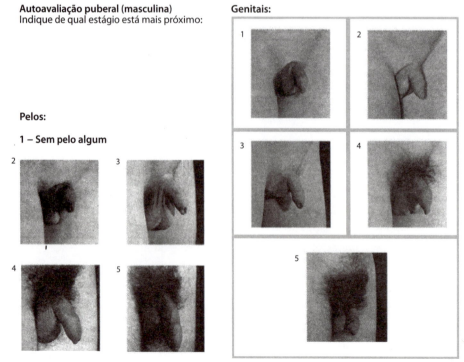

FIGURA 10.11 – Estágios de maturação dos estágios de Tanner (1962) para pilosidade genital e tamanho de genitália para o sexo masculino.

Crescimento e desenvolvimento com qualidade de vida

Um contraponto a essa técnica é sua dificuldade de realização, pela necessidade da presença de um médico especializado e um local adequado, além de, frequentemente, causar constrangimento ao adolescente, por ser colocado seminu diante do observador médico, ao mesmo tempo causando desconforto ao avaliador.

Ante essa problemática, foram realizados estudos por meio do procedimento de autoavaliação das características sexuais secundárias, a fim de tornar possível a adoção de um método mais simples e pouco constrangedor, no qual seria dispensável a presença de um profissional da Medicina. O próprio adolescente, diante de explicações prévias, visualizaria as fotos relativas às *Pranchas de Tanner* e indicaria por si só o estágio maturacional com o qual mais se identifica.

Dessa perspectiva, Morris e Udry (1980 apud Martin et al. 2002) passaram a aplicar a autoavaliação utilizando-se do recurso das *Pranchas de Tanner* de forma diferente: no lugar de fotos dos estágios maturacionais (teoricamente mais constrangedoras para os jovens) os autores criaram desenhos dos respectivos estágios procurando amenizar a utilização deste procedimento (Figuras 10.12, 10.13, 10.14 e 10.15).

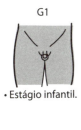

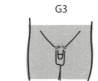
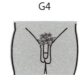
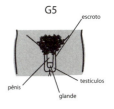

G1
• Estágio infantil.

G2
• Os testículos e o escroto são maiores.
• A pele do escroto muda de textura.
• O escroto fica mais para baixo.
• O pênis torna-se um pouco maior.
• Início da puberdade.

G3
• Aumento do comprimento do pênis.
• Os testículos são maiores e mais baixos que o G2.

G4
• Aumento da largura e comprimento do pênis.
• O escroto escurece e aumenta em virtude do aumento dos testículos.
• A glande desenvolve-se, aumentando de tamanho.

G5
• Aspecto adulto.

FIGURA 10.12 – Estágios de desenvolvimento dos genitais do sexo masculino.
Fonte: adaptado de Morris e Udry (1980 apud Martin et al., 2002).

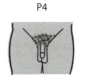

P1
• Sem pelos.
• Estágio infantil.

P2
• Pequena quantidade de pelos longos, finos e esparsos.
• Devem ser lisos e levemente encaracolados.
• Localizados na base do pênis.

P3
• Os pelos são mais escuros, mais grossos e mais encaracolados.
• Localizados na junção da púbis.

P4
• Os pelos são mais grossos cobrindo uma área maior que P3.

P5
• Os pelos cobrem uma área maior, e são mais espalhados, com aparência de adulto.
• Estágio adulto.

FIGURA 10.13 – Estágios de desenvolvimento da pilosidade genital do sexo masculino.
Fonte: adaptado de Morris e Udry (1980 apud Martin et al., 2002).

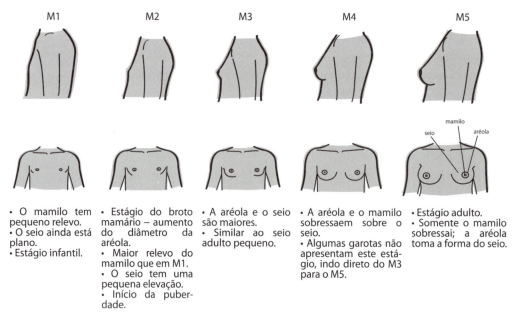

FIGURA 10.14 – Estágios de desenvolvimento de mamas do sexo feminino.
Fonte: adaptado de Morris e Udry (1980 apud Martin et al., 2002).

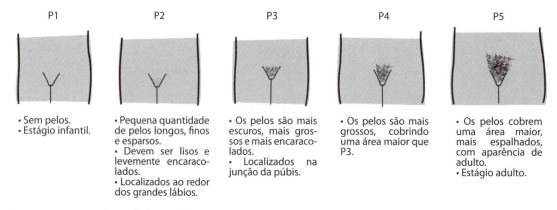

FIGURA 10.15 – Estágios de desenvolvimento de pilosidade pubiana do sexo feminino.
Fonte: adaptado de Morris e Udry (1980 apud Martin et al., 2002).

## 10.6 Avaliação da aptidão física em crianças e jovens

Na escolha dos testes, em primeiro lugar, é preciso definir os objetivos do programa de treinamento a ser desenvolvido, para que os testes sejam adequados às necessidades dele.

As capacidades motoras podem ser classificadas como aspectos da aptidão física relacionados com a saúde (resistência aeróbia geral, força e resistência dos grandes grupos musculares e flexibilidade do quadril) e aspectos relacionados com as destrezas ou habilidades esportivas (velocidade e capacidades coordenativas, como agilidade, ritmo, coordenação, tempo de reação entre outras). Assim, testes que tenham como objetivo medir as capacidades motoras relacionadas com a saúde devem fazer parte de qualquer bateria de testes de aptidão física; já os testes que medem as capacidades coordenativas devem ser mais específicos com a modalidade esportiva específica (Böhme e Arena, 2001).

## 10.7 Resistência aeróbia em crianças e jovens

A resistência aeróbia geral ou resistência cardiorrespiratória é uma capacidade motora condicional considerada um componente da aptidão física relacionado com a saúde, pois sua melhora por meio do treinamento promove (Böhme e Arena, 2001):

- fortalecimento do miocárdio;
- diminuição da frequência cardíaca;
- possível diminuição da pressão sanguínea;
- diminuição das gorduras sanguíneas, inclusive do colesterol de baixa densidade;
- melhora do sistema circulatório periférico;
- melhora da circulação coronariana;
- diminuição dos perigos de infarto do miocárdio;
- aumento do colesterol de alta densidade;
- melhora do transporte de oxigênio pelo sangue.

É uma capacidade motora considerada básica para qualquer tipo de modalidade esportiva.

Na literatura sobre crianças e jovens envolvidos em práticas esportivas (Bar-Or, 1996), são encontradas referências da resistência aeróbia medida por meio de procedimento laboratorial e de campo nesta faixa etária. Atualmente, são utilizados testes de corrida com tempo determinado (entre 6 e 12 minutos), nos quais o resultado considerado é a distância percorrida, ou testes de corrida com distância determinada (com distâncias entre 800 e 2.400 m), em que o resultado considerado é o tempo gasto para percorrê-la, assim como testes intermitentes de 20 m de distância. Os principais testes de campo para medir a resistência geral aeróbia, existentes na literatura para indivíduos de 8 a 19 anos de idade, foram descritos por Docherty (1996). No Quadro 10.4 é apresentado um resumo dos testes de campo utilizados em baterias de aptidão física para essa faixa etária.

Quadro 10.4 – Testes de campo para medir a resistência aeróbia geral em crianças e adolescentes

| Teste | Bateria | Referência |
|---|---|---|
| Corrida de 1.600 m ou de 6 min ou mais | AAHPERD | Safrit (1995) |
| Corrida de 9 min | EUROFIT/LADESP | Eurofit (1988) |
| Corrida de 12 min ou 2.400 m | AAHPERD | Docherty (1996) |
| Corrida de 1.000 m | CELAFISCS | Matsudo (2005) |
| Corrida de 20 m (*shuttle run*) intermitente | EUROFIT | Docherty (1996) |

Fonte: Böhme e Arena (2003).

## 10.7.1 Descrição dos testes de campo mais utilizados

A seguir, são descritos os procedimentos dos três testes de campo mais utilizados para avaliação da capacidade cardiorrespiratória em crianças e jovens. O teste de corrida de 1.000 m, mais utilizado para crianças pré-púberes entre 6 e 9 anos de idade; o teste de corrida de 9 minutos, comumente utilizado para pré-púberes entre 9 e 11 anos, aproximadamente; e o teste de corrida de 12 minutos, popularmente conhecido como teste de Cooper, normalmente utilizado para jovens púberes, adolescentes e, até mesmo, adultos.

### Corrida de 1.000 m (Matsudo, 2005)

- *Objetivo*: medir a potência aeróbia máxima em crianças de 7 a 9 anos de idade.
- *Material*: avaliado trajando *short*, camiseta e tênis; local plano e demarcado; cronômetro, folha para anotação.
- *Procedimento*: ao sinal da voz de comando, os avaliados deverão percorrer os 1.000 m no menor tempo possível, evitando andar durante o teste, tentando manter um ritmo constante. Ao final, registra-se o tempo da corrida em segundos.
- *Resultado*: é expresso pelo tempo e, também, pelo cálculo do consumo máximo de oxigênio em ml (kg.min)$^{-1}$. O valor correspondente ao consumo máximo de oxigênio é calculado por meio da seguinte fórmula: $\dot{V}O_2máx = 652,17 - Y / 6,762$, em que: Y = tempo de corrida, em segundos, nos 1.000 m e 652,17 e 6,762 são constantes.

### Corrida de 9 minutos (Böhme e Arena, 2003)

- *Objetivo*: medir a potência aeróbia máxima em crianças de 9 anos a 11 anos de idade.
- *Material*: cronômetro, pista demarcada de 20 em 20 m, folha para anotação.

- *Procedimento*: as crianças deverão posicionar-se atrás da linha de saída. Ao sinal do avaliador, deverão começar a correr a maior distância possível em 9 minutos, em ritmo próprio e individual (podem andar, se por acaso cansarem). O professor deve apitar duas vezes: a primeira, quando faltar um minuto para terminar, e a segunda, no final. Os alunos deverão parar no local em que estiverem depois do segundo apito, e aguardar o professor determinar a distância percorrida.
- *Resultado*: o resultado é expresso em metros percorridos após 9 minutos de corrida.

### Corrida de 12 minutos (Arena, 2009)

- *Objetivo*: avaliar a capacidade cardiorrespiratória de indivíduos adolescentes e adultos de ambos os sexos, atletas ou não. Recomenda-se aplicar o teste de 12 minutos em indivíduos adaptados à corrida, por ser um teste máximo.
- *Material*: pista demarcada de 10 em 10 m, cronômetro e folha para anotação.
- *Procedimento*: o avaliado deverá correr de forma ininterrupta durante 12 minutos. Se o avaliado em algum momento não conseguir correr, será permitido caminhar, mas, como é um teste máximo, recomenda-se manter uma velocidade constante durante todo o teste, correr a maior distância possível durante os 12 minutos e se registrar a distância total percorrida.
- *Resultado*: o resultado do teste de 12 minutos é expresso pela distância em metros. A partir da distância percorrida, Cooper propôs uma equação que estima de forma indireta o $\dot{V}O_2$máx com a seguinte fórmula:

$$\frac{\dot{V}O_2\text{máx ml(kg.min)-1} = D - 504}{45}$$

em que: $D$ = distância em metros.

## 10.7.2 Orientações para prescrição de treinamento aeróbio em crianças e jovens

No que diz respeito às funções pulmonares, é de evidenciar que todos os volumes pulmorares crescem em relação direta com o crescimento corporal. Em exercícios aeróbios máximos e submáximos, a frequência cardíaca (FC) é mais elevada do que a do adulto como fenômeno compensador do menor volume sanguíneo e do menor volume sistólico (VS). O pico do $\dot{V}O_2$máx é atingido entre 17 e 21 anos para os rapazes e entre 12 e 15 anos para as moças. Em razão disso, o treinamento aeróbio não provoca grandes alterações no $\dot{V}O_2$máx dos pré-púberes, pelo menor tempo de exaustão e menor capacidade de mobilizar gorduras durante esse treinamento, mas a sua prestação aeróbia aumenta com o treino aeróbio. Após a puberdade, os incrementos do $\dot{V}O_2$máx são muito mais significativos (Weineck, 2003, 2005).

De uma maneira geral, o treinamento aeróbio melhora o $\dot{V}O_2$pico por volta de 10% em crianças e adolescentes. Essa porcentagem de melhora é muito menor do que a encontrada em indivíduos adultos. Tais respostas podem ser parcialmente explicadas pelos maiores valores iniciais encontrados em crianças e adolescentes, o que, certamente, reduz o delta de variação; ou seja, quanto mais treinado, menos treinável. Dessa forma, parece haver uma diminuição da treinabilidade aeróbia durante o crescimento puberal. As crianças apresentam maiores limiares, em comparação aos adultos, quando expressos em % do $\dot{V}O_2$máx (Rowland, 1996; Roberts, 2007).

Quanto ao limiar aeróbio, por intermédio da concentração de lactato em crianças submetidas a atividades aeróbias, observa-se que crianças pré-púberes apresentam níveis menores de limiar aeróbio [La] durante o exercício; assim, o valor de 4 mM não é um critério apropriado para medir a aptidão submáxima (Janz, Dawson e Mahoney, 2002). O valor fixado em 2,5 mM tem sido recomendado para a utilização para crianças, embora haja uma limitação quanto aos valores fixos nesse período (Vinet et al., 2002).

O aumento das capacidades físicas, incluindo a resistência cardiorrespiratória, é potencializado tanto pelas mudanças maturacionais típicas do início da puberdade como pelo aumento da massa corporal magra (MCM) com o consequente aumento da capacidade muscular de transportar oxigênio, associados ao maior débito cardíaco, além do efeito produzido por programas de treinamento aeróbio. Segundo McArdle, Katch e Katch (2002), as melhoras na capacidade aeróbia dos jovens pré-púberes estão mais associadas com o $\dot{V}O_2$pico do que no $\dot{V}O_2$máx relativo, ou seja, quanto mais sessões de treinamento, melhores os resultados.

O pico do $\dot{V}O_2$ está altamente relacionado à massa corporal. Dessa forma, durante as fases de crescimento, costuma-se dividir o pico de $\dot{V}O_2$ pela massa corporal, expressando-o como a razão de mililitros de oxigênio por quilo de massa corporal por minuto ($ml.kg^{-1}.min^{-1}$). Nos meninos, o pico de $\dot{V}O_2$ em massa tem estado significativamente estável para indivíduos acima da faixa etária de 8-16 anos, com valores próximos de 48-50 $ml.kg^{-1}.min^{-1}$, ao passo que os valores das meninas diminuem com a idade, aproximadamente, 45-35 $ml.kg^{-1}.min^{-1}$. Portanto, os garotos têm maior pico de $\dot{V}O_2$ relacionado à massa na infância e na adolescência do que as meninas, e a diferença entre os sexos é reiterada pelo maior acúmulo de gordura corporal pelas meninas durante a puberdade (Armstrong, 2006).

Púberes geralmente apresentam maiores alterações no $\dot{V}O_2$ do que pré-púberes, independentemente do modo de exercício a que são submetidos. Assim como acontece com os adultos, tanto para os pré-púberes como para os púberes, é recomendada uma frequência semanal ideal de três a quatro sessões de treinamento; no entanto, duas sessões semanais já podem ser suficientes para promover boas adaptações aeróbias.

A duração de cada sessão de treinamento varia muito na literatura específica, podendo alternar de 5 até 90 minutos, e a utilização do parâmetro de frequência cardíaca máxima (FCmáx) por idade, apesar das limitações, também serve de referência na prescrição de crianças e jovens. Como esperado, a duração de treino mais utilizada é de 30 minutos. Baquet, van Praagh e Berthoin (2003) sugerem que três ou quatro sessões semanais, com duração aproximada de 30 minutos a 60 minutos, parecem ser a melhor opção para melhorar o $\dot{V}O_2$pico. Para a mesma frequência e duração, as melhoras no $\dot{V}O_2$ não dependem do estágio de maturação. Assim como no treinamento contínuo, 50% dos trabalhos com treinamento intervalado não são eficientes para melhorar o $\dot{V}O_2$. Alguns estudos reforçam a proposta de que os protocolos de exercício intervalados devem alternar períodos de curta duração (exercício/recuperação), com altíssimas intensidades próximas ou acima do $\dot{V}O_2$máx (Janz, Dawson e Mahoney, 2002; Roberts, 2007; Vinet et al., 2002).

O Quadro 10.5 apresenta uma síntese, conforme os estudos levantados sobre o tema, dos principais exercícios, indicações de volume e intensidade na prescrição do treinamento aeróbio conforme a condição maturacional (pré-púbere, púbere e pós-púbere).

Quadro 10.5 – Proposta de exercícios, volume e intensidade de treinamento de resistência aeróbia para pré-púberes, púberes e pós-púberes

| Treinamento de resistência aeróbica | Pré-púbere | Púbere | Pós-púbere |
| --- | --- | --- | --- |
| Tipos de exercício | Corridas e deslocamentos variados em quadras e/ou pistas; corridas na água, de curta e média duração. | Corridas de campo em quadra e/ou pista, deslocamentos na água e na esteira e/ou bicicleta. ergométrica. | Corridas de campo em quadra e/ou pista; na esteira e/ou bicicleta ergométrica. |
| Volume (duração) | De 10 a 15 min, de forma contínua. | De 15 a 30 min, de forma contínua e intervalada. | De 20 a 40 min, de forma contínua e intervalada. |
| Intensidade (%FCmáx) | De 80% a 90% | De 75% a 85% | De 70 a 85% |

# 10.8 Força e resistência musculares em crianças e jovens

A força e a resistência musculares são capacidades motoras condicionais consideradas como componentes da aptidão física relacionados com a saúde, pois o treinamento delas promove (Böhme e Arena, 2001):

- aumento da eficiência de trabalho físico;
- diminuição do perigo de lesões musculares;
- melhora da capacidade de bom desempenho em situações de emergência em que seja necessária a utilização de trabalho muscular;
- melhora da postura corporal.

O desenvolvimento de força e resistência musculares visam à manutenção de uma postura corporal adequada, por meio do fortalecimento dos grupos musculares responsáveis por ela. A avaliação e o treinamento de ambas em programas de esporte proporcionam o desenvolvimento adequado das musculaturas envolvidas. O fortalecimento muscular, por sua vez, leva à diminuição dos problemas de degeneração musculoesquelética e, consequentemente, auxilia na prevenção de doenças hipocinéticas.

Para a avaliação da força muscular propriamente dita, devem ser utilizados dinamômetros, halteres (para testes de força máxima, isto é, o peso máximo que o atleta pode levantar), e aparelhos mais requintados, como plataformas de força, máquinas isocinéticas e Ergojump.

Os testes de campo para avaliação de força muscular visam, principalmente, à mensuração da força explosiva de determinados grupos musculares (potência), como musculatura de membros inferiores (saltos horizontais e verticais) e de membros superiores (arremesso de um implemento – por exemplo, uma *medicine ball*).

Nos testes de campo utilizados para medir resistência muscular localizada, normalmente a medida é o número máximo de determinado movimento realizado em um tempo determinado, entre 30 segundos e 2 minutos (número de flexões de um grupo muscular), ou o tempo máximo de manutenção em determinada postura (por exemplo, tempo de manutenção do corpo com os membros superiores flexionados em uma barra), ou, o número máximo de repetições de determinado movimento realizado, sem tempo predeterminado.

Existe relação entre força e resistência musculares, o que, na prática, dificulta diferenciar se um teste mede somente uma ou outra capacidade motora, pois ambas estão presentes na realização dos testes; no entanto, uma das duas capacidades predomina na realização do teste considerado.

Na literatura, são encontrados testes para medir força e resistência localizadas dos principais grupos musculares, a saber: de musculatura abdominal, de membros superiores e de membros inferiores. Os critérios de autenticidade científica dos principais testes existentes para jovens atletas foram apresentados por Docherty (1996). Os testes mais citados para medir a capacidade motora estão relacionados no Quadro 10.6.

Quadro 10.6 – Testes de campo de força e resistência dos principais grupos musculares

| Teste | Bateria | Descrição | Referência |
|---|---|---|---|
| Abdominal (modificado) | AAHPERD EUROFIT LADESP | Entre 30 s e 1 min | Safrit (1995) |
| Flexão e extensão de braços | AAHPERD | Barra, adaptado ou c/apoio | Docherty (1996) |
| Flexão e extensão de braços | CELAFISCS | No solo (quatro apoios) | Matsudo (2005) |
| Arremesso medicine ball | LADESP | Na altura do peito | Marins e Giannichi (2003) |
| Salto horizontal Salto vertical | AAHPERD EUROFIT LADESP | Distância alcançada Altura alcançada com a mão | Safrit (1995) |

Fonte: Böhme e Arena (2003).

## 10.8.1 Descrição dos testes mais utilizados

Na sequência, serão descritos os procedimentos dos testes motores para avaliação das capacidades de força e potência muscular comumente aplicados a crianças e jovens. São apresentados os procedimentos dos testes de arremesso de *medicine ball*, impulsão horizontal, abdominal de 30 ou 60 segundos e de flexão de braços.

### Teste de arremesso de *medicine ball* (Böhme e Arena, 2003)

- *Objetivo*: avaliação da potência (força) dos membros superiores.
- *Material*: uma trena de 5 m presa ao solo, uma *medicine ball* de 1 kg (pré-púberes), 2 kg (púberes) e 3 kg (pós-púberes), fita adesiva, uma cadeira e uma corda. A trena dever ser fixada ao solo (com a marca zero nos pés dianteiros da cadeira) para facilitar a visualização do avaliador sobre o local de queda da bola.
- *Procedimento*: a partir da posição sentada em uma cadeira, o avaliado segura a *medicine ball* com as duas mãos contra o peito e logo abaixo do queixo, com os cotovelos o mais próximo possível do tronco (Figura 10.16). A corda é colocada na altura do peito, para mantê-lo seguro na cadeira e eliminar a ação de embalo durante o arremesso. O esforço deve ser realizado pelos braços e pela cintura escapular, evitando-se a participação de qualquer outra parte do corpo. O avaliado deve arremessar a *medicine ball* com ambas as mãos, procurando alcançar a maior distância possível sobre a trena.
- *Resultado*: registra-se a maior distância em centímetros alcançada pela *medicine ball*, entre três arremessos feitos, separada e sequencialmente, sobre a trena presa no solo. A distância deve ser medida entre os pés dianteiros da cadeira e o primeiro ponto de contato da *medicine ball* com o solo (Figura 10.16).

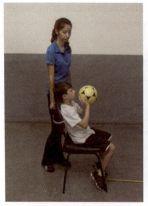
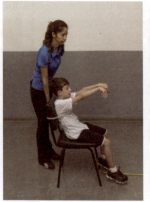
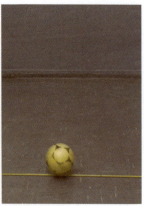

FIGURA 10.16 – Posição inicial do teste de arremesso de *medicine ball*.

## Teste de impulsão horizontal (Böhme e Arena, 2003)

- *Objetivo*: avaliação da potência (força) dos membros inferiores.
- *Material*: uma trena de 5 m presa ao solo e fita adesiva para demarcar ponto de saída.
- *Procedimento*: o avaliado deverá estar em pé com os pés posicionados paralelamente atrás da linha de saída (marca zero da trena). Na sequência, deverá impulsionar as duas pernas simultaneamente com auxílio dos braços, procurando saltar a maior distância possível e parar de forma equilibrada sobre os dois pés, após o salto (Figura 10.17).
- *Resultado*: o resultado é expresso em centímetros, desde o ponto de partida do salto até a marca alcançada pelo calcanhar posterior, e consiste na maior distância alcançada entre três saltos separados e sequenciais (Figura 10.17).

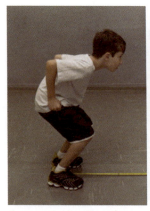
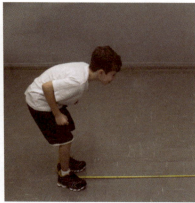
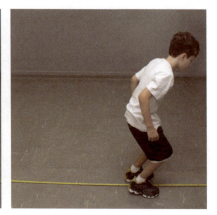

FIGURA 10.17 – Teste de impulsão horizontal.

## Teste abdominal em 30 ou 60 segundos (Böhme e Arena, 2003)

- *Objetivo*: avaliar força da região do tronco (abdome e flexores do quadril).
- *Material*: colchonete para apoio e cronômetro.
- *Procedimento*: o avaliado se posiciona em decúbito dorsal, com joelhos flexionados, pés fixos no solo e braços cruzados sobre o peito (Figura 10.18). O avaliador deverá exercer pressão nos pés do avaliado para fornecer estabilidade e equilíbrio durante o teste. Ao sinal do avaliador ("*Atenção! Já!*"), o avaliado deverá iniciar o teste com flexão de tronco e quadris, até encontrar os braços nas coxas, e deitar novamente, encostando a cabeça no solo.
- *Resultado*: registra-se o maior número de movimentos completos (flexões) realizados em 30 ou 60 segundos. O avaliado deverá fazer o maior número possível de flexões no tempo estipulado, podendo parar, se cansar.

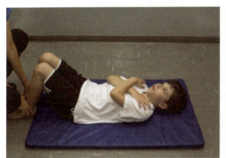 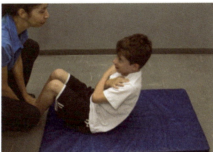

FIGURA 10.18 – Posição inicial e execução do teste abdominal.

## Teste de apoio ou de flexão e extensão de braços (Arena, 2009)

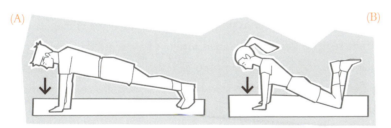

FIGURA 10.19 – Posição inicial do teste de apoio para o sexo masculino (A) e feminino (B).

- *Objetivo*: medir a resistência muscular localizada da parte superior do corpo.
- *Material*: colchonete e cronômetro.
- *Procedimento*: para a aplicação deste teste, existe a recomendação da posição inicial conforme o gênero (Figura 10.19 a, b). Se o avaliado for homem, ele assume a posição de apoio padrão, com as costas retas, a cabeça para cima e as mãos afastadas na largura dos ombros (decúbito dorsal com apenas mãos e pontas dos pés apoiados no solo). Para a execução do

teste, deve-se flexionar e estender os cotovelos abaixando o corpo, até que o queixo toque o colchonete; o abdome não deve tocar o solo (Figura 10.19). Para mulheres, modificar a posição de apoio padrão, fazendo a avaliada assumir a posição de joelhos, com os pés em posição cruzada para cima sem tocar o solo e a costas retas. Para a execução do teste, deve-se flexionar e estender os cotovelos, até que o queixo toque o colchonete; o abdome não deve tocar o solo e o avaliador deve se certificar se o peso do tronco está de fato sobre os braços e não sobre os joelhos.

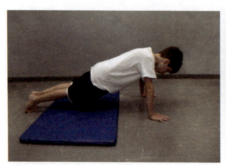 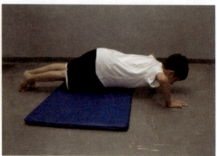

Figura 10.20 – Posição inicial e execução do teste de apoio para o sexo masculino.

## 10.8.2 Orientações para prescrição de treinamento de força em crianças e jovens

O aumento da força está diretamente relacionado ao aumento da massa muscular com a idade e à maturação do sistema nervoso, já que o controle neuromuscular depende da completa mielinização, que se dá com a efetiva maturação sexual.

Praticado por crianças e adolescentes, o treinamento de força tem rompido certos paradigmas, pois diversas pesquisas têm mostrado sua eficiência e segurança no que diz respeito à faixa etária mais jovem. O aumento da força (em especial, a muscular localizada), a redução do risco de lesões na prática recreativa e desportiva e a melhora do desempenho nas atividades físicas são tidos como os principais benefícios para as crianças (Andrade et al., 2011).

Koprowshi (2002) relata que entidades internacionais reconhecidas, como National Strength and Conditioning Association, American Orthopedic Society for Sports Medicine e American Academy, estão, definitivamente, convencidas dos benefícios, da eficiência e da segurança do treinamento de força para a população mais jovem. Além disso, a treinabilidade da força muscular é observada tanto em crianças quanto em adultos. Alguns benefícios da prática da musculação para crianças e adolescentes são citados por Caseri (2008): aumento de força e resistência muscular, com fortalecimento de ligamentos e tendões; melhora da estabilidade articular, da coordenação intra e intermuscular, do condicionamento cardiorrespiratório;

do aumento de massa óssea; melhora nos perfis lipídicos e efeitos positivos no desenvolvimento corporal em geral; melhora da autoestima.

Um estudo de Conroy et al. (1993) evidenciou que o treinamento de força intensificou o desenvolvimento ósseo de crianças e pré-adolescentes e mostrou um aumento da tensão muscular e do coeficiente de tensão e compressão, importantes fatores no estímulo à modelagem do osso, com esse tipo de programa. Guy e Micheli (2001) também afirmam que o treinamento de força contribui de forma positiva para o desenvolvimento ósseo em crianças, em razão da quantidade maior de sais inorgânicos e fibras colágenas que são depositados nos ossos como respostas à tensão muscular, ao coeficiente de tensão e compressão.

O treinamento de força para crianças com a utilização de cargas externas (resistência muscular) leva a aumentos dessa capacidade por fatores de ordem neurológica, e não nas modificações do tamanho dos músculos. No geral, o incremento da força promove a melhora da coordenação motora, o aumento da ativação das unidades motoras e outras adaptações neuromusculares.

A força muscular em crianças é afetada pelo aumento das dimensões anatômicas, pela maturação do sistema nervoso central e pela maturação sexual. Durante a infância, praticamente não há diferenças representativas na força entre meninos e meninas. No início da puberdade, ambos os sexos aumentam significativamente a força, porém, os meninos tornam-se progressivamente mais fortes, ao passo que as meninas estabilizam a força muscular na segunda fase puberal, pelas alterações substanciais na síntese e na liberação de hormônios. Segundo Baechle e Earle (2010), essas variações hormonais, sobretudo nos níveis de hormônio do crescimento e de testosterona, são determinantes para observar as diferenciações em favor dos meninos. Em meninos e meninas pré-púberes, a concentração de testosterona fica entre 20 e 60 ng/100 ml, mas, durante a puberdade, esses níveis aumentam para aproximadamente 600 ng/100 ml nos meninos, e permanecem sem alterações nas meninas.

Rowland (2008) citou um estudo realizado com meninos pré-púberes de 9 a 11 anos, que após 20 semanas de treinamento, realizado três vezes por semana, nos testes de uma repetição máxima (1 RM) para o *leg press* e supino, acusaram, respectivamente, um aumento de força de 22% e 35%, havendo um aumento total de apenas 12,3% no grupo controle não treinado.

Kraemer e Fleck (2001) observaram aumento da força até os 10 anos em crianças por meio de atividades com arremessos. Após esse período, identificaram estabilização na capacidade de força, seguida de retomada do desenvolvimento retorna mais acentuado aos 13 anos, no sexo masculino, ao passo que, no sexo feminino, ocorre uma estabilização. Fleck e Kraemer (1999) observaram também que meninos pré-púberes submetidos a treinamento de força para membros superiores apresentaram aumento de força relacionado ao aumento do recrutamento de unidades motoras, e não à hipertrofia muscular. Isso porque, a partir do início da puberdade, as concentrações séricas de testosterona são significativamente maiores em repouso ou após o exercício. Quanto mais avançado for o estágio de maturação, maior será a concentração sérica de testosterona.

Não existe idade mínima para iniciar o treinamento de força. Pinto e Lima (2001) recomendam o início do treinamento na musculação somente após o estágio 4 de desenvolvimento puberal de Tanner, porque crianças e jovens que ainda se encontram em fase de crescimento rápido têm mais riscos de desenvolver lesões musculares na região da coluna e na placa de crescimento. Nesse sentido, Caseri (2008) afirma que, se a criança consegue seguir e aceitar as instruções dadas ou participa de atividades físicas organizadas, como escolas esportivas e aulas em academias, é capaz, também, de realizar um programa de treinamento de força adequado para a sua fase de desenvolvimento.

Alguns autores da área de treinamento esportivo de crianças e adolescentes apresentam o seu posicionamento sobre os benefícios e problemas relacionados ao treinamento de força com jovens, conforme citado no Quadro 10.7.

Quadro 10.7 – Treinamento de força em crianças na proposta de diferentes autores

| Autores | Objetivos | Benefícios | Problemática | Recomendações |
|---|---|---|---|---|
| Fernandez et al. (2002) | • Desenvolvimento da força de construção (trabalho generalizado e equilibrado de todos os grupos musculares). <br> • Desenvolvimento da força explosiva e da resistência de força. | • Melhora da coordenação neuromuscular. | • Alto risco de lesão no trabalho de força máxima. | • Não trabalhar a força máxima. <br> • Realizar exercícios com peso do próprio corpo ou cargas leves que não devem ultrapassar 10% do peso corporal. <br> • Utilizar saltos, lançamentos e atividades lúdicas. |
| Kraemer e Fleck (2001) | • Aperfeiçoamento da função física, melhora da saúde, desenvolvimento estilo de vida infantil ativo. | • Aumento força muscular. <br> • Aumento capacidade de resistência muscular localizada. <br> • Diminuição do risco de ocorrência de lesões e aumento da capacidade de desempenho em atividades esportivas e recreativas. | • Exigências inadequadas impostas às crianças. | • Inicialmente, passar por exame médico completo. Os autores apresentam diretrizes básicas para progressão de exercício nas idades de 7 até 16 anos ou mais. |
| Bompa (2002) | • Desenvolvimento físico harmonioso. | • Preparar músculos, tendões e articulações para o estresse do treinamento de alto desempenho na maturação. | • Nenhuma. | • Utilizar o circuito, com duração entre 15 e 20 minutos, fazendo de 6 a 9 exercícios. <br> • Planejar os exercícios de forma a alternar os membros, partes do corpo e grupos musculares – deve-se utilizar o peso corporal ou exercícios com *medicine ball*. |

Fonte: Borin et al. (2007 apud Andrade et al., 2011).

A proposta de Bellia (2007) para crianças é que o programa de treinamento deve começar com exercícios sem carga ou com o próprio peso corporal, para gradativamente serem inseridos os pesos livres, os elásticos e, no início da puberdade, os equipamentos de musculação. Fleck e Kraemer (2006) ressaltam que os aparelhos de musculação foram projetados para adultos, sendo contraindicados para crianças.

Quanto à proposta dos programas de treinamento para crianças e jovens, Campos (2000) sugere a escolha de exercícios globais, com períodos mais longos de intervalo entre as séries, que sejam adequados para a faixa etária e sempre realizados dentro da proposta pedagógica de aquecimento, alongamento, parte principal e desaquecimento. Já Oliveira (2006) propõe um equilíbrio na escolha dos exercícios, com prioridade de ao menos um para cada grande grupo muscular. Por sua vez, Souza (2007) chama a atenção para que o treinamento de força com jovens contemple a resistência muscular localizada com a proposta de um elevado número de repetições com cargas leves a moderadas.

Os critérios de prescrição do treinamento de força para crianças e jovens a partir de uma determinada faixa etária são propostos por Fleck e Kraemer (2006) com as seguintes recomendações:

- *De 5 a 7 anos*: exercícios básicos, com pouco ou nenhum peso, de preferência, com parceiros, nenhuma carga e com baixo volume.
- *De 8 a 10 anos*: aumento no número de exercícios, aumento gradual de cargas e volume.
- *De 11 a 13 anos*: introdução das técnicas de força, aumento gradual do peso, exercícios mais avançados, com pouca ou nenhuma carga.
- *De 14 a 15 anos*: exercícios de força mais avançados, com foco na técnica e aumento do volume.
- *De 16 anos em diante*: nível inicial dos programas semelhantes aos dos adultos.

Em suma, inúmeros estudos reforçam os efeitos benéficos do treinamento de força com crianças e jovens; existe, porém, a necessidade de observar os efeitos biopsicossociais de tal treinamento para jovens, além da relação dos efeitos de acordo com os estágios maturacionais (pré-púbere, púbere e pós-púbere). Dessa forma, a proposta sugerida neste estudo está relacionada com uma abordagem de atividade física voltada para qualidade de vida para as fases de crescimento citadas nos capítulos anteriores. Considerando que a proposta de atividade física para a segunda infância (de 7 a 11 anos) seria a ênfase na transição das habilidades motoras fundamentais para as habilidades motoras especializadas, pode-se considerar que o aumento das capacidades motoras, neste caso, a de força, não seria prioridade nessa fase. Em razão disso, se, mesmo assim, o programa de atividade física contemplar alguns exercícios de força, que eles possam ser voltados para uma resistência muscular localizada baseada em número médio de repetições, com finalidades de adaptação neuromuscular e complementação esportiva, utilizando, principalmente, exercícios que se valem do uso do próprio peso corporal, como abdominais, lançamentos de *medicine balls* (1 a 2 kg), agachamentos, flexões de cotovelo e saltos em geral.

Já para o início da puberdade (púberes) e a segunda fase puberal (pós-púberes) em que a proposta de atividade física saudável compreende, além do treinamento técnico especializado esportivo, exercícios que promovem o aumento das capacidades motoras de resistência aeróbia, força, velocidade e flexibilidade. Os exercícios de força na musculação, desde que supervisionados, podem ser inseridos gradativamente nos programas de atividade física para jovens. Deve-se levar em consideração que a administração de cargas tem relação com as fases puberais, ou seja, que os púberes se encontram em fase acelerada de crescimento (estirão), e, por isso, estão mais vulneráveis a lesões; os pós-púberes, embora ainda estejam crescendo, o estão em velocidade lenta e, consequentemente, a suscetibilidade a lesões é menor. Dessa forma, este estudo traz a seguinte proposta de treinamento de força para pré-púberes (crianças de 9 a 12 anos), púberes (de 12 a 15 anos) e pós-púberes (de 16 a 20 anos de idade, aproximadamente) a partir da determinação dos tipos de exercício, volume (séries e repetições) e intensidade (porcentagem de 1 RM) citada no Quadro 10.8.

Quadro 10.8 – Proposta de exercícios, volume e intensidade de treinamento de força para pré-púbere, púberes e pós-púberes

| Treinamento de força | Pré-púbere | Púbere | Pós-púbere |
|---|---|---|---|
| Tipos de exercício | Exercícios com uso do próprio peso corporal: agachamentos, flexões, lançamentos e saltos. | Exercícios em máquinas ou aparelhos para os grandes grupos musculares: peitorais, grande dorsal, abdome, quadríceps, bíceps femoral, panturrilha. | Exercícios em máquinas e com peso livre para grandes grupos musculares e outros, como bíceps e tríceps braquial, deltoide, glúteos e adutores. |
| Volume (repetições) | 2-3 séries 10-20 repetições 2-3 vezes por semana | 2-3 séries 15 a 30 repetições 2-3 vezes por semana | 3-4 séries 10 a 15 repetições 3-4 vezes por semana |
| Intensidade (carga % 1 RM) | Peso corporal e *medicine balls* de 1-2 kg | 40% a 60% de 1 RM | 50% a 70% de 1 RM |

## 10.9 Flexibilidade em crianças e jovens

A flexibilidade é uma capacidade motora condicional, considerada um componente da aptidão física relacionado com a saúde, pois a melhora da flexibidade proporciona (Böhme e Arena, 2001):

- aumento da eficiência de trabalho físico;
- diminuição do perigo de lesões musculares;
- diminuição do perigo de lesões articulares;

- diminuição da tendência de problemas de dores na coluna vertebral;
- melhora da postura corporal.

O desenvolvimento da flexibilidade, associado ao desenvolvimento da força e resistência musculares, objetiva a manutenção de uma postura corporal adequada. Um grau adequado de flexibilidade, com o fortalecimento dos respectivos grupos musculares envolvidos, resulta em diminuição dos problemas de degeneração musculoesquelética e, consequentemente, auxilia na prevenção de doenças hipocinéticas.

Para a avaliação da flexibilidade, é necessária a utilização de aparelhagem específica, denominada goniômetro, que fornece a amplitude em graus do ângulo da articulação avaliada.

Nas baterias de testes de campo, o teste de flexibilidade mais comumente citado na literatura é o teste de sentar e alcançar de Wells, que tem como objetivo medir a flexibilidade da articulação dos quadris e a dos grupos musculares envolvidos. Trata-se de uma medida linear.

A avaliação e o treinamento dessa capacidade motora em programas de atividade para crianças e jovens proporcionam o desenvolvimento adequado dos grupos musculares e articulações envolvidos. No Quadro 10.9, relacionam-se os testes de flexibilidade utilizados em algumas baterias de testes de aptidão física.

Quadro 10.9 – Testes de flexibilidade de baterias de aptidão física

| Teste | Bateria | Descrição | Referência |
|---|---|---|---|
| Sentar e alcançar | AAHPERD LADESP | Flexibilidade tronco-quadril | Safrit (1995) |
| Flexiteste | Não reportado | Flexibilidade de várias articulações | Marins e Giannichi (2003) |

## 10.9.1 Descrição dos testes de flexibilidade

A seguir, serão descritos os procedimentos dos testes de avaliação da capacidade de flexibilidade comumente aplicados a crianças e jovens. São apresentados os procedimentos dos testes sentar e alcançar e flexiteste adaptado.

### Sentar e alcançar (Böhme e Arena, 2003)

- *Objetivo*: medir a flexibilidade das regiões do tronco e do quadril.
- *Material*: banco de Wells e colchonete.
- *Procedimento*: o avaliado posiciona-se sentado com os joelhos estendidos apoiando os pés descalços no banco de Wells. Em seguida, flexiona os ombros, posicionando uma das mãos sobre a outra. Ao sinal do avaliador,

o avaliado flexiona o quadril e o tronco deslizando as mãos sobre a escala, com o objetivo de atingir o máximo de alcance possível sem flexionar os joelhos. Retornar à posição inicial e repetir mais duas vezes o movimento (Figura 10.21).

- *Resultado*: registrar em centímetros o melhor resultado de três tentativas.

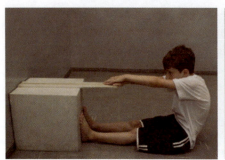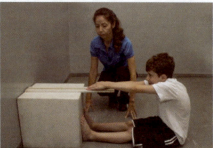

Figura 10.21 – Execução do teste sentar e alcançar.

## Flexiteste adaptado (Arena, 2009)

- *Objetivo*: medir subjetivamente a amplitude articular de diferentes articulações sinoviais.
- *Material*: desenhos comparativos das possibilidades de amplitude articular de cada região corporal.
- *Procedimento*: esse teste foi elaborado inicialmente pela possibilidade de avaliação de vinte movimentos articulares e tinha como objetivo avaliar a flexibilidade de atletas da natação. Quando o teste foi adaptado para as condições de condicionamento físico para a saúde, foram selecionados apenas oito dos vinte movimentos originais (Quadro 10.10).

Quadro 10.10 – Oito movimentos do flexiteste adaptado

| Articulações | Movimentos |
|---|---|
| Quadril | • Flexão do quadril (I).<br>• Extensão do quadril (II).<br>• Abdução do quadril (III). |
| Tronco | • Flexão do tronco (IV).<br>• Flexão lateral do tronco (V). |
| Ombro | • Extensão e adução posterior do ombro (VI).<br>• Adução posterior a partir da abdução de 180° no ombro (VII).<br>• Extensão posterior do ombro (VIII). |

Para a aplicação do teste, o avaliador explica o movimento a ser realizado pelo avaliado conforme o desenho de demonstração. O avaliador auxilia no movimento, realizando um alongamento passivo na região avaliada, e, conforme a amplitude é alcançada na avaliação subjetiva, atribui-se uma classificação numérica que varia de 0 a 4 para cada um dos movimentos.

Recomenda-se uma padronização de aquecimento leve antes da aplicação do teste e existe, também, a necessidade de precaução na hora do alongamento passivo por parte do avaliador, a fim de evitar lesões pela pressão articular exercida na hora do teste.

Os oito movimentos realizados pelo avaliado a partir da pressão articular que o avaliador realiza ficam mais bem exemplificados por meio das ilustrações (mapas de avaliação) a seguir.

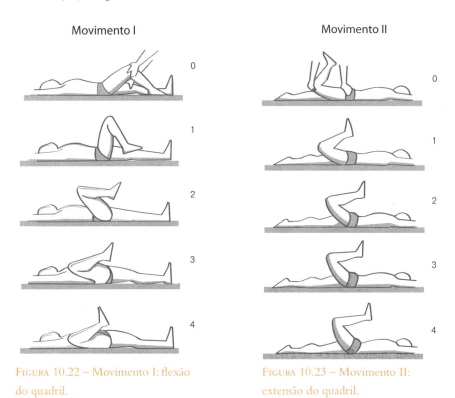

Figura 10.22 – Movimento I: flexão do quadril.

Figura 10.23 – Movimento II: extensão do quadril.

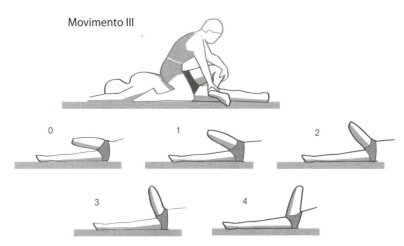

Figura 10.24 – Movimento III: abdução do quadril.

Movimento IV

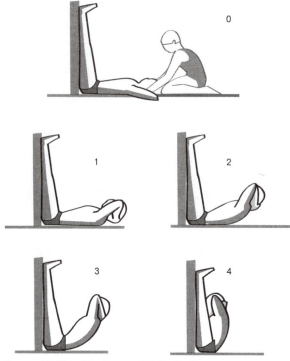

FIGURA 10.25 – Movimento IV: flexão do tronco.

Movimento V

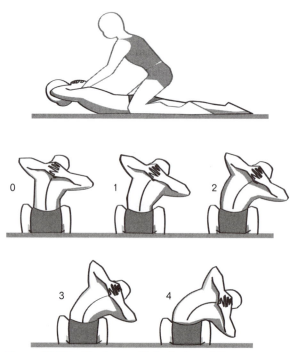

FIGURA 10.26 – Movimento V: flexão lateral do tronco.

Movimento VI

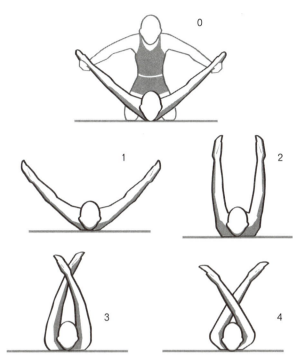

FIGURA 10.27 – Movimento VI: extensão + abdução posterior do ombro.

Movimento VII

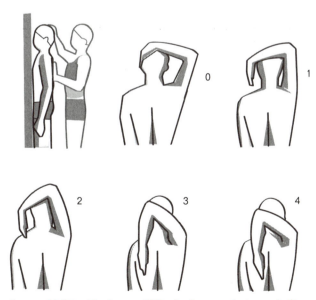

FIGURA 10.28 – Movimento VII: adução posterior a partir da abdução de 180° do ombro.

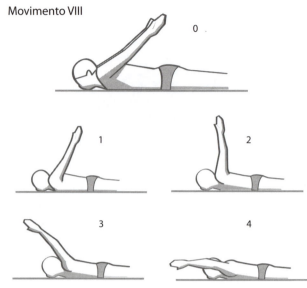

Figura 10.29 – Movimento VIII: extensão posterior do ombro.

Deve-se registrar os resultados numéricos de cada região avaliada e fazer um somatório, que pode ser comparado à classificação proposta pelos autores do teste (Tabela 10.7).

Tabela 10.7 – Flexíndice adaptado

| Classificação da flexibilidade | Somatório de pontos |
|---|---|
| Muito pequena | ≤ 8 |
| Pequena | 9-12 |
| Média (–) | 13-16 |
| Média (+) | 17-20 |

Fonte: adaptado de Marins e Giannichi (2003).

## 10.9.2 Orientações para prescrição de treinamento da flexibilidade em crianças e jovens

A flexibilidade pode ser desenvolvida em qualquer idade seguindo um treinamento apropriado; contudo, a velocidade de desenvolvimento não é a mesma em todas as idades. Em geral, as crianças são flexíveis durante toda a infância, tendo uma diminuição da flexibilidade até a puberdade e um aumento durante toda a adolescência. Depois da adolescência, contudo, ela atinge um platô e, a seguir, começa a diminuir novamente. Embora a flexibilidade diminua com a idade, a perda parece ser minimizada nas pessoas que permanecem ativas.

Um importante fator responsável pela diminuição da flexibilidade com a idade são certas alterações nos tecidos conjuntivos do corpo. É interessante que se tenha sugerido que o exercício retarda a perda da flexibilidade em razão da desidratação dos tecidos conjuntivos. Isso se baseia na ideia de que o alongamento estimula a produção ou a retenção de lubrificante entre as fibras do tecido conjuntivo, evitando, assim, as aderências. Outras alterações físicas que ocorrem com a idade e afetam na flexibilidade são (Alter, 1999):

- aumento dos depósitos de cálcio;
- maior desidratação nos tecidos conjuntivos;
- mais aderências e ligações cruzadas nos tecidos conjuntivos;
- uma mudança real na estrutura química dos tecidos;
- substituição das fibras musculares por fibras gordurosas e colágenas.

Nos meninos, a flexibilidade, medida no teste de sentar e alcançar, é estável de 5 a 8 anos, com subsequente diminuição até, aproximadamente, 12 e 13 anos e, depois, aumenta até 18 anos de idade. Malina e Bouchard (2002) mostraram uma evolução dos valores da flexibilidade a partir de 12-13 anos de idade e uma variação negativa da flexibilidade de 5 a 12 anos. Essa variação está possivelmente associada ao crescimento das extremidades inferiores e do tronco durante a adolescência, e, ainda, ao pico de velocidade de crescimento para os ossos longos das extremidades superiores, que coincidem com o aumento do tronco, além das alterações anatomofuncionais das articulações que podem influenciar a flexibilidade durante a adolescência.

Malina, Bouchard e Bar-Or (2009) demonstraram que o processo de maturação evidenciado pela maturação sexual (por meio das pranchas de Tanner) teve melhor correlação com a flexibilidade da extremidade inferior do que a idade cronológica.

Os exercícios de alongamento visando à flexibilidade são um componente essencial dos programas de atividade física para crianças e jovens. Esses exercícios sempre devem ser precedidos por uma rotina de aquecimento, e não propriamente serem utilizados para aquecer, porque a temperatura elevada amplia a extensão dos tecidos conjuntivo e muscular, reduzindo, assim, o risco de lesões durante a sua aplicação.

Há muita controvérsia e pouco consenso sobre as recomendações quanto à duração, à frequência, ao tempo e à intensidade do treinamento de flexibilidade para jovens. Talvez o aspecto mais importante a se considerar seja identificar a finalidade da sessão de treinamento. Grande parte dos programas recomenda manter cada exercício de alongamento por 6 a 30 segundos. Estudos mostram que 30 segundos de alongamento estático são tão eficientes quanto os de 60 segundos (Alter, 1999).

Recomenda-se alongamento estático, duas a três repetições de cada exercício, mantidos por 10 segundos, ou uma repetição de cada alongamento mantido por 20 a 30 segundos em programas de saúde. Porém, sabe-se que determinados programas de treinamento esportivo precoce para crianças, de modalidades que necessitam muito da capacidade de flexibilidade, promovem cargas elevadas de volume e intensidade de exercícios de alongamento. Tais cargas devem ser periodizadas e ministradas para que priorizem as condições de saúde da criança, minimizando o risco de lesões.

## 10.10 Velocidade e potência anaeróbia em crianças e jovens

A capacidade motora condicional velocidade e as capacidades coordenativas agilidade, coordenação, tempo de reação, entre outras, são capacidades motoras consideradas componentes da aptidão física relacionados com as habilidades esportivas ou com as destrezas, com características mais específicas de acordo com a modalidade esportiva considerada.

Na avaliação da velocidade, são determinadas distâncias curtas de 10 a 50 m, as quais a criança ou o jovem deverá percorrer no menor tempo possível, em linha reta. Já nos testes de agilidade e coordenação, é elaborado um circuito com mudanças de direção do corpo, que o jovem deverá percorrer o mais rapidamente possível. Alguns testes propostos na literatura com esses objetivos estão relacionados no Quadro 10.11.

Quadro 10.11 – Testes de velocidade e agilidade utilizados em baterias de aptidão física para crianças e adolescentes

| Teste | Bateria | Descrição | Referência |
| --- | --- | --- | --- |
| 50 m | AAHPERD | Velocidade de deslocamento | Safrit (1995) |
| 30 m | LADESP | Velocidade de deslocamento | Johnson e Nelson (1979) |
| Agilidade (*shuttle run*) | AAHPERD | Corrida de ida e volta | Docherty (1996) |
| Agilidade (Semo) | LADESP | Corrida com mudança de direção | Marins e Giannichi (2003) |

### 10.10.1 Descrição dos principais testes de velocidade e de agilidade

Na sequência, serão descritos os procedimentos dos testes motores para avaliação das capacidades velocidade e agilidade comumente aplicados a crianças e jovens. São apresentados os procedimentos dos testes de velocidade de corrida de 30 ou 50 m, de agilidade *shuttle run* e agilidade de Semo.

### Teste de corrida de 30 ou 50 m (Böhme e Arena, 2003)

- *Objetivo*: avaliar a capacidade de aceleração e de velocidade de deslocamento.
- *Material*: dois cronômetros e local de corrida em uma reta com mais de 50 m.
- *Procedimento*: aconselha-se que dois avaliadores executem o teste simultaneamente. Ambos devem iniciá-lo em pé. Os comandos "*Prontos!*" e "*Vá!*" devem ser dados. Ao comando "*Vá!*", um avaliador deve abaixar seu braço para que o avaliador posicionado na linha de chegada acione o cronômetro. Devem ser demarcadas no chão tanto a linha de saída como a linha de chegada. O cronômetro dever ser travado quando a maior parte do corpo do avaliado tiver ultrapassado a linha de chegada.
- *Resultado*: registra-se o resultado da distância percorrida em segundos e décimos de segundo, sendo o melhor de duas tentativas.

### Teste de agilidade *shuttle run* ou corrida de ida e volta (Matsudo, 2005)

- *Objetivo*: avaliar a agilidade corporal em corrida com mudanças de direção.
- *Material*: cronômetro, folha para anotar, local plano e demarcado com duas linhas paralelas traçadas no solo, distantes 9,14 m, medidas a partir de seus bordos externos. Dois blocos de madeira, com dimensões de 5 cm × 5 cm × 10 cm, colocados a 10 cm da linha externa e separados entre si por um espaço de 30 cm.
- *Procedimento*: o avaliado coloca-se em afastamento anteroposterior das pernas, com o pé anterior o mais próximo possível da linha de saída. Com a voz de comando ("*Atenção! Já!*"), o avaliador aciona o cronômetro e o avaliado inicia a corrida em velocidade máxima até os blocos, pega um deles e retorna ao ponto do qual partiu, depositando o bloco atrás da linha de partida. Em seguida, corre em busca do segundo bloco, procedendo da mesma forma. Quando depositar os blocos no solo, o avaliado deverá transpor ao menos um dos pés das linhas que delimitam o percurso, e não poderá arremessar os blocos, mas, sim, colocá-los no solo. O cronômetro é parado quando o avaliado coloca o último bloco no solo e ultrapassa com pelo menos um dos pés a linha final (Figura 10.30).

- *Resultado*: o resultado é expresso em segundos, considerando o melhor de, no mínimo, duas tentativas, com, ao menos, 2 minutos de intervalo entre uma e outra.

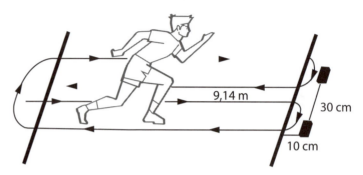

Figura 10.30 – Teste de agilidade *shuttle run*.

## Teste de agilidade de Semo (Marins e Giannichi, 2003)

- *Objetivo*: avaliar a agilidade corporal em percurso com mudanças de direção com corridas para frente, para trás e para os lados.
- *Material*: uma área livre de 4 por 6 m (área do garrafão de basquete), com espaço adequado (3,65 m de largura por 5,80 m de comprimento) para correr, quatro cones de plástico ou outro material similar para demarcação, colocados um em cada canto do retângulo, fita métrica e um cronômetro.
- *Procedimento*: o avaliado inicia o teste em pé, atrás da linha de partida, de costas para o cone "A". Ao ser dado o comando "*Vá!*", ele deve:
  - correr lateralmente para a direita, até o cone "B", passando por fora do cone;
  - correr para trás até o cone "D", dando a volta por fora deste;
  - correr para frente até o cone "A", passando por fora;
  - correr para trás até o cone "C", passando por fora;

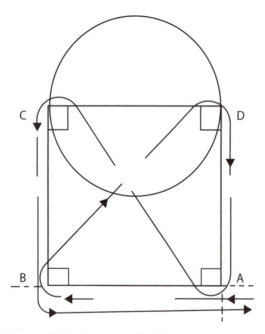

Figura 10.31 – Percurso utilizado para o teste de agilidade de Semo.

- correr de frente do cone "C" até o cone "B", passando por fora deste;
- correr lateralmente para a esquerda do cone "B" para o cone "A", que é a linha de partida/chegada (Figura 10.31).
- *Resultado*: registra-se o melhor tempo (em segundos) de duas tentativas.

## 10.10.2 Orientações para prescrição de treinamento da velocidade e da potência anaeróbia em crianças e jovens

Muitas das atividades realizadas pelas crianças são movimentos rápidos e de alta intensidade, cuja realização exige a produção de energia anaeróbia. O exercício anaeróbio caracteriza-se pela utilização da via bioquímica para a geração de adenosina trifosfato (ATP), não necessitando da utilização do oxigênio para a geração de energia (Malina e Bouchard, 2002).

A energia para a contração muscular pode ser fornecida por duas vias anaeróbias: a via aláctica e a via láctica, ou glicolítica. A via anaeróbia aláctica produz energia da quebra da fosforocreatina, ligada a ATP, e tem uma alta potência; contudo, trata-se de uma capacidade total limitada a poucos segundos, em razão da pequena quantidade de adenosina trifosfato-fosfo-creatina (ATP-CP) armazenada pelo músculo (Campos e Brum, 2004).

As concentrações de ATP do tecido muscular, que se aproximam de 5 mmol/kg de músculo, não diferem entre crianças, adolescentes e adultos em repouso; entretanto, concentrações possivelmente menores dos estoques de fosfagênio e a menor massa muscular podem ser indicadas como possíveis razões do rendimento inferior em crianças nas provas de potência anaeróbia (Inbar e Bar-Or, 1986).

A capacidade anaeróbia é caracterizada por esforços acima da capacidade aeróbia e é determinada pela eficiência do sistema anaeróbio láctico, ou seja, pela capacidade de degradar a molécula de glicose anaerobiamente, podendo ser citadas como exemplo as atividades que exigem um regime de contração muscular acima do limiar anaeróbio, como os trabalhos de resistência muscular localizada, as corridas que exigem um esforço máximo em um tempo aproximado abaixo de 5 minutos (Maugha, Gleeson e Greenhalf, 2000).

Kaczor et al. (2005), em um estudo realizado com 32 indivíduos do sexo masculino (divididos em 2 grupos – sendo um grupo formado por crianças de 3 a 11 anos de idade [n = 20] e o outro grupo formado por adultos de 29 a 54 anos [n = 12] –, com o objetivo de examinar os efeitos da idade nas enzimas do metabolismo aeróbio e anaeróbio) mostram que as enzimas relacionadas ao metabolismo anaeróbio são significativamente menores em crianças em comparação aos adultos. Assim, a atividade da creatina quinase (CK) e adenilato quinase (AK) foram

28% e 20% respectivamente, com menor concentração nas crianças, ao passo que a lactato desidrogenase (LDH) foi cerca de quatro vezes maior nos adultos em relação às crianças. Outra hipótese para a menor concentração das enzimas glicolíticas em crianças pode ser a morfologia muscular, pois, com o aumento da secção transversa do músculo, há um aumento da concentração de enzimas e, portanto, da atividade enzimática, bem como da concentração de lactato muscular e sanguíneo. Desse modo, Kaczor et al. (2005) analisaram a atividade do lactato desidrogenase em comparação com a quantidade de proteína no músculo avaliado e, ainda assim, encontraram uma concentração dessa enzima cerca de 3,5 vezes menor nas crianças em relação aos adultos.

Inbar e Bar-Or (1986) explicam a menor *performance* anaeróbia nas crianças pela concentração de glicogênio muscular ser menor nessa população, fazendo que haja uma desvantagem no desempenho máximo entre 10 e 60 segundos.

Gobbi, Villar e Zago (2005) citam o menor sincronismo neuromuscular e recrutamento de unidades motoras, que se apresenta nas crianças como um fator inibidor do desempenho anaeróbio, que tem sua contribuição aumentada proporcionalmente à evolução da maturação biológica. Há, ainda, outros fatores que podem estar diretamente relacionados à *performance* anaeróbia, assim como a arquitetura e o tipo de fibra muscular, a efetiva contribuição das catecolaminas (adrenalina e noradrenalina), que têm uma menor concentração nas crianças em relação aos adultos, e a menor tolerância à acidose metabólica (Malina, Bouchard e Bar-Or, 2009).

Com a manutenção da intensidade elevada do estímulo e, por consequência, o aumento da demanda energética, o organismo começa a utilizar a via anaeróbia láctica para suprir esta necessidade. A partir do glicogênio muscular o corpo começa a gerar energia por meio de seis reações químicas principais (Prado, 1999), quando, então, o glicogênio muscular é quebrado até se formar o ácido pirúvico. Com a baixa concentração de oxigênio e a alta concentração de ácido pirúvico, este é convertido em ácido láctico como resultado final da produção energética anaeróbia em adultos (Wilmore e Costill, 2001).

Todavia, em crianças, essa premissa não parece pertinente, pois elas apresentam valores menores de lactato sanguíneo do que os adultos em atividades de alta intensidade. Em crianças, há relatos de altos níveis da enzima oxidativa succinato desidrogenase (SDH) e isocitrato desidrogenase (ICDH) circulantes, além de uma relação fosfofruto-quinase (PFK) para ICDH de (0,88), ao passo que em adultos essa relação apresenta-se em 1,63. Isso indica uma ótima oxidação do piruvato em indivíduos jovens, sugerindo que crianças são mais capazes do que os adultos de mobilizar mais rapidamente o sistema aeróbio durante as atividades físicas mais intensas (Berg, Kim e Keul, 1986).

Esta imaturidade biológica pode ser explicada pela baixa quantidade de enzimas anaeróbias do tipo lactato desidrogenase e a PFK, que é uma enzima conhecida como ativadora da velocidade da reação da glicose (Prado, 1999). A diferença na taxa da PFK entre crianças e adultos pode chegar a ser até de 50%, sugerindo uma melhor oxidação do piruvato pelo sistema aeróbio nelas do que em adultos. Aparentemente, isso está relacionado à menor velocidade de quebra da glicose, provavelmente ligada à enzima PFK em crianças, favorecendo, assim, os baixos valores de concentração de lactato muscular e sanguíneo apresentado pelas crianças (Boisseau e Delamarche, 2000).

O estudo realizado por Schiffrin e Colle (1989) demonstrou que crianças têm uma capacidade menor de estocar glicogênio nos músculos e fígado do que adultos, mostrando que elas apresentam cerca de 50% a 60% da capacidade de reserva de glicogênio muscular total dos adultos, podendo este fator influenciar em seu desempenho anaeróbio máximo. O desempenho anaeróbio máximo, aparentemente, é pertinente ao tamanho corporal, especialmente à massa magra e ao tamanho muscular; portanto, parte da variação associada à idade e ao gênero sexual tem uma probabilidade maior de estar relacionada à massa muscular do que com qualquer outro fator (Boisseau e Delamarche, 2000; Malina e Bouchard, 2002).

Na prática de exercícios físicos, aparentemente as atividades de alta intensidade por um período de tempo de 10 a 15 segundos, que utilizam como substrato principal o ATP-CP, podem ser realizadas pelas crianças sem restrições, uma vez que os níveis de ATP-CP não diferem durante as fases de crescimento. Entretanto, as atividades de 15 segundos a 2 minutos, com intensidades elevadas, devem apresentar alguma dificuldade para a criança pela imaturidade do sistema glicolítico, sendo necessário bastante cuidado e uma iniciação progressiva em jovens atletas. É importante lembrar que a baixa concentração de lactato e o bom funcionamento do sistema aeróbio são fatores que devem facilitar a recuperação a estes estímulos mais intensos na infância (Boisseau e Delamarche, 2000).

Enquanto os estudos não identificam diferenças nas concentrações de ATP--CP entre crianças e adultos, nos exercícios de velocidade ou alácticos, no que diz respeito às concentrações de lactato sanguíneo em exercícios de potência anaeróbia láctica, tal condição não se aplica. Quanto aos menores níveis de concentração de lactato sanguíneo apresentados por pré-púberes, em relação aos dos adultos, diante de situações de potência anaeróbia láctica nas mesmas condições, existe um consenso na literatura que, em razão de uma menor concentração de PFK, a criança tem dificuldade fisiológica de realizar exercícios anaeróbios em excesso. Sendo assim, os exercícios anaeróbios lácticos não devem ultrapassar 60 segundos de duração (Malina e Bouchard, 2002; Malina et al., 2005).

## 10.11 Interpretando os resultados dos testes descritos

De modo geral, para a interpretação do resultado, o professor/técnico poderá fazer um perfil com relação à idade e sexo do jovem avaliado no momento do teste, demarcando os resultados dos demais no intervalo correspondente em uma ficha/tabela individual. Em uma segunda, terceira ou quarta testagem, poderá utilizar a mesma ficha e marcar os resultados em cores diferentes. Dessa maneira, poderá avaliar os resultados do jovem em relação ao grupo, e em relação ao seu próprio desenvolvimento, traçando seu perfil desenvolvimentista em cada época em que a medição for realizada.

A avaliação da aptidão física de jovens participantes do programa de atividade física em longo prazo é um meio que o professor/técnico pode utilizar para acompanhar qual jovem apresenta um perfil de aptidão física acima da média de seus pares de mesmo sexo e mesma idade. Essa informação será valiosa no processo de detecção, seleção e promoção de talentos esportivos, pois, por meio dela, é possível verificar qual jovem se desenvolve acima da média com o decorrer do treinamento.

Quanto à interpretação dos resultados, genericamente, quanto maior o resultado em relação à idade e ao sexo, melhor para o jovem avaliado, com exceção dos testes de velocidade e agilidade que, por serem medidas de tempo, quanto menor o resultado, melhor.

Se o avaliado, em geral, estiver entre os percentis 25 e 75, significa que ele se encontra dentro da normalidade para a sua idade e sexo, e 50 corresponde à mediana do grupo: 50% com valores acima e, 50% com valores abaixo. Cuidados especiais em termos de treinamento devem ser dados àqueles que apresentem valores abaixo de 25, pois isto significa que 75% de seus congêneres têm resultados melhores que eles; devem ser incentivados a melhorar sua *performance*, assim como aqueles entre 25 e 50. Já os jovens com desempenho acima de 75, devem ter uma atenção especial no sentido oposto, e serem devidamente treinados e acompanhados por meio de avaliações subsequentes.

Em relação à velocidade e à agilidade, os melhores resultados serão os de menor tempo. Portanto, para essas variáveis, os valores do percentil 25 com o 75, e o valor máximo com o valor mínimo.

Outra alternativa de interpretação para cada grupo avaliado é a possibilidade; além do percentil de cada medida numa planilha, é o cálculo simples de média e desvio padrão das variáveis avaliadas que permite a elaboração do perfil de desenvolvimento do jovem. Com base na média e no desvio padrão de um teste aplicado para um grupo de mais de 50 pessoas de mesmos sexo, faixa etária e nível de aptidão física, é possível identificar quem está na média do grupo, abaixo da média e acima da média em cada teste aplicado.

O professor/técnico, dessa forma, tem subsídios para avaliar e acompanhar o desenvolvimento da aptidão física de seus alunos. Paralelamente à avaliação do desempenho, deve ser feita uma avaliação do estado de crescimento físico e da maturação sexual do avaliado, visando interpretar os resultados do modo mais eficaz possível, verificando aqueles que possam ter um desenvolvimento mais adiantado, ou, em contrapartida, mais atrasado do que os de seus pares.

# Treinamento esportivo para jovens atletas e lesões associadas

## Parte III

# Programa esportivo em longo prazo na infância e na juventude

**11**

O treinamento esportivo realizado por meio de uma preparação de forma planejada e sistematizada, visando a um rendimento que perdure da infância até a fase adulta, ou seja, em longo prazo, é constituído por etapas que podem ser divididas em três, a saber (Barbanti, 2005; Böhme, 1994a, 1994b, 2000; Bompa, 2002; Greco, 1997; Weineck, 2005):

- *Etapa de iniciação e formação básica geral*: período destinado à aplicação de exercícios físicos com base em movimentos coordenativos gerais e variados, relacionados tanto à aquisição de habilidades básicas quanto à aprendizagem de diferentes movimentos esportivos, visando ao desenvolvimento global da criança, além de estimular o interesse dela ao esporte, facilitando a escolha de uma única modalidade.
- *Etapa de treinamento específico*: período destinado à melhora e aprimoramento dos movimentos específicos da modalidade esportiva específica, visando à organização e à sistematização do treinamento, até que seja possível o início do treinamento de alto nível de rendimento, incluindo a participação em competições nessa fase.

- *Etapa de treinamento de alto rendimento*: compreende a fase de estabilização das capacidades coordenativas com altos rendimentos individuais, principalmente da forma física, com aumento otimizado de volume e intensidade e perfeita interação dos sistemas coordenativos e condicionais.

De acordo Weineck (2003, 2005) os períodos etários em que as influências específicas do treinamento no organismo infantil provocam uma considerável elevação de resposta, assegurando os ritmos ideais de crescimento, são denominados períodos *sensíveis* ou períodos *críticos*. Essa "idade de ouro da aprendizagem" pode variar entre 10 e 11 anos de idade, em que a não utilização desses períodos favoráveis para o aperfeiçoamento das habilidades motoras gerais durante o treinamento em longo prazo podem acarretar uma perda irrecuperável.

Há um consenso entre os investigadores de atividades esportivas com crianças: a multigeneralidade do trabalho atlético deve preceder a possíveis especializações (Bompa, 2002; Matsudo, 1996). Alguns treinadores, com base em sua experiência na prática profissional com crianças, concordam que especializações prematuras ou precedentes à formação física de base podem limitar os jovens submetidos a esquemas de iniciação esportiva.

A determinação das idades de iniciação e formação esportiva permite traçar etapas, nas quais se definem as principais tarefas do treinamento esportivo, a dinâmica de cargas, o caráter predominante dos meios e métodos de treinamento para quando se visa uma preparação em longo prazo.

A fase preliminar, que antecede a especialização, tem objetivos importantes: assegurar a preparação multilateral e a formação geral motora da criança em crescimento por meio da aplicação de exercícios que envolvam diferentes gestos motores, necessários para a vida do indivíduo (corrida, saltos, escalonamento, lançamentos, adaptação ao meio líquido etc.), inclusive gestos básicos para futuras seções esportivas, assim como o interesse pela prática de exercícios físicos (Arena, 1998; Arena e Böhme, 2000).

## 11.1 Programas brasileiros de iniciação e especialização esportiva

No Brasil, a questão do treinamento em longo prazo é complexa, porque a estrutura esportiva do País depende de instituições particulares, como os clubes esportivos. Estes, por sua vez, dependem de seus associados e patrocinadores externos para terem as condições financeiras necessárias para a promoção das diversas modalidades esportivas, assim como da prática contínua e em longo prazo dos diferentes esportes.

As diferentes entidades esportivas situadas na região da Grande São Paulo – seja em clubes, centros educacionais, prefeituras, entre outros – têm as denominadas "escolas de esportes", em que alguns locais desenvolvem um trabalho generalizado de iniciação esportiva (escola poliesportiva), com idades que variam de 3-4 anos até 11-12 anos. Nesses locais, existem, também, as escolas de cada esporte em particular (escolas de esporte específicas), nas quais as idades tanto para ingresso como para a participação em competições regulares variam muito de acordo com a modalidade (Arena, 2000a).

A idade em que as crianças começam a prática esportiva competitiva específica em algumas modalidades pode estar vinculada às idades da primeira categoria, instituída pela federação responsável (Arena, 1998). Algumas modalidades e as idades de iniciação específica (além das idades de participação em competições das federações paulistas), conforme relatos de professores e técnicos, são apresentadas no Quadro 11.1.

Quadro 11.1 – Idades de início em competições e treinamento específico no Brasil

| Esporte | Início do treinamento | Competição por categoria/idade |
|---|---|---|
| Atletismo | 9-10 anos | Pré-mirim: 12-13 anos |
| Basquete | 9-10 anos | Mini: 12-13 anos |
| Futsal | 5-6 anos | Fraldinha: 7-8 anos |
| Futebol | 6-7 anos | Fraldinha: 6-8 anos |
| Ginástica | 6-7 anos | Pré-infantil: 9-10 anos |
| Judô | 7-8 anos | Mirim: 8-9 anos |
| Natação | 6-7 anos | Mirim: 8-9 anos |
| Polo aquático | 11-12 anos | Infantil: 12-13 anos |
| Remo | 9-10 anos | Infantil: 12-13 anos |
| Tênis | 7-8 anos | 10 anos: 10 anos |
| Vôlei | 9-10 anos | Pré-mirim: 11-12 anos |

Fonte: adaptado de Arena (1998).

Na atualidade, a iniciação esportiva em algumas modalidades tende a ocorrer mais cedo. No Brasil, e mais especificamente no Estado de São Paulo, a iniciação e a especialização esportiva são desenvolvidas em grande parte nos clubes esportivos particulares e em centros esportivos administrados por secretarias municipais, entidades esportivas estas que desempenham um importante papel na iniciação e na continuidade da prática esportiva nas categorias menores subsequentes, visando a um treinamento em longo prazo.

Os estudos de Arena (2000a) e de Arena e Böhme (2000) investigaram o processo de iniciação esportiva organizado pelas secretarias municipais da Grande São Paulo e, também, pelos principais clubes esportivos da capital paulista. As entidades esportivas avaliadas apresentaram diferentes programas de iniciação esportiva poliesportiva com idades que variam de 7-9 anos (início) a 11-12 anos de idade (final), com exceção da Secretaria de Esportes de Osasco e da Secretaria de Esportes do Estado de São Paulo, que têm apenas iniciação esportiva específica para cada modalidade (Quadros 11.2 e 11.3).

Quadro 11.2 – Idades e programas poliesportivos das secretarias de esportes

| Cidade/Estado | Idades | Nome do programa | Locais | Objetivo geral |
|---|---|---|---|---|
| Guarulhos | 7-9 anos 9-11 anos | Não tem nome específico | Centros esportivos Escolas Públicas | Iniciação poliesportiva |
| Osasco | - | Não tem escola de esportes gerais | - | - |
| São Caetano | 8-12 anos 9-11 anos | PEC I e II – Programa de esporte comunitário | Centros esportivos | Iniciação poliesportiva |
| Santo André | 7-9 anos | Programa único | Centros esportivos | Iniciação poliesportiva |
| São Bernardo | 5-6 anos 7-8 anos 9-11 anos | Programa de iniciação esportiva | Centros esportivos | Educação Física infantil – poliesportiva |
| São Paulo (município) | 7-10 anos | Não tem nome específico | 2 centros esportivos | Poliesportivo |
| São Paulo (estado) | - | Não tem escola de esportes gerais | - | - |

Fonte: adaptado de Arena e Böhme (2000, p. 187).

Quadro 11.3 – Idades e programas poliesportivos dos clubes esportivos

| Clubes | Idades | Nome do programa | Locais | Objetivo geral |
|---|---|---|---|---|
| Palmeiras | 5-8 anos 9-10 anos | IES – Programa de iniciação esportiva | Nas dependências do clube | Iniciação poliesportiva |
| São Paulo | 3-5 anos 6-12 anos | CODI | Nas dependências do clube | Educação física infantil – poliesportiva |
| Esperia | 3-6 anos 6-12 anos | PIDE – Programa de iniciação desportiva | Nas dependências do clube | Iniciação poliesportiva |
| Pinheiros | 4-6 anos 7-10 anos | CAD JR CAD poliesportivo | Nas dependências do clube | Educação física infantil – poliesportiva |
| Paulistano | 3-6 anos 7-10 anos | Nível I, II e III | Nas dependências do clube | Educação física infantil – poliesportiva |
| Hebraica | 3-4 anos 5-6 anos 7-9 anos | Kid Sport Pré Sport (coletivos ou individuais) | Nas dependências do clube | Educação física infantil – poliesportiva ou não |
| Banespa | 4-6 anos 6-10 anos | Não tem nome específico | Nas dependências do clube | Educação física infantil – poliesportiva |

Fonte: adaptado de Arena e Böhme (2000, p. 187).

Os estudos (Arena, 2000a; Arena e Böhme, 2000) investigaram, também, as idades de iniciação esportiva de nove modalidades esportivas tanto das secretarias municipais da Grande São Paulo como dos principais clubes esportivos da capital paulista (Tabelas 11.1 e 11.2).

Tabela 11.1 – Idades de especialização das escolas de esportes das secretarias municipais de esportes

| Esportes | Guarulhos | Osasco | Santo André | São Caetano | São Bernardo | São Paulo (estado) |
|---|---|---|---|---|---|---|
| Basquete | 9-13 anos | 9-14 anos | 10-16 anos | 12-16 anos | 11-16 anos | |
| Futsal | 7-16 anos | 9-18 anos | 10-16 anos | 12-16 anos | 7-16 anos | |
| Handebol | 9-13 anos | 9-14 anos | 10-16 anos | 12-16 anos | 11-16 anos | |
| Vôlei | 9-12 anos | 9-18 anos | 10-16 anos | 12-16 anos | 11-16 anos | Todas as escolas específicas têm atividades de 7-17 anos |
| Atletismo | 9-17 anos | 9-18 anos | 9-16 anos | 12-16 anos | 10-16 anos | |
| Ginástica | 5-12 anos | 5-14 anos | 7-16 anos | 6-16 anos | 4-16 anos | |
| Judô | 6-16 anos | 9-14 anos | 10-16 anos | 12-16 anos | 10-16 anos | |
| Natação | 7-16 anos | 9-14 anos | 6-16 anos | 8-16 anos | 7-16 anos | |
| Tênis | 10-16 anos | 9-14 anos | Não tem | 12-16 anos | 14-17 anos | |

Fonte: adaptado de Arena e Böhme (2000, p. 188).

Tabela 11.2 – Idades de especialização das escolas de esportes dos clubes esportivos

| Esportes | Pinheiros | Hebraica | Esperia | S. Paulo | Paulistano | Palmeiras | Banespa |
|---|---|---|---|---|---|---|---|
| Basquete | 9-17 anos | 10-12 anos | 9-13 anos | 8-16 anos | 10-16 anos | 10-17 anos | 8-16 anos |
| Futsal | Não tem | 7-12 anos | 7-13 anos | 7-16 anos | Não tem | 9-17 anos | 6-10 anos |
| Handebol | 9-17 anos | 10-12 anos | Não tem | 10-16 anos | Não tem | 10-17 anos | 9-16 anos |
| Vôlei | 9-17 anos | 10-12 anos | 12-17 anos | 11-16 anos | 9-16 anos | 10-17 anos | 10-16 anos |
| Atletismo | Não tem | Não tem | 12-17 anos | 10-16 anos | Não tem | Não tem | Não tem |
| Ginástica | 7-17 anos | 7-12 anos | 6-13 anos | 6-16 anos | 3-15 anos | 4-16 anos | 6-16 anos |
| Natação | 6-17 anos | 7-12 anos | 8-13 anos | 6-16 anos | 5-16 anos | 6-16 anos | Só aulas |
| Judô | 7-17 anos | 7-12 anos | 9-13 anos | 8-16 anos | 5-16 anos | 5-17 anos | 6-16 anos |
| Tênis | 6-17 anos | 9-14 anos | 8-17 anos | 8-16 anos | 7-16 anos | 8-17 anos | 5-10 anos |

Fonte: adaptado de Arena e Böhme (2000, p. 188).

Esses estudos verificaram a relação entre a faixa etária de iniciação e a frequência de distribuição dessas idades nas diferentes instituições avaliadas (Tabela 11.3).

As idades de especialização esportiva dos esportes individuais indicaram um fenômeno parecido quanto à relação entre a faixa etária de especialização e as idades das primeiras categorias federadas das diferentes modalidades. Das individuais, somente o atletismo apresentou uma variabilidade maior nas idades de especialização; nas demais, observou-se um número maior de entidades esportivas iniciando por volta de 1-2 anos antes da primeira categoria federada competitiva da modalidade (ginástica: 67%; natação: 74%; judô: 67%; tênis: 47%). Quando a instituição inicia em faixas etárias maiores, isso se deve ao fato de não competir na primeira categoria federada (Arena, 2000a).

Tabela 11.3 – Frequência (f) e porcentagem (%) das faixas etárias de especialização esportiva: número de entidades por modalidade

| Esporte | Faixa etária 4-6 anos | | Faixa etária 7-8 anos | | Faixa etária 9-10 anos | | Faixa etária 11-12 anos | | Não disponibiliza a modalidade | |
|---|---|---|---|---|---|---|---|---|---|---|
| | f | % | f | % | f | % | f | % | f | % |
| Basquete | – | – | 4 | 27 | 8 | 53 | 3 | 20 | – | – |
| Futsal | – | – | 8 | 53 | 3 | 20 | 1 | 7 | 3 | 20 |
| Handebol | – | – | 2 | 13 | 8 | 53 | 3 | 21 | 2 | 13 |
| Vôlei | – | – | 2 | 13 | 8 | 53 | 5 | 34 | – | – |
| Atletismo | – | – | 2 | 13 | 5 | 34 | 3 | 20 | 5 | 33 |
| Ginástica | 10 | 67 | 5 | 33 | – | – | – | – | – | – |
| Natação | – | – | 11 | 74 | 2 | 13 | 2 | 13 | – | – |
| Judô | – | – | 10 | 67 | 4 | 26 | 1 | 7 | – | – |
| Tênis | – | – | 7 | 47 | 4 | 27 | 2 | 13 | 2 | 13 |

Fonte: adaptado de Arena (2000a).

Os programas de treinamento esportivo específico com crianças em algumas modalidades esportivas, na Grande São Paulo, têm se realizado em idades precoces. Existe uma tendência a uma especialização e ao treinamento esportivo realizado abaixo da idade recomendada pela literatura (por volta de 12 anos) na maioria das entidades pesquisadas, incluindo aquelas que não visam aos resultados nas primeiras categorias.

As crianças deveriam ter acesso a práticas esportivas e sistemas de competição diferentes dos esportes para adultos. Quanto às atividades promovidas para crianças, deve-se:

- considerar a importância do trabalho multilateral sobre a preparação especializada nas idades propostas pela literatura (7-12 anos);
- promover atividades que visam a aspectos coordenativos, com variações nos tipos de movimento e exercícios, com preponderância do desenvolvimento das técnicas da modalidade sobre o aumento da capacidade funcional do organismo, adequando o treinamento à idade biológica dos jovens;
- proporcionar métodos de treinamento mais atraentes e que valorizem o jogo infantil como um dos métodos mais adequados às necessidades das crianças e dos adolescentes.

Segundo Böhme (1994c), não há como entender o esporte de rendimento e os mecanismos de enquadramento da preparação dos jovens talentos sem compreender a necessidade de todas as crianças iniciarem um processo de preparação esportiva, no seu sentido de educação e de formação, nos níveis de escolaridade inicial. A não consideração deste fato pode, de alguma forma, comprometer o futuro esportivo e motor da criança envolvida.

## 11.2 Modelos de programas esportivos para jovens

A pressão do atual processo competitivo infantil conduziu a situações complexas:

- o treinamento específico inicia-se cada vez mais cedo e, no caso de algumas modalidades, as idades indicam uma clara situação de iniciação precoce;
- o período de maior intensidade competitiva coincide com os anos terminais da adolescência;
- o atleta obtém índices superiores em idades cada vez mais baixas;
- a carreira do atleta tende a manter um elevado nível de *performance* em idades que não correspondem com a época dos melhores êxitos.

O reconhecimento de um talento esportivo e o seu treinamento envolve fases de aperfeiçoamento das habilidades motoras fundamentais e especializadas. De acordo com Matsudo (1996), na fase inicial são identificadas as crianças com boas habilidades atléticas gerais e, após determinado período, segue-se a identificação baseada em habilidades específicas para determinadas modalidades. A participação precoce de crianças em um esporte específico, segundo o referido autor, dificultaria o processo de detecção, seleção e promoção de talento esportivo.

Na área esportiva, segundo Carl (1988 apud Böhme, 1994c) é possível distinguir três formas de talento, a saber:

- *Talento motor geral*: o indivíduo apresenta uma grande capacidade de aprendizagem motora que não é específica para determinada modalidade esportiva.
- *Talento esportivo*: o indivíduo apresenta potencial acima da média nos esportes (aprende, domina e combina rapidamente vários tipos de movimentos corporais).
- *Talento esportivo específico*: o indivíduo apresenta condições físicas e psicológicas para determinado esporte.

Os diferentes programas esportivos para selecionar e promover atividades esportivas com jovens, talvez na busca de talentos para o esporte em geral, dependem de fatores que possibilitem o estímulo da criança por meio de um programa de oportunidades de aprendizado, avaliações constantes e treinamento adequado. Essa seleção depende dos meios e dos métodos que são utilizados para determinar se uma criança tem ou não condições de ser aceita em um nível mais elevado de treinamento em longo prazo.

O importante é estabelecer os parâmetros que orientem a capacidade de desempenho em determinada modalidade esportiva, independentemente da idade em que a criança inicia a prática do esporte, avaliando o jovem dentro desses parâmetros, economizando tempo e recursos na detecção do talento e no treinamento em longo prazo, pois a realidade brasileira sugere a implantação de um programa de busca de talento objetivo e apoiado em métodos científicos, mais indicado para as nossas limitações de recursos financeiros impostas pelo quadro econômico do Brasil.

Portanto, durante um processo de treinamento que vise ao desenvolvimento das diversas capacidades motoras de forma contínua e em longo prazo, quando se detecta alguém como talentoso para a prática esportiva em geral, faz-se necessária a definição de qual categoria e nível competitivo a criança avaliada se encontra.

O início da prática de algumas modalidades é determinado por um número de fatores diferentes, que, frequentemente, não se relacionam com o processo natural de formação esportiva infantil, entre eles: a influência das tradições existentes no esporte infantil e juvenil no país e na região considerada; as condições climáticas favoráveis; a disponibilidade de equipamentos e instalações esportivas; a preparação de técnicos e de professores de Educação Física que trabalham com iniciação esportiva nessa faixa etária.

A participação de crianças e adolescentes em atividades e competições esportivas pode ser considerada um aspecto de investigação científica, tanto na Medicina, quanto de pesquisadores de Educação Física e Esporte. Malina e Bouchard (2002) e Malina, Bouchard e Bar-Or (2009) relataram que muitas comunidades desenvolvem alguma forma de competição atlética para meninos e meninas, frequentemente se iniciando por volta dos 6 anos. Além disso, esses autores afirmaram que a frequência com que os jovens vêm participando de competições internacionais tem aumentado consideravelmente, envolvendo, em especial, meninas entre 12 e 13 anos na ginástica olímpica e na natação e meninos entre 15 e 16 anos na natação e no atletismo.

Nos países desenvolvidos, a Educação Física e o Esporte têm um papel de destaque na sua população, uma vez que faz parte da educação integral do indivíduo, sendo um de seus conteúdos educacionais básicos. Os países europeus iniciam a prática de atividades físicas muito cedo, por volta do primeiro ou segundo ano de idade, seguindo critérios baseados em fundamentação científica, com orientação especializada e realizada por professores de Educação Física, técnicos e médicos esportivos – especialmente, nos grandes centros esportivos e de recreação infantil –, além da prática esportiva desenvolvida nas escolas, nas universidades, nas pequenas comunidades, entre outros.

Os resultados obtidos na antiga República Democrática Alemã, principalmente com finalidades políticas pertinentes à época do regime comunista, eram calcados em hábitos restritos ao âmbito escolar na fase de jardim da infância (pré-escolar) até a primeira fase puberal (13-14 anos), estando longe de toda preocupação competitiva nessas fases. O esporte, difundido entre os jovens, possibilitou o aparecimento natural de talentos, mesmo o país sendo geograficamente pequeno, facilitando a seleção de jovens para os centros de treinamento especializados, que dispunham da infraestrutura necessária para o desenvolvimento esportivo dos selecionados após a primeira fase puberal, quando o jovem era integrado ao clube esportivo e recebia total apoio do Estado, inclusive, sem precisar trabalhar, para se dedicar apenas à prática de seu esporte específico (Capinussú, 1990; Fisher e Borms, 1990).

Gallahue e Donelly (2008) relataram que as crianças norte-americanas iniciam a prática orientada de movimentos e esportes organizados por volta de 5-6 anos de idade e, em geral, a média de início do esporte específico se encontra por volta de 11 anos. Nos Estados Unidos, são criados, constantemente, diferentes programas esportivos de iniciação com crianças, desenvolvidos em idades mais baixas por pais e líderes de comunidades; paralelamente a isso, os programas esportivos organizados e com competições envolvem, geralmente, escolares, principalmente os do ensino médio (*High School*), na qual a continuidade do esporte específico praticado se estende até o âmbito universitário, que compreende a principal forma norte-americana de participação efetiva em campeonatos estaduais e nacionais (Tabela 11.4).

Tabela 11.4 – Idade precoce e média para o início da prática esportiva de crianças norte-americanas

| Esporte | Idade precoce | Média geral para início da prática |
|---|---|---|
| Beisebol | 5 anos | 10 anos |
| Softbol | 7 anos | 10 anos |
| Natação | 3 anos | 11 anos |
| Boliche | 6 anos | 14 anos |
| Basquete | 7 anos | 12 anos |
| Futebol americano | 8 anos | 12 anos |
| Tênis | 8 anos | 14 anos |
| Ginástica | 3 anos | 8 anos |
| Atletismo | 5 anos | 11 anos |
| Futebol | 6 anos | 10 anos |
| Luta greco-romana | 5 anos | 11 anos |

Fonte: Arena (1998).

Na atualidade, o processo de formação esportiva passa por modificações, tanto em relação às idades de iniciação quanto às de prática esportiva especializada, em virtude do aumento das proporções de participação de crianças e adolescentes com idades cada vez menores em diversas modalidades. Rowland (2008) relatou que, nas sociedades ocidentais, crianças são submetidas a longos anos de treinamento intensivo visando a competições internacionais e, com isso, acredita-se que, para se adquirir ótimos resultados na idade adulta, o treinamento e a competição devem ser iniciados antes do período pubertário. Todavia, até a idade adulta, o organismo passa por muitas modificações (aumentos dimensionais, desenvolvimento de funções orgânicas e integração mais efetiva de sistemas fisiológicos). Tais fatores não asseguram a manutenção de altos resultados até a idade adulta.

A estruturação do treinamento em longo prazo, desenvolvida na Rússia ainda sob um regime político comunista severo, valorizou os resultados esportivos a qualquer custo e, segundo Filin (1996), subdividia-se em cinco etapas:

* Etapa de preparação preliminar.
* Etapa de especialização inicial.
* Etapa de especialização aprofundada.
* Etapa dos resultados superiores.
* Etapa de manutenção dos resultados.

A etapa preliminar ocorre nas idades pré-escolares (3-6 anos), nas aulas de Educação Física, nas quais se objetiva: melhora da qualidade de vida, desenvolvimento físico geral, ensino de diferentes exercícios e desenvolvimento da motivação para a prática de Educação Física e Esporte. Nessa fase, o aperfeiçoamento dos movimentos das crianças ocorre pelas práticas habituais dos jogos recreativos. No fim desse período, as crianças vivenciaram atividades como: andar rítmico; corridas em geral; saltos saindo do lugar e saltos com corridas; aterrissagem suave; utilização de diversas formas de lançamentos e recepções de bola; exercícios ginásticos simples. Toda a atenção está voltada para a educação das diversas capacidades motoras, principalmente para velocidade, força, agilidade e flexibilidade. No final dessa etapa, as crianças começam a se interessar pela prática de um determinado tipo de esporte (Tabela 11.5).

Tabela 11.5 – Idades de início da especialização de modalidades desportivas na Rússia

| Tipo de esporte | Idade (anos) |
| --- | --- |
| Ginástica Esportiva | |
| • meninos | 9-10 |
| • meninas | 10-11 |
| Natação | 10-11 |
| Atletismo | 12-13 |
| Basquete | 11-12 |
| Luta, boxe, halterofilismo | 13-14 |
| Remo | 13-14 |

Fonte: adaptado de Filin (1996).

A promoção de atividades esportivas com crianças indica que o profissional que trabalha com crianças e jovens atletas necessita compreender que começar cedo no esporte não é necessariamente começar precocemente o treinamento e a competição regular de uma única modalidade. Pelo contrário, o início da prática esportiva generalizada de diferentes esportes é um aspecto positivo, no sentido de que a preparação esportiva do jovem deve ser um processo permanente em longo prazo. Iniciar essa formação nos primeiros níveis de escolaridade, em concordância com a escola, desenvolvida por professores de Educação Física preparados – e tendo como principal objetivo o desenvolvimento global e harmonioso da criança, o respeito à individualidade biológica, o conhecimento das particularidades de cada modalidade esportiva – constituem pressupostos imprescindíveis, não apenas para o desenvolvimento ideal, mas, também, para a criação de condições ótimas para o rendimento de alto nível.

## 11.3 Sistemas de competição esportiva para crianças e jovens

A participação em competições faz parte dos diferentes programas esportivos destinados para crianças e adolescentes. A forma, os objetivos e a periodicidade das competições, assim como a faixa etária adequada para o início regular e mais competitivo, são aspectos a serem considerados e estudados pela Ciência do Esporte. Na organização do esporte brasileiro, as federações esportivas desempenham um papel fundamental na forma de competição realizada nas categorias menores em níveis municipal e estadual.

As idades em que os jovens atletas começam a participar de competições de forma regular e/ou federada variam de acordo com a cultura esportiva de cada país, assim como o esporte considerado.

As competições mundiais, como os campeonatos mundiais e os Jogos Olímpicos, indicam certa estabilidade das idades dos atletas de alto rendimento, principalmente os de esportes coletivos (Campos, 2004). Certas modalidades esportivas – como ginástica (artística e rítmica desportiva), saltos aquáticos ornamentais, natação, patinação artística, esgrima e outras –, com tendências a altos resultados em idades mais baixas, justificam essa precocidade no fato de esses esportes estarem relacionados a fatores como alteração de regulamentos, a especialização que tradicionalmente começa mais cedo, a passagem para o esporte de forma profissional, entre outros (Arena e Böhme, 2004).

De modo genérico, a faixa etária de 12-14 anos é a mais preconizada na literatura para que a criança comece a participar de um treinamento específico de determinada modalidade esportiva com finalidade competitiva, com exceção de modalidades artísticas, como ginástica (artística e rítmica desportiva), patinação, entre outras, que são iniciadas anteriormente (De Rose Jr., 2002; Arena, 2000a; Arena e Böhme, 2004; Campos e Brum, 2004).

Quando uma criança inicia a prática de uma única modalidade esportiva, seja em clubes ou centros esportivos, é inevitável a participação dela em competições formais ou não. A especialização esportiva implica o treinamento específico de uma única modalidade, em que algumas crianças de melhor condição física e motora participam de competições regulares organizadas pelas federações; dependendo da modalidade, pode existir um nível considerável de competitividade nas primeiras categorias.

Para a criança poder competir nas primeiras categorias da modalidade esportiva escolhida, é necessário começar um ou dois anos antes de competir. Tal fato indica a existência de uma relação entre especialização esportiva e participação precoce em competições regulares, principalmente se a idade da primeira categoria corresponder a menos de 12 anos de idade (Arena e Böhme, 2004).

Em termos biológicos, para determinação de participação em competições regulares, a criança pode começar a competir quando atingir os aspectos biológicos do desenvolvimento, como crescimento e maturação biológica apropriados. Quanto aos aspectos psicológicos, a criança deve ser exposta gradativamente a experiências que exijam grandes responsabilidades ou pressões, devendo ser encorajada a participar dessas atividades (De Rose Jr., 2002).

Arena (2000a) e Arena e Böhme (2004) investigaram as idades de início em competições organizadas pelas federações paulistas de nove modalidades esportivas (Quadros 11.4 e 11.5).

Quadro 11.4 – Categorias menores e faixas etárias em esportes coletivos

| Basquetebol | Handebol | Futsal | Voleibol |
| --- | --- | --- | --- |
| Pré-mini: 12 anos* | | Fraldinha: 7-8 anos | |
| Mini: 13 anos | | Pré-mirim: 9-10 anos | Pré-mirim: 10-13 anos |
| Mirim: 14 anos | Mirim: 11-12 anos | Mirim: 11-12 anos | Mirim: 14 anos |
| Infantil: 15 anos | Infantil: 13-14 anos | Infantil: 13-14 anos | Infantil: 15 anos |
| Infanto: 16 anos | | Infanto: 15-16 anos | Infanto: 16-17 anos |
| Cadete: 17 anos* | Cadete: 15-16 anos | | |
| Juvenil: 18/19 anos | Juvenil: 17-18 anos | Juvenil: 17-19 anos | Juvenil: 18-19 anos |

*Esta categoria não tem feminino.
Fonte: adaptado de Arena e Böhme (2004, p. 47).

Quadro 11.5 – Categorias menores e faixas etárias nos esportes individuais

| Atletismo | Ginástica | Judô | Natação | Tênis |
| --- | --- | --- | --- | --- |
| Pré-mirim: 12-13 anos | | | Mirim I e II: 9-10 anos | 10 anos |
| Mirim: 14-15 anos | Pré-infantil: 8-10 anos | Mirim: 7-8 anos* | Petis I e II: 11-12 anos | 11 e 12 anos |
| Menores: 16-17 anos | Infantil: 11-12 anos | Infantil: 9-10 anos* | Infantil I e II: 13-14 anos | 13 e 14 anos |
| | | Infanto: 11-12 anos* | | 15 e 16 anos |
| | | Pré-juvenil: 13-14 anos* | | 17 e 18 anos |
| Juvenil: 18-19 anos | Juvenil: 13-14 anos | Juvenil: 15-16 anos* | Juvenil I e II: 15-16 anos | |
| | | Júnior: 18-19 anos* | Júnior I e II: 17-19 anos | |

*Além das divisões de categorias por idade, existe a divisão por peso corporal.
Fonte: adaptado de Arena e Böhme (2004, p. 47).

A competição esportiva infantil promovida por algumas federações esportivas (futsal, ginástica, natação e judô), abrange crianças de 5 a 8 anos, que se encontram na etapa de aquisição das habilidades motoras fundamentais ou generalistas. Tal fato indica uma situação de competição regular e específica de uma única modalidade esportiva num período em que a criança deveria desenvolver uma série de habilidades fundamentais (locomoção, manipulação e estabilização), adquiridas por meio de programas esportivos generalizados com várias modalidades, antes de começar o treinamento específico e a participação regular em competições.

Quando a criança participa de atividades envolvendo movimento e esporte, adquire experiências que poderão trazer resultados positivos no seu desenvolvimento físico, emocional e social. Experiências de movimentos organizados, conduzidas de forma apropriada e em ambiente favorável, tendem a propiciar condições ideais para a aquisição de habilidades motoras nas crianças em desenvolvimento, desde que, inicialmente, ocorra uma avaliação criteriosa para certificar se a criança está apta para desenvolver estas atividades.

Os modelos de desenvolvimento motor são fundamentados em sequências, de acordo com divisão das faixas etárias e habilidades motoras pertinentes, classificadas como *habilidades motoras fundamentais* e *habilidades motoras especializadas*. No modelo proposto por Gallahue e Ozmun (2005), para se atingir um domínio completo de habilidades esportivas, existe a necessidade de o organismo humano percorrer um processo longo e contínuo, vivenciado por experiências motoras que envolvam habilidades motoras básicas e outras formas de combinação possíveis. A competição realizada precocemente pode comprometer esse processo, pelo fato de que a estrutura atual das atividades competitivas não favorece oportunidades iguais para todos os praticantes.

O fato de as federações promoverem um sistema de competição para as primeiras categorias de menores (10-12 anos ou menos) à imagem das formas de competição de faixas etárias maiores (14-18 anos), ou até do esporte de alto nível, propicia que as entidades federadas necessitem preparar os jovens participantes de um a dois anos antes do início da atividade competitiva. Isso leva a uma idade de especialização no esporte, anterior à preconizada na literatura (Tabela 11.6).

Tabela 11.6 – Idades de início, especialização e alto rendimento esportivo

| Esportes | Idade de início no esporte | Idade de início da especialização | Idade para alto rendimento |
|---|---|---|---|
| **Atletismo** | | | |
| Velocidade | 10–12 anos | 14–16 anos | 22–26 anos |
| Meia distância | 13–14 anos | 16–17 anos | 22–26 anos |
| Longa distância | 14–16 anos | 17–19 anos | 22–25 anos |
| Saltos | 12–14 anos | 16–18 anos | 22–25 anos |
| Lançamentos | 14–15 anos | 17–19 anos | 23–27 anos |
| **Basquete** | 10–12 anos | 14–16 anos | 22–28 anos |
| **Handebol** | 10–12 anos | 14–16 anos | 22–26 anos |
| **Futebol** | 10–12 anos | 14–16 anos | 22–26 anos |
| **Ginástica** | | | |
| Moças | 6–8 anos | 9–10 anos | 14–18 anos |
| Rapazes | 8–9 anos | 14–15 anos | 22–25 anos |

Continua

Continuação

| Esportes | Idade de início no esporte | Idade de início da especialização | Idade para alto rendimento |
|---|---|---|---|
| Judô | 8-10 anos | 15-16 anos | 22-26 anos |
| **Natação** | | | |
| Moças | 7-9 anos | 11-13 anos | 18-22 anos |
| Rapazes | 7-8 anos | 13-15 anos | 20-24 anos |
| **Tênis** | | | |
| Moças | 7-8 anos | 11-13 anos | 17-25 anos |
| Rapazes | 7-8 anos | 12-14 anos | 22-27 anos |
| **Vôlei** | 10-12 anos | 15-16 anos | 22-26 anos |

Fonte: adaptado de Bompa (2002).

As competições organizadas pelas diferentes federações esportivas promovem sistemas de competição e de disputa semelhantes em todas as categorias menores, com apenas algumas adaptações para as duas primeiras faixas etárias. Os calendários são parecidos, iniciam-se e finalizam-se na mesma época. As regras são as mesmas, com pequenas adaptações, e a determinação dos resultados, ou dos melhores, são iguais. Tal situação resulta em um sistema de competição formal, regular e competitivo em todas as categorias menores.

De acordo com a literatura de treinamento esportivo para jovens, a idade apropriada para início de participação em competição organizada, como parte do processo de desenvolvimento esportivo da criança, é sugerida por volta de 12-13 anos de idade (Barbanti, 2005; Bompa, 2002; Weineck, 2003, 2005). No entanto, como citado anteriormente, existem diferenciações com relação ao tipo de modalidade considerada, no caso de modalidades artísticas, como a ginástica.

Do ponto de vista cognitivo moral, é necessário que se modifique a dinâmica inerente ao esporte de rendimento ou formalizado quando crianças estiverem no período de 10 a 12 anos de idade, devendo-se enfatizar os aspectos da prática e competição esportiva lúdica. De acordo com o sugerido por Bompa (2002), no Quadro 11.6, para crianças abaixo de 12 anos de idade, a competição deve ser informal, realizada simplesmente por prazer e diversão.

Quadro 11.6 – Sistemas e número de competições para menores

| Idade (anos) | Tipos de competição | Número de competições organizadas por ano |
|---|---|---|
| 4-7 | Sem competição formal, apenas diversão. | – |
| 8-11 | Competições informais. Participar em outros esportes, apenas para diversão. | Coletivos: 5-10 |
| 12-13 | Participação em competições organizadas que estimulem certos aspectos físicos, técnicos e táticos. | Coletivos: 10-15<br>Individuais: 5-8 |
| 14-16 | Participação em competições organizadas sem estimar o alcance máximo de rendimento. | Coletivos: 15-20<br>Individuais: 8-10 |
| 17-19 | Participação em competições para qualificar os melhores de nível estadual e nacional. Período para o alcance do pico de desempenho em competições. | Coletivos: 20-35<br>Individuais de curta duração: 20-30<br>Individuais de longa duração: 6-8 |

Fonte: adaptado de Bompa (2002).

Todas as federações das modalidades estudadas apresentam alguma forma de adaptação nas competições promovidas para menores, para as primeiras categorias, seja em relação ao tamanho e peso de bolas, assim como em relação ao tempo de jogos ou adaptações em provas. Algumas adaptações ou formas iniciais de apresentação de determinadas modalidades esportivas são propostas pela literatura no sentido de oferecer à criança, na faixa etária de 6-12 anos, formas de organização, jogos de iniciação pré-desportivos, grandes jogos, jogos recreativos, entre outros (Quadro 11.7).

Quadro 11.7 – Principais adaptações realizadas pelas federações em competições para menores

| Federação | Categorias (adaptações) | Categorias (adaptações) |
|---|---|---|
| Basquete | Categoria pré-mini (12 anos): <br>• tamanho da bola e altura da tabela; <br>• 4 tempos (quartos); <br>• substituições (2 quartos). | Categorias mini e mirim (13 e 14 anos): <br>• tamanho da bola; <br>• substituições (2 quartos). |
| Handebol | Categoria mirim (11-12 anos): <br>• 3 tempos de 15 minutos; <br>• substituir todos no 1º e 2º tempos; <br>• intervalo de 5 minutos; <br>• defesa individual e tamanho da bola. | Categoria infantil (13-14 anos): <br>• 3 tempos de 15 minutos; <br>• trocar todos no 1º e 2º tempos – 3º livre; <br>• intervalo de 5 minutos; <br>• defesa individual e tamanho da bola. |
| Futsal | Categorias iniciação, pré e mirim (6-10 anos): <br>• 4 quartos e tamanho da bola; | Categoria infantil (13-14 anos): <br>• 2 tempos (15 minutos). |
| Voleibol | Categoria pré-mirim (10-13 anos) <br>• sistema de jogo 6 × 0 e 4 × 2 <br>• limites de trocas nos *sets*, rede. | Categoria mirim (14 anos): <br>• sistema de jogo 6 × 0 e 4 × 2; <br>• limites de trocas nos *sets*, altura da rede. |
| Atletismo | Categoria pré-mirim (12-13 anos): <br>• pelota e provas de fundo 1.000 m; <br>• barreiras (6 com altura de 60 cm); <br>• salto em distância sem a prancha. | – |
| Ginástica | Ginástica rítmica desportiva – pré-infantil (8-10 anos): <br>• série de mãos livres; <br>• 2 aparelhos; <br>• categorias com regulamentos próprios. | Ginástica olímpica – pré-infantil (8-10 anos): <br>• feminino (4 aparelhos) com séries obrigatórias e adaptações na pontuação; <br>• masculino (6 aparelhos) com séries obrigatórias e adaptações na pontuação. |
| Natação | Mirim – provas de 50 m (9-10 anos): <br>• Petis – até 400 m livre e 200 m *medley*. | Categoria infantil (13-14 anos): <br>• provas de 50 m, 100 m, 200 m nos 4 estilos. |
| Judô | Categorias mirim e infantil (7-10 anos): <br>• divisões pelo peso corporal; <br>• menor rigidez nos critérios. | Categorias mirim e infantil (7-10 anos): <br>• por equipe não há limite de peso; <br>• atendimento durante a competição. |
| Tênis | Categoria de 10 anos: <br>• não tem 3 *sets* (termina 6 × 5); <br>• não tem vantagens. | Categoria de 10 anos: <br>• existem raquetes menores, mas não é obrigatória a sua utilização. |

Fonte: adaptado de Arena e Böhme (2004, p. 48).

Conforme os estudos, nos esportes coletivos, a duração das competições estaduais (campeonato paulista ou metropolitano) é de seis a sete meses. Neles, observou-se um número de jogos similar desde as primeiras categorias até a última das menores (infantojuvenil e juvenil). O número de jogos depende da quantidade de equipes participantes. Em geral, há uma variação entre 26 e 35 jogos no ano, ou seja, aproximadamente, um jogo por semana, durante sete meses por ano.

Nos esportes individuais (atletismo, ginástica, natação, judô), a duração das competições estaduais é de um ou dois dias, nos fins de semana, com três a seis etapas durante o ano. Já no tênis, as competições para menores são oferecidas em quase todos os fins de semana, em, aproximadamente, onze meses por ano. A participação ou não nos torneios depende do atleta, quanto às suas possibilidades financeiras e físicas de participar em todos os torneios oferecidos para a sua faixa etária. Em geral, o número de jogos para um jovem atleta de nível intermediário varia entre 35 e 50 partidas no ano. Esse número elevado de jogos se faz necessário para se obter uma maior pontuação e melhor colocação no *ranking* estadual e no nacional.

Quando se compara o número de jogos dos esportes coletivos e do tênis, propostos pelas federações paulistas com a sugestão de Bompa (2002), verifica-se que esse número deveria ser diferenciado conforme a categoria (idade) e há concordância apenas na última categoria de menores (17-19 anos de idade). Nas primeiras categorias ou faixas etárias de competição, o número de jogos promovidos pelas federações paulistas está acima do recomendado. Nos esportes individuais (ginástica, natação, judô), o número de competições varia de 6 até 12 etapas durante o ano, realizadas em finais de semana, e corroboram Bompa (2002).

Duração e periodicidade de jogos e torneios diferem somente em relação ao número de participantes e sistema de disputa nas finais, em relação à primeira até a última das categorias menores. Isso indica que a duração da competição é praticamente igual desde a primeira (que pode ser entre 6 e 13 anos) até a última categoria, por volta de 18-19 anos de idade. Um treinamento esportivo específico, que visa à participação em competição regular, durante um tempo tão prolongado pode, em longo prazo, proporcionar uma saturação do jovem atleta.

Isso pode ocorrer tanto pelas exigências físicas que os treinamentos para esse tipo de competição necessitam quanto pelas implicações psicológicas que todo sistema competitivo pode gerar. Muitos jovens praticam um esporte durante dois ou três anos e o abandonam; à medida que mudam os interesses, as demandas de habilidades tornam-se maiores com os níveis mais altos de competição ou por repetidas pressões de competições, técnicos e pais, que podem ocorrer durante muitos anos. Tal fato pode ser um dos motivos de abandono prematuro da prática regular das diferentes modalidades.

Resultados competitivos positivos em categorias menores, principalmente nas primeiras, não asseguram a manutenção dos atletas até a idade ou categoria adulta, principalmente se eles forem alcançados antes do período pubertário. Para alcançar objetivos, poderiam ser utilizadas outras formas de competição e torneios, como os festivais de escolas de esportes, nos quais os períodos de competição são mais curtos. Os resultados dependem de vários competidores, ou seja, trata-se de um sistema de disputa por pontuação de várias modalidades esportivas. Tal sistema permite a participação de um número maior de competidores, estimula a prática poliesportiva, não exalta apenas um único campeão e favorece mais premiações.

Um tema de pesquisa na Ciência do Esporte tem sido as causas do abandono da prática esportiva antes mesmo do término da adolescência ("*drop out*"). De acordo com Campos e Brum (2004), além de considerar os aspectos socioeconômicos de um país, que podem dificultar a continuidade no esporte, a iniciação esportiva precocemente especializada, em conjunto com outros fatores que ela acarreta, podem prejudicar o processo de detecção e promoção de talentos esportivos. Quando se inicia cedo no esporte, existe a necessidade de um tipo de formação esportiva que priorize a otimização de resultados que visam a expectativas apenas em longo prazo, uma vez que a aptidão do talento esportivo identificado em idades muito baixas só pode ser assegurada para o estágio seguinte.

Da mesma forma, os treinadores precisam se conscientizar dos pré-requisitos que favorecem o desenvolvimento dos jovens atletas, uma vez que o incremento acentuado de desempenho motor durante o processo de aprendizado e treinamento de esportistas talentosos implica uma formação inicialmente básica, geral, variada e abrangente.

# Lesões esportivas em atletas jovens | 12

## 12.1 Conceito de lesão esportiva

A lesão esportiva é conceituada como qualquer problema médico ocorrido durante a prática de um esporte, que leva o atleta a ausentar-se de parte ou de todo treinamento e/ou competição, ou, ainda, limite sua habilidade atlética (Harris, 1994).

A lesão esportiva, quanto ao tipo, pode ser classificada como (Figura 12.1):

- *Aguda* (macrotrauma), originada por trauma repentino seguido de sintomatologia e quadro clínico definido.
- *Overuse* (microtrauma), condição patológica crônica causada por microtrauma repetitivo, originado em uma atividade física com padrão de gestos esportivos monótonos e repetitivos.

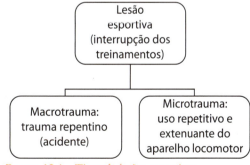

Figura 12.1 – Tipos de lesões esportivas.

O microtrauma pode ser caracterizado como

> uma síndrome de hiperutilização, causada por muita repetição com pouca carga, ou pouca repetição com muita carga. Existem fatores predisponentes nesta patologia, como: falta de aquecimento, fadiga, treinamento inadequado, excessos quantitativos e qualitativos, alterações dos eixos dos membros, alterações estáticas dos pés, material inadequado etc. (Toledo, 1994, p. 708)

Junge et al. (2000) dividem a gravidade da lesão em três categorias, conforme o tempo de afastamento do atleta para retornar ao treinamento e competição:

- *leve*, quando o atleta é afastado por uma ou até duas semanas;
- *moderada*, quando o atleta é afastado por duas ou três semanas;
- *severa*, quando ocorre o afastamento nos treinamentos e competição por mais de quatro semanas.

A prática de atividade física e do esporte tem sido valorizada na sociedade atual, podendo ser estimulada desde os primeiros anos de vida. Na infância, essas atividades são desenvolvidas de forma mais organizada no âmbito escolar, nos centros esportivos municipais e, para aqueles de maior poder aquisitivo, em clubes esportivos particulares. Nesses locais, são estimuladas as habilidades motoras especializadas realizadas pelo treinamento de uma modalidade esportiva.

No processo de treinamento esportivo, a busca incessante da renovação dos atletas, por meio da promoção do esporte a crianças e adolescentes, é uma realidade no mundo. O treinamento esportivo na infância e na adolescência vem se intensificando à medida que diferentes torneios e competições são criados e adaptados para os jovens. Em determinadas modalidades esportivas, valorizam-se os aspectos competitivos em detrimento do recreacional e formativo. Nesse quadro, tem-se observado uma série de omissões e de aplicações errôneas dos princípios científicos do treinamento e da medicina esportiva, por causa da busca frenética pelos recordes e pela formação de campeões.

Alguns métodos de treinamento esportivo de domínio dos esportes de alto rendimento para atletas adultos podem, se aplicados em jovens, sobrecarregar o aparelho locomotor e, em consequência, provocar alterações negativas no sistema musculoesquelético. A constância e a repetição desses "atos esportivos" podem levar à denominada lesão por *overuse* ou lesão por uso excessivo, que vem se tornando frequente no meio esportivo para jovens.

A combinação de diferentes fatores de risco como pressão de familiares, sistemas esportivos, técnicos e sociedade em geral, conduzem a situações exageradas de treinamento, traduzidas em início precoce, quantidades elevadas de horas de treino, utilização de métodos errôneos de treinamento, além da deficiência nos sistemas médicos de atendimento e tratamento das lesões em clubes para jovens atletas.

As características estruturais específicas dos jovens os tornam suscetíveis a certas lesões musculoesqueléticas. Seu sistema não é equivalente ao do adulto. As diferenças influenciam na probabilidade, natureza e gravidade das lesões musculo-esqueléticas. Exemplos importantes dessas lesões, a que as crianças em crescimento têm demonstrado propensão, são as condições da superfície articular, rupturas apofisárias, alterações da placa epifisária e fraturas de estresse (Arnheim e Prentice, 2002; Matsudo, 2002; Starkey, 2001).

O número de crianças e de adolescentes que participam de atividades esportivas, sejam elas programadas ou não, vem aumentando consideravelmente nos últimos anos, mas são poucos os trabalhos científicos brasileiros que mostram o envolvimento de jovens em esportes competitivos organizados.

Um estudo dessa natureza não pretende condenar a prática de nenhuma modalidade esportiva, uma vez que a prática esportiva na juventude fornece aos participantes inúmeros benefícios e oportunidades essenciais para o desenvolvimento. Embora as lesões surjam em situações de competições atléticas, elas ocorrem com frequência e gravidade em uma variedade de atividades não atléticas. O propósito deste capítulo é, portanto, descrever a extensão das lesões mais comuns em atletas jovens e fornecer uma base adequada para evitar e minimizar os fatores de risco.

## 12.2 Tipos de lesões mais comuns em atletas jovens

Os tipos de lesões comuns em atletas jovens dependem diretamente do tipo de esporte praticado, que determina quais regiões corpóreas e capacidades motoras são mais solicitadas e, dessa maneira, suscetíveis a lesões.

De Loes et al. (2000) indicaram que as lesões no joelho são comuns em atletas jovens de várias modalidades e correspondem a 15%-50% de todas as lesões esportivas. A lesão dessa região acomete mais as moças que os rapazes e os esportes com maior incidência são futebol, hóquei no gelo, vôlei, handebol, basquete e judô. Os esportes de contato (futebol, basquete, handebol e hóquei) apresentam riscos elevados de lesões no joelho quanto maior o tempo de exposição (horas de treinamento) na modalidade.

A incidência de determinadas lesões esportivas pode variar, entre outros fatores, conforme o tipo de esporte praticado, o tempo da prática esportiva e o nível de competição do atleta. Em determinadas modalidades ocorrem lesões típicas de certos segmentos corpóreos, como joelho, tornozelo, coluna, mão, coxa, pé, ombro, perna, punho, cotovelo, antebraço, bacia, braço etc. (Matsudo, 2002).

O estudo de Arena (2005) realizou um levantamento da etimologia das lesões esportivas ocorridas em 323 atletas jovens do sexo masculino das categorias infanto-juvenil e juvenil, semifinalistas do campeonato paulista (16-19 anos) nas modalidades coletivas de basquete, vôlei e futsal, e constatou as principais regiões corporais acometidas de lesão conforme a posição de jogo. O estudo concluiu que, no basquete, a região mais suscetível a lesão é a do tornozelo, seguida das regiões do joelho e da coluna; no futsal, a região mais vulnerável foi a do tornozelo, seguida das regiões do joelho e da coxa; e no vôlei, a região corporal mais acometida de lesão foi a do joelho, seguida das regiões do joelho e do ombro (Tabelas 12.1, 12.2 e 12.3).

Tabela 12.1 – Incidência das principais lesões por segmento corpóreo e posição de atleta no basquete

| Regiões corpóreas | Armador | % | Lateral | % | Pivô | % | Total | % Total |
|---|---|---|---|---|---|---|---|---|
| Tornozelo | 13 | 8 | 16 | 11 | 16 | 11 | 45 | 30 |
| Joelho | 5 | 3 | 10 | 7 | 8 | 5 | 23 | 16 |
| Coluna | 3 | 2 | 7 | 5 | 4 | 3 | 14 | 10 |
| Dedos/mão | 7 | 5 | 3 | 2 | 1 | 1 | 11 | 8 |
| Ombro | 3 | 2 | 4 | 3 | 3 | 2 | 10 | 7 |
| Outras | 14 | 9 | 15 | 10 | 15 | 10 | 44 | 29 |
| Total | 45 | 30 | 55 | 38 | 47 | 32 | 147 | 100 |

Fonte: Arena (2005).

Tabela 12.2 – Incidência das principais lesões por segmento corpóreo e posição de atleta no futsal

| Regiões corpóreas | Fixo | % | Ala | % | Pivô | % | Goleiro | % | Total | % Total |
|---|---|---|---|---|---|---|---|---|---|---|
| Tornozelo | 6 | 7 | 8 | 9 | 12 | 13 | 5 | 5 | 31 | 32 |
| Joelho | 2 | 2 | 3 | 3 | 5 | 6 | 3 | 3 | 13 | 14 |
| Coxa | 2 | 2 | 5 | 6 | 3 | 3 | 3 | 3 | 13 | 14 |
| Quadril | 0 | 0 | 5 | 5 | 1 | 1 | 2 | 2 | 8 | 8 |
| Outras | 5 | 5 | 9 | 10 | 10 | 10 | 7 | 7 | 31 | 32 |
| Total | 15 | 16 | 30 | 32 | 31 | 32 | 20 | 20 | 96 | 100 |

Fonte: Arena (2005).

Tabela 12.3 – Incidência das principais lesões por segmento corpóreo e posição de atleta no vôlei

| Regiões corpóreas | Entrada | % | Meio | % | Levantador | % | Saída | % | Total | % Total |
|---|---|---|---|---|---|---|---|---|---|---|
| Joelho | 5 | 5 | 9 | 9 | 2 | 2 | 6 | 6 | 22 | 22 |
| Tornozelo | 4 | 4 | 5 | 5 | 2 | 2 | 8 | 8 | 19 | 19 |
| Ombro | 5 | 5 | 5 | 5 | 0 | 0 | 8 | 8 | 18 | 18 |
| Coluna | 5 | 5 | 4 | 4 | 1 | 1 | 2 | 2 | 12 | 12 |
| Outras | 5 | 5 | 13 | 13 | 2 | 2 | 9 | 9 | 29 | 29 |
| Total | 24 | 24 | 36 | 36 | 7 | 7 | 33 | 33 | 100 | 100 |

Fonte: Arena (2005).

Os diversos tecidos das crianças e dos adolescentes são diferenciados em relação aos dos adultos. A estrutura óssea, por ser rica em substâncias orgânicas, é mais elástica, apresentando menos possibilidades de se fraturar. Como o movimento faz parte do seu cotidiano, as crianças se machucam com maior frequência que os adultos; todavia, suas lesões são geralmente menos graves e, quando ocorrem, a recuperação é mais rápida que nos idosos. Outra estrutura que se torna vulnerável na criança é a placa de crescimento, também denominada cartilagem metafisária de crescimento. As placas são regiões mais frágeis que o resto do esqueleto e são locais de crescimento ósseo. São, ainda, mais fracas que tendões e ligamentos, e um traumatismo menos intenso pode provocar sua lesão.

Atualmente, tem se observado um número maior de lesões por *overuse* com atletas jovens, que se submetem a treinamentos rigorosos e regulares. Se essas lesões não forem adequadamente identificadas e tratadas, poderão provocar dor crônica local e instabilidade articular nas lesões ligamentares, comprometendo a saúde e o futuro atlético do jovem esportista.

## 12.3 Lesões esportivas na infância e na adolescência

Pelas intensas alterações biológicas e de crescimento, o jovem torna-se mais suscetível que o adulto a certas lesões mecânicas. Conforme Weineck (2005), durante o período maturacional, a taxa de força musculotendínea é constantemente modificada, e o tecido ligamentar em crianças é, em média, três vezes mais forte que a cartilagem e o osso da placa de crescimento, tornando a lesão nas epífises mais frequente que a ligamentar.

Do ponto vista biomecânico, o fator comum nas lesões por excesso com jovens é o microtrauma repetido que ocorre em uma determinada estrutura anatômica. Realizando a mesma atividade por muito tempo, podem ocorrer tensões entre as diferentes estruturas, como a tração repetitiva de um ligamento ou tendão, ou, ainda, forças cíclicas de impacto. O resultado dessas forças tensionais, tracionais, ou de impacto, resultantes de treinamentos esportivos inadequados, é o comprometimento da estrutura envolvida. Isso produz dor e queixa clínica, com sensibilidade local aumentada, edema e incapacidade funcional (Maffuli e Pintore, 1990).

Carazzato (1991, 2001) apresentou algumas implicações osteomioarticulares relacionadas com o treinamento esportivo impróprio e precoce em atletas jovens. Uma solicitação muscular intensa pode hipertrofiar determinados grupos musculares, acarretando compressões ósseas e desequilíbrios articulares. Em esportes unilaterais, há o perigo do distúrbio do crescimento provocado pelas pressões musculares, que alteram o comprimento e a espessura do lado dominante. As lesões decorrentes de microtraumas provocam danos à cartilagem e aos núcleos de crescimento, que favorecem o aparecimento de osteocondrites e deformidades.

### 12.3.1 Lesões epifisárias

A placa de crescimento epifisário é um disco cartilaginoso que fica localizado próximo à extremidade de cada osso longo. O crescimento dos ossos longos depende dessas placas. A ossificação nos ossos longos começa na diáfise e em ambas as epífises. Prossegue da diáfise na direção de cada epífise, e de cada epífise na direção da diáfise. A placa de crescimento tem camadas de células cartilaginosas em diferentes estágios de maturidade, com as células imaturas em uma extremidade e as células maduras na outra. À medida que as células cartilaginosas amadurecem, os osteoblastos imaturos irão substituí-las para produzir osso sólido (Figura 12.2).

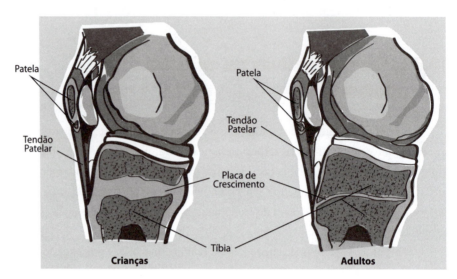

Figura 12.2 – Placas de crescimento, comparação entre crianças e adultos.

As placas de crescimento epifisário costumam ser menos resistentes às forças deformantes do que os ligamentos das articulações vizinhas ou a parte da diáfise dos ossos longos; portanto, uma torção vigorosa ou um golpe aplicado a um braço ou perna podem resultar em interrupção do crescimento. A lesão pode fechar prematuramente a placa de crescimento, acarretando uma redução no comprimento do osso. Um deslocamento (luxação) também pode produzir uma deformidade no osso.

Após um pico individual, em torno de 16 anos de idade, a placa de crescimento se fecha, tornando-se menos vulnerável. Entretanto, até esse período, uma lesão nas células cartilagíneas (sob forma de fratura, infecção, ou outro processo) pode alterar o crescimento e causar, por exemplo, uma deformidade, ou mesmo resultar em uma parada completa no crescimento (Alves e Lima, 2008).

A fise (também chamada de placa de crescimento) e as epífises são as estruturas responsáveis pelo crescimento do osso. Afecções que atinjam indivíduos com o esqueleto imaturo, isto é, que ainda tenham a placa de crescimento aberta, podem gerar complicações como encurtamento dos membros, deformidades angulares ou parada do crescimento. As causas mais comuns de lesões da placa de crescimento são as condições traumáticas que, muitas vezes, ocasionam fraturas epifisárias. A avaliação minuciosa desses pacientes por meio dos métodos de diagnóstico por imagem disponíveis (principalmente a radiografia, a tomografia computadorizada e a ressonância magnética) possibilita haver um reconhecimento antecipado do comprometimento das estruturas que têm relação com o crescimento dos ossos, além de tornar possível um tratamento adequado, o que diminui as chances de desenvolvimento de tais complicações (Figura 12.3).

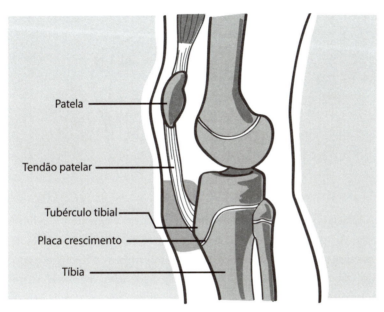

FIGURA 12.3 – Vista lateral da placa de crescimento dos ossos fêmur, tíbia e fíbula.

As crianças e os adolescentes que praticam atividades esportivas regularmente podem sofrer três tipos de lesões no local do crescimento epifisário. Trata-se das lesões da placa de crescimento, lesões da epífise articular e lesões apofisárias.

As lesões da placa de crescimento epifisário foram classificadas por Salter-Harris (apud Arnhein e Prentice, 2002) em cinco tipos (Figura 12.4):

- *Tipo I*: separação completa da epífise em relação à metáfise sem fratura do osso.
- *Tipo II*: separação da placa de crescimento e de uma pequena parte da metáfise.
- *Tipo III*: fratura da epífise.
- *Tipo IV*: fratura de uma parte da epífise e da metáfise.
- *Tipo V*: nenhum deslocamento da epífise, mas a força de esmagamento pode causar uma deformidade do crescimento.

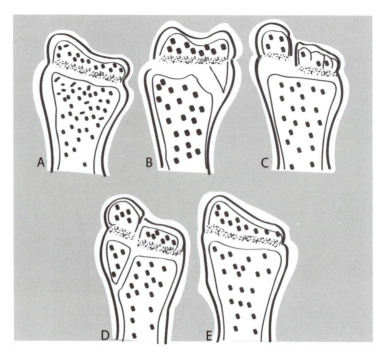

Figura 12.4 – Lesões na placa de crescimento.

O atleta jovem e fisicamente imaturo é particularmente propenso às lesões apofisárias. As apófises são epífises de tração, em contraste com as epífises de pressão dos ossos longos. Essas apófises funcionam como origens e inserções para os músculos no osso em crescimento, influenciando o formato, sem intervir, porém, no comprimento do osso.

- *Apófise*: crescimento ósseo, como um tubérculo ou uma tuberosidade.
- *Apofisite*: inflamação de uma apófise.

Uma constante área predisposta à lesão em atletas jovens é a apófise, ou saliência óssea local de inserção tendínea. O crescimento esquelético na apófise acontece por meio do processo de ossificação endocondral, da mesma forma do que o crescimento das placas epifisárias. A apófise recebe seu estímulo de inserções musculares que exercem forças de tensão e são, por isso, referidas como "apófises de tração". Tal fato considera os centros de crescimento apofisário como áreas frágeis, que são suscetíveis a um colapso tecidual (Gerbino e Micheli, 1997; Broderick, Winter e Allan, 2006).

A primeira forma desse colapso tecidual são as rupturas apofisárias, que podem ser parciais ou totais. As separações ou avulsões ocorrem geralmente nas inserções musculares sobre a pelve e o fêmur. Os esportes de levantamento de peso e os de contato são os mais suscetíveis a produzir lesões dessa natureza. A segunda forma de ocorrência de colapso da apófise é pelo seu uso excessivo, e, em vez de avulsão, ocorrem microrrupturas na estrutura articular e hemorragias associadas (Maffuli e Baxter-Jones, 1995).

## 12.3.2 Apofisites e osteocondrites mais comuns em jovens

As diferentes formas de treinamento esportivo excessivo com adolescentes predispõem determinadas regiões corpóreas à ocorrência de lesões nas rupturas apofisárias, como o tubérculo anterior da tíbia, conhecida como doença de Osgood-Schlatter, e a doença de Larsen-Johansson (Merchant, 1991; Arnnheim e Prentice, 2002).

A doença de Osgood-Schlatter é uma apofisite caracterizada por dor na inserção do tendão patelar no tubérculo tibial. Essa condição representa uma fratura por avulsão do tubérculo tibial, fragmento que é cartilaginoso inicialmente; porém, com o crescimento, forma-se um calo ósseo, e a tuberosidade aumenta de tamanho. Essa condição

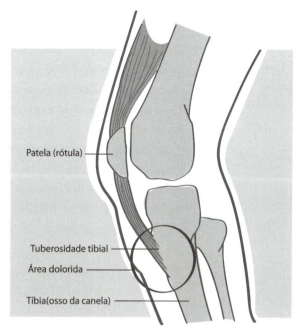

FIGURA 12.5 – Característica da doença de Osgood-Schlatter.

costuma regredir quando o atleta atinge 18-20 anos. A única sequela é um tubérculo tibial aumentado (Figura 12.5).

Já a doença de Larsen-Johansson é semelhante à doença de Osgood-Schlatter, mas ocorre no polo inferior à patela. A causa de ambas as lesões é a de sobrecarga repetida excessiva, agindo sobre o tendão patelar (Figura 12.6).

Wong e Gregg (1984) indicaram que 10% dos atletas entre 10 e 15 anos de idade irão apresentar a doença de Osgood-Schlatter. Zito (1993) indicou que os rapazes são mais acometidos do que as moças, a ocorrência unilateral é mais frequente que a bilateral e as atividades atléticas parecem precipitar essa condição.

Outra região corpórea com predisposição à lesão é o alcâneo, que sofre um processo inflamatório do rebordo posteroinferior, conhecido como doença de Sever (Gerbino e Micheli, 1997; Watson, 1995). A apofisite do calcâneo, ou doença de Sever, típica de atletas jovens, é uma lesão por tração no nível da apófise do calcâneo (protusão do osso) no qual se insere o tendão de Aquiles. A dor ocorre durante uma

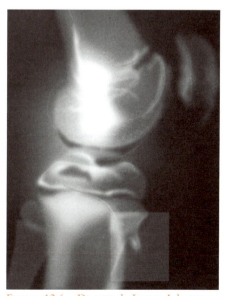

FIGURA 12.6 – Doença de Larsen-Johansson.

atividade vigorosa e desaparece com o repouso na parte posterior do calcanhar, abaixo da inserção do tendão de Aquiles do atleta infantil.

A osteocondrite dissecante é uma condição dolorosa que consiste em separação parcial ou completa de um fragmento da cartilagem articular e do osso subcondral. Tanto os adolescentes quanto os adultos podem ser acometidos por essa lesão. A maioria dos fragmentos ocorre na porção lateral do côndilo femoral. Clinicamente, as separações osteocondrais são observadas sempre que existe osteocondrite dissecante. Tipicamente, a lesão resulta em cartilagem articular normal com osso subcondral morto por debaixo e separado por uma camada de tecido fibroso (Arena e Mancini, 2003).

As lesões osteocondrais também são frequentes em atletas jovens. Nesse caso, a osteocondrite dissecante caracteriza-se por um processo inflamatório tanto do osso subcondral quanto da cartilagem articular adjacente, ainda imatura e na fase final de ossificação osteocondral. É mais frequente em jovens entre 13 e 16 anos de idade. Sua causa é multifatorial, em que são relevantes os aspectos anatômicos, traumáticos e genéticos. O quadro clínico é insidioso, caracterizado por dor e edema local, limitação do movimento, crepitação e até episódios de bloqueio da articulação. São mais comuns no capítulo umeral e olécrano, respectivamente. Lesões ostecondrais do pé têm sido descritas no tálus, navicular e cuneiforme (Ferreira Neto et al., 1996; Harris, 1994).

Os fatores que contribuem para o aparecimento das osteocondrites são os anatômicos (microvascularização do osso subcondral), etários (imaturidade da cartilagem articular), mecânicos (microtraumatismos repetidos) e genéticos. A associação desses fatores provoca isquemia local, que leva à necrose do osso subcondral e consequente fratura da região afetada e da cartilagem articular adjacente. Essa situação pode ocorrer nos atletas jovens dos esportes que exigem movimentos repetitivos da região do cotovelo e do joelho, afetando o lado dominante e, frequentemente, relaciona-se com os que praticam esportes de arremesso (Popovic et al., 2001) (Figura 12.7).

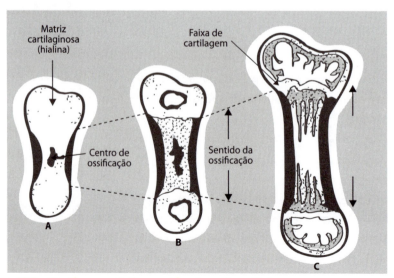

FIGURA 12.7 – Cartilagem articular e ossificação endocondral.

## 12.3.3 Fraturas por estresse

A fratura óssea pode ser causada por trauma, degeneração, fadiga ou doença. A maioria das fraturas resulta de uma combinação de diversos fatores que ocorrem simultaneamente. A quantidade de energia absorvida antes da fratura pode ser calculada medindo-se a área abaixo da curva de estresse-estiramento. Se a fratura é causada por fadiga, lesões microscópicas ocasionadas por cargas repetitivas acumulam-se mais rapidamente do que a recuperação do osso. Fratura em decorrência de fadiga pode ocorrer em bailarinos, ginastas, corredores e outros atletas; em atletas e não atletas jovens que abruptamente iniciam um vigoroso programa de exercícios e treinamento esportivo ou pelo aumento repentino da rotina de exercícios (Silva, Teixeira e Goldberg, 2003; Lima et al., 2001).

As fraturas de estresse, também denominadas fraturas de fadiga, ocorrem como resultado do aumento da intensidade e da duração do treinamento, o que provoca uma sobrecarga no esqueleto, quando realizado durante um espaço de tempo prolongado. O diagnóstico é difícil como forma de prevenção, porque esse tipo de patologia não apresenta sintomas característicos prévios.

A densidade óssea não é determinada durante a vida, mas pode variar de acordo com o número de fatores envolvidos, entre os quais se destaca a atividade física e o esporte. A prática esportiva pode alterar a densidade óssea, tanto no aspecto favorável, com o fortalecimento das estruturas ósseas, quanto no aspecto negativo, principalmente quando a força muscular aumenta mais rapidamente ou de forma desproporcional em relação ao osso (Weineck, 2005) (Figura 12.8).

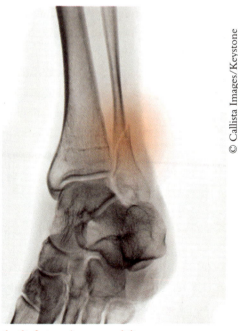

Figura 12.8 – Exemplo de fratura óssea no calcâneo.

O osso, como qualquer outro material submetido à deformação plástica e elástica, reage a cargas físicas repetitivas entrando em estado de fadiga com o aparecimento de uma falha em sua superfície, que pode progredir, levando à fratura completa, e essas lesões podem ocorrer em indivíduos saudáveis em todas as idades. Os jovens submetidos a treinamento constante, intenso e durante muitos anos, estão sujeitos a esse tipo de fratura. A resistência do osso vai depender da sua densidade, do seu conteúdo mineral e da qualidade e quantidade de fibras colágenas presentes. Isso pode acontecer tanto no esqueleto maduro quanto no osso imaturo (Gerbino e Micheli, 1997; Lima et al., 2001).

Segundo Silva, Teixeira e Goldberg (2003), as lesões ocorrem 50% na tíbia (Figura 12.9), 18% nos metatarsianos, 12% na fíbula, 6% no fêmur, 1% em outros locais.

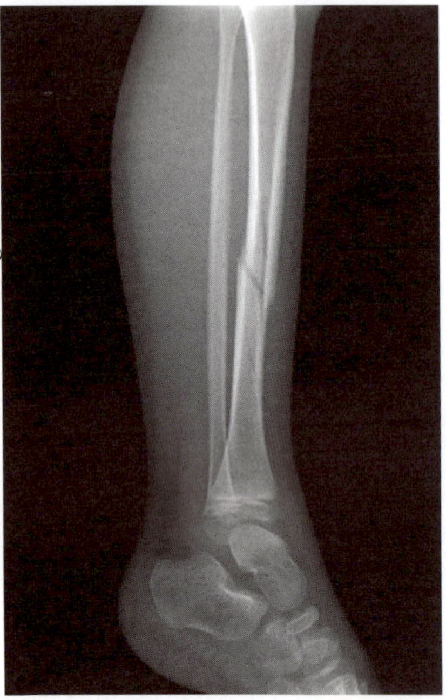

Powell e Barber-Foss (2000) relataram que as fraturas em atletas jovens nos esportes coletivos (beisebol/softbol, basquete e futebol) são menos frequentes do que as entorses e luxações, mas ocorrem de forma alarmante. No estudo, verificou-se que as fraturas no futebol correspondem a 8,5% nos rapazes e 5,8% nas moças; no basquete, correspondem a 8,6% nos rapazes e 6,8% nas moças; e no beisebol/softbol, acontecem com 8,8% dos rapazes e 8,4% das moças.

Os estudos sobre fraturas de estresse são mais frequentes em atletas adultos, e sua incidência depende em grande parte do tipo de modalidade esportiva. Certos esportes solicitam ou predispõem mais determinadas regiões corpóreas. As fraturas nas falanges e metacarpianos são mais afetadas nas modalidades que envolvem a utilização de bolas com as mãos; as fraturas na tíbia e fíbula são comuns em modalidades que envolvem saltos, como vôlei, handebol, atletismo e ginástica; as fraturas nos pés e tornozelo são frequentes em futebolistas, corredores e ginastas. Os locais com menor predisposição são a região pélvica, a coluna e os ossos da face (Arena e Mancini, 2003).

FIGURA 12.9 – Exemplo de fratura óssea na tíbia.

## 12.3.4 Tendinites e bursites

O termo tendinite é usado para descrever as lesões na porção tendínea da unidade músculo-tendão. A tendinite é considerada uma inflamação, variando de nível microscópico a macroscópico. Na tendinite aguda, rupturas microscópicas podem aparecer no tendão, causando edema e quadro álgico localizado. Em casos crônicos, a ruptura pode coalescer e tornar-se completa no tecido tendinoso. A continuidade do tendão é mantida somente pelo tecido cicatricial inelástico. O quadro pode acarretar lesões mais graves classificadas como tendinose (Lastihenos e Nicholas, 1996).

As tendinites são processos degenerativos causados por microtraumas. A sobrecarga extrínseca em uma unidade musculotendinosa produz uma tensão descontrolada quando ela já se encontra distendida em seu ponto máximo. Os tecidos elásticos dos músculos são afetados. O mecanismo exerce uma tração sobre os tecidos além dos seus limites, causada por uma força externa, provocando, assim, as tendinites em diferentes regiões corpóreas. É necessário tratar as causas, e não somente os efeitos das tendinites; caso contrário, existirão recidivas que estabelecerão a sua forma crônica, de difícil tratamento e passível de gerar ruptura espontânea (Figura 12.10).

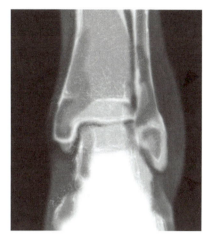

Figura 12.10 – Exemplo de tendinite de tornozelo.

Os exemplos clássicos, conforme Arnheim e Prentice (2002), das tendinites por *overuse* em jovens, são a tendinite patelar (*jumper's knee*), tendinite da banda iliotibial, tendinite aquileana, entre outras. A fase inflamatória de uma tendinite por *overuse* é uma resposta cicatricial aos microtraumas das fibras tendíneas. Quando esse processo estende-se ao longo do trajeto tendíneo, envolvendo o seu revestimento, ocorre uma tenossinovite (Figura 12.11).

As bursites são processos inflamatórios que surgem em resposta às forças de fricção sobre as bursas (espaço virtual), podendo estender-se aos tecidos adjacentes. Os casos mais frequentes nos esportes correspondem às bursites trocanterianas, patelares, do cotovelo e do calcâneo (Briner e Benjamin, 1999).

## 12.3.5 Incidência de lesões esportivas em atletas jovens brasileiros

Do ponto de vista médico e fisiológico, reconhece-se que cada criança, mesmo com idade cronológica similar, tem características próprias em sua resposta e tolerância ao exercício em razão da grande faixa de variabilidade em taxas de crescimento, índices antropométricos e níveis de saúde. Estruturalmente, o sistema musculoesquelético da criança e do adolescente não é equivalente ao

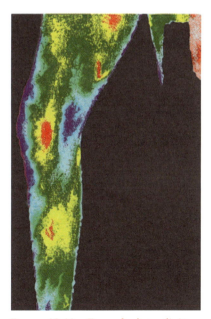

Figura 12.11 – Exemplo de tendinite do tendão patelar medial.

do adulto. Essas diferenças influenciam na probabilidade, natureza e gravidade das lesões musculoesqueléticas específicas do jovem atleta.

Powell e Barber-Foss (2000) realizaram um estudo sobre lesões esportivas com jovens de diferentes modalidades (beisebol/softbol, futebol e basquete). No beisebol/softbol, as regiões corpóreas mais acometidas são a do antebraço/punho/mão (rapazes: 24,6%; moças: 22,9%) e os tipos de lesões mais comuns são as luxações e distensões. No basquete, as regiões mais acometidas são as do tornozelo/pé (rapazes: 39,3%; moças: 36,6%) e o tipo de lesão mais comum é a entorse. No futebol, a região mais acometida é a do pé/tornozelo (rapazes: 33,3%; moças: 33,5%) seguido da região coxofemoral (rapazes: 28%; moças: 33,5%) e o tipo de lesão mais comum é a entorse.

No Brasil, existem esportes que tradicionalmente favorecem um treinamento específico e regular a partir de 6-7 anos de idade (ginástica artística e rítmica, natação, judô e futsal) e, assim, a criança que começa cedo no esporte expõem-se a um tempo prolongado (em anos) de treinamento e consequente participação em competições. Outras modalidades (basquete, futebol, handebol, vôlei e tênis) promovem o treinamento a partir de 10 anos de idade, que se intensifica a partir de 12-13 anos, com a participação em competições regulares e/ou federadas (Arena, 2000a).

Conforme foi apresentado, o principal risco da atividade física ou o esporte inadequado em crianças e jovens atletas são as lesões epifisárias, as apofisites, osteocondrites, as fraturas por estresse e lesões musculotendíneas, como as tendinites e bursites. As cartilagens de crescimento se fecham em épocas diversas estando, portanto, mais vulneráveis a lesões de acordo com a fase de desenvolvimento (pré-puberal *versus* puberal).

As lesões esportivas em atletas jovens são atualmente comuns, precisam ser prevenidas e a popularidade de certos esportes afetou o número e a natureza das lesões. No Brasil, a prática dos esportes coletivos é bastante difundida e apoiada em clubes e centros esportivos, envolvendo um número maior de participantes do que os esportes individuais; entretanto, são poucos os estudos brasileiros que tentaram retratar esse quadro epidemiológico em crianças e jovens.

O estudo de Arena (2005) realizou um levantamento da etiologia das lesões esportivas ocorridas em 323 atletas jovens do sexo masculino das categorias infantojuvenil e juvenil, semifinalistas do campeonato paulista (16-19 anos) nas modalidades coletivas de basquetebol, voleibol e futsal, e identificou os principais tipos de lesão que ocorrem nos esportes coletivos de quadra. O estudo concluiu que, no basquete, a lesão mais comum é a entorse, principalmente de tornozelo; no futsal, o principal tipo de lesão é a muscular, sobretudo da região da coxa; já no vôlei, a lesão mais comum é a tendinite, particularmente da região do joelho (Tabelas 12.4, 12.5 e 12.6).

Tabela 12.4 – Incidência dos principais tipos de lesões por posição no basquete

| Lesões esportivas | Armador | % | Lateral | % | Pivô | % | Total | % Total |
|---|---|---|---|---|---|---|---|---|
| Entorse | 22 | 15 | 24 | 16 | 28 | 19 | 74 | 50 |
| Lesão muscular | 8 | 5 | 8 | 5 | 7 | 5 | 23 | 16 |
| Tendinite | 3 | 2 | 10 | 7 | 4 | 3 | 17 | 12 |
| Ferimento | 5 | 3 | 2 | 1 | 5 | 3 | 12 | 8 |
| Fratura | 4 | 3 | 1 | 1 | 3 | 2 | 8 | 5 |
| Outras | 3 | 3 | 8 | 6 | 2 | 1 | 15 | 9 |
| Total | 45 | 31 | 53 | 36 | 49 | 33 | 147 | 100 |

Fonte: adaptado de Arena (2005).

Tabela 12.5 – Incidência dos principais tipos de lesão por posição no futsal

| Lesões esportivas | Fixo | % | Ala | % | Pivô | % | Goleiro | % | Total | % Total |
|---|---|---|---|---|---|---|---|---|---|---|
| Entorse | 7 | 7 | 12 | 12 | 14 | 15 | 11 | 12 | 44 | 45 |
| Lesão muscular | 3 | 3 | 12 | 13 | 4 | 4 | 3 | 3 | 22 | 23 |
| Fratura | 2 | 2 | 2 | 2 | 6 | 6 | 1 | 1 | 11 | 12 |
| Outras | 3 | 3 | 4 | 4 | 5 | 5 | 7 | 7 | 19 | 20 |
| Total | 15 | 16 | 30 | 31 | 29 | 30 | 22 | 23 | 96 | 100 |

Fonte: adaptado de Arena (2005).

Tabela 12.6 – Incidência dos principais tipos de lesão por posição no vôlei

| Lesões Esportivas | Entrada | % | Meio | % | Levantador | % | Saída | % | Total | % Total |
|---|---|---|---|---|---|---|---|---|---|---|
| Tendinite | 12 | 12 | 8 | 8 | 1 | 1 | 10 | 10 | 31 | 31 |
| Entorse | 4 | 4 | 14 | 14 | 3 | 3 | 6 | 6 | 27 | 27 |
| Lesão muscular | 6 | 6 | 8 | 8 | 1 | 1 | 4 | 4 | 19 | 19 |
| Outras | 1 | 1 | 8 | 8 | 1 | 1 | 13 | 13 | 23 | 23 |
| Total | 23 | 23 | 38 | 38 | 6 | 6 | 33 | 33 | 100 | 100 |

Fonte: adaptado de Arena (2005).

## 12.4 Fatores de risco relacionados a lesões esportivas em atletas jovens

Os fatores de risco são aqueles que, isoladamente ou combinados, favorecem o aparecimento de lesões, podendo ser classificados em intrínsecos e extrínsecos. Conforme Zito (1993), os fatores intrínsecos são as características ou atributos dos atletas jovens que os predispõem à lesão, como a estrutura funcional com as condições específicas, defeitos congênitos potencialmente não detectáveis, desequilíbrios osteoarticulares entre outros. Os fatores extrínsecos são aqueles decorrentes de condições ambientais, como o esporte específico, métodos de treinamento, a organização esportiva entre outros. As condições ambientais podem ser fatores de risco que interagem com fatores intrínsecos para causar uma lesão, ou um fator extrínseco pode ser a única causa da lesão.

Lesões esportivas em atletas jovens

Em relação aos principais fatores de risco intrínsecos, existem as questões relacionadas ao crescimento físico que envolvem um desenvolvimento, por vezes, desproporcional dos tecidos musculoesqueléticos. Dentro de um processo de crescimento normal têm sido identificados dois estirões. Para Malina e Bouchard (2002) e Malina, Bouchard e Bar-Or (2009), o primeiro ocorre em crianças de ambos os sexos, aproximadamente, nos dois primeiros anos de vida; o segundo (ou o do adolescente) começa em meninas entre 11 e 13 anos, sendo mais tardio em meninos, por volta de 13 a 15 anos. As meninas crescem mais rapidamente durante a adolescência, ao passo que os meninos crescem mais lentamente, apresentando um crescimento maior no segundo estirão. Alguns jovens apresentam variações em relação ao nível de maturação e a idade cronológica. Em relação à fase do processo maturacional, existem jovens precoces e tardios.

Essa variação no crescimento e no desenvolvimento maturacional tem sido uma preocupação comum em esportes para adolescentes em função do risco associado de lesão, quando os atletas jovens são reunidos levando-se em consideração apenas a idade cronológica. O agrupamento de jovens envolvidos em treinamento esportivo competitivo de acordo com a maturação biológica, em vez de cronológica, tem sido recomendado, de modo a reduzir as variações em tamanho e maturação, e, consequentemente, o aparecimento de lesões decorrentes dessas variações.

Outras considerações relacionadas ao crescimento devem ser observadas. São constantemente relatados na literatura o mau alinhamento anatômico de membros inferiores e os desequilíbrios musculotendíneos, que incluem as desigualdades de comprimento nos membros, deformidades rotacionais dos quadris, os maus alinhamentos femoropatelares, joelhos varos e valgos, pés planos, desequilíbrio de forças e da amplitude de determinadas articulações, entre outros. Os defeitos congênitos ou estruturais não identificados antes da prática esportiva regular são fatores que aumentam a probabilidade de lesões relacionadas ao esporte entre os atletas jovens (Gerbino e Micheli, 1997).

Os fatores de risco extrínsecos ou aqueles decorrentes do meio ambiente são os que mais predispõem os atletas jovens a lesões esportivas. Entre eles, destacam-se as situações típicas de determinados esportes, pois não são todos que apresentam iguais riscos de lesão. Por exemplo, os esportes coletivos, como basquete, handebol, futsal e futebol, favorecem situações de extrema velocidade e contato corporal, como colisões e agarrões. Ao passo que, em alguns esportes individuais – como atletismo, natação, ginástica e tênis –, não existe o contato corporal com o adversário, mas durante os treinamentos, geralmente, ocorrem situações com maior número de repetições dos mesmos movimentos, favorecendo a lesão relacionada ao uso excessivo.

Quando se associa o tipo de esporte, de competição e métodos de treinamento com determinados tipos de lesão esportiva com atletas jovens, identificam-se repetidas cargas de treinamento, que são impostas aos tecidos musculoesqueléticos. Conforme Weineck (2003), durante as inúmeras seções de treinamento físico e técnico-tático, as atividades variam em magnitude, direção, frequência e duração. Além disso, os participantes, em alguns programas de treinamento, não são iguais em idade cronológica, biológica e sexo. Em geral, os diferentes segmentos corpóreos sofrem solicitações e desgastes desproporcionais e de modos diversos, promovendo diferentes lesões, conforme a modalidade praticada.

As organizações esportivas, representadas por federações esportivas, supervisores, professores e técnicos responsáveis pela iniciação e treinamento em longo prazo de crianças e adolescentes podem, em alguns casos, promover e estimular situações que favoreçam especialização precoce e o treinamento esportivo voltado exclusivamente para resultados em competições regulares, que podem diretamente implicar o aumento abrupto em horas e sessões de treinamento, e a utilização de métodos inapropriados e excessivos que, em idades muito baixas, ou em organismos despreparados, poderiam solicitar demasiadamente e predispor jovens em desenvolvimento a certos tipos de lesões por *overuse* (Arena, 2000b).

Por fim, existem os fatores extrínsecos relacionados com o sistema médico de supervisão e atendimento oferecido aos atletas jovens. É de extrema importância que os participantes de programas esportivos sejam corretamente atendidos e tratados, exigindo-se a presença de médicos e demais profissionais da área da Saúde especializados no esporte. A supervisão médica, que deve incluir exames médicos de pré-participação, com avaliações gerais e musculoesqueléticas, reduz o risco de lesões do atleta jovem.

## 12.5 O exame de pré-participação

Os exames físicos de pré-participação e de pré-competição são extremamente necessários em programas esportivos para atletas iniciantes e para atletas envolvidos em treinamento de alto nível quando são selecionados ou mudam de um clube para outro. A maioria dos programas esportivos envolvendo atletas jovens requer a utilização desses exames, principalmente quando se visa a um treinamento em longo prazo ou uma longevidade esportiva.

Os objetivos fundamentais do exame de pré-participação, conforme a literatura (Starkey, 2001; Andrews e Harrelson, 2000) devem incluir: a anamnese das condições estruturais musculoesqueléticas predisponentes; a identificação das necessidades de reabilitação; a determinação da aptidão física; a avaliação da maturação física (específica para crianças e adolescentes).

No Brasil, esses exames físicos para atletas jovens, quando existem, são geralmente conduzidos em massa, ou seja, um grande número de atletas é avaliado num curto período de tempo. Esse formato oferece vantagens, incluindo custo e eficiência, mas não seria suficiente para o desenvolvimento de um completo planejamento de prevenção e reabilitação. Apenas um exame médico mais completo

Lesões esportivas em atletas jovens | 291

oferece oportunidade de avaliar o estado dos tecidos musculoesqueléticos previamente lesados, como a presença de inflamação; a perda da amplitude articular normal; o estado de vitalidade dos tecidos; áreas de sofrimento e movimentos que estão alterados.

Os aspectos relacionados à maturação biológica pertinentes ao período pubertário devem ser periodicamente avaliados, para permitir ao médico a determinação da probabilidade de que o estágio maturacional da criança aumente as chances de sofrer lesões esportivas ou de provocar lesões em outras crianças. Para isso, existem diferentes testes, como a classificação via estágios pubertários e autoavaliação. Um terceiro aspecto a ser considerado nos exames de pré-participação é a necessidade de uma reabilitação médica adequada, como modo mais significativo de reduzir os riscos de lesões musculoesqueléticas em atletas jovens, devendo ser realizada de forma específica para jovens praticantes de esporte de competição e conduzidas por médicos e fisioterapeutas especializados no esporte. Por último, o objetivo essencial final do exame de pré-participação é determinar o condicionamento físico dos jovens atletas, que inclui a aplicação de testes de aptidão física específicos para avaliar as capacidades de força, resistência, flexibilidade, velocidade e coordenação (Batista, Oliveira Filho e Andrade, 1999; Gorayeb e Barros Neto, 1999).

No Brasil, mais precisamente no estado de São Paulo, diversos clubes e centros esportivos municipais promovem o treinamento específico de diferentes modalidades esportivas para crianças e adolescentes. O crescimento da supervisão médica para atletas jovens não tem sido proporcional ao aumento de número de praticantes dos esportes de competição (federados). Acredita-se que, no Brasil, a prática esportiva para menores tem menos supervisores e médicos treinados disponíveis do que no sistema de competição de alto nível, apesar das predisposições e fatores de risco de lesões específicas no organismo infantil em desenvolvimento.

Neste capítulo, relataram-se diferentes estudos do tema proposto, baseando-se, quase que exclusivamente, em pesquisas sobre lesões esportivas da literatura internacional. Há carência de estudos brasileiros que retratem as lesões mais comuns e os fatores de risco intervenientes decorrentes do treinamento esportivo com atletas jovens.

Arena (2005) e Arena e Carazzato (2007), além de identificarem a incidência de lesões esportivas em atletas de 16 a 19 anos nas modalidades basquete, futsal e vôlei, investigaram a estrutura médica de atendimento aos atletas jovens que participaram do Campeonato Paulista de 2002 em 28 equipes dessas modalidades de 20 entidades esportivas. Nos estudos, esperava-se contatar o médico de cada entidade, mas foi possível entrevistar apenas oito médicos, que prestam serviços de atendimento (plantão) em Medicina Esportiva ou em Ortopedia e Traumatologia no local. Em apenas quadro clubes, porém, os médicos realizavam o exame médico de pré-participação esportiva.

No estudo de Arena e Carazzato (2007), as ocorrências das lesões tiveram de ser identificadas por meio de relatos dos próprios atletas (questionário sobre lesões esportivas). Embora o ideal fosse coletar esses dados do histórico do jovem atleta mantido em um departamento médico devidamente organizado, isso ainda é inviável para muitas entidades esportivas de São Paulo (Tabela 12.7 e 12.8).

Tabela 12.7 – Número de atletas com e sem lesão esportiva em 2002

| Presença Lesão | Basquete | % | Futsal | % | Vôlei | % | Total |
|---|---|---|---|---|---|---|---|
| Com lesão | 79 | 59 | 57 | 53 | *61 | 75 | 197 |
| Sem lesão | 55 | 41 | 50 | 47 | *21 | 25 | 126 |
| Total | 134 | 100 | 107 | 100 | 82 | 100 | 323 |

* $p = 0,004$

Fonte: Arena e Carazzato (2007, p. 218).

Tabela 12.8 – Situação em que ocorreram as lesões esportivas

| Situação em que ocorreu a lesão | Basquete | % | Futsal | % | Vôlei | % | Total |
|---|---|---|---|---|---|---|---|
| Treinamento | 97 | 66 | 55 | 58 | 90 | 90 | 242 |
| Competição | 50 | 34 | 41 | 38 | 10 | 10 | 101 |
| Total | 147 | 100 | 96 | 100 | 100 | 100 | 343 |

$p < 0,001$

Fonte: Arena e Carazzato (2007, p. 218).

Existe a necessidade de se adotar um sistema ideal, com abordagem epidemiológica que estude a relação de vários fatores que influenciam a frequência e a distribuição das lesões que ocorrem nos esportes, principalmente com os atletas jovens. É necessário estudar os fatores de risco intrínsecos e extrínsecos inerentes aos jovens, a partir de informações obtidas dos dados individuais do atleta. Tal fato gera a necessidade da implantação, dentro dos clubes e centros esportivos brasileiros, de um exame de pré-participação esportiva específico para atletas jovens, envolvendo os principais aspectos: anamnese, exame físico, avaliação da maturidade biológica e avaliação ortopédica.

Por meio de testes estatísticos adequados, o estudo de Arena e Carazatto (2007) verificou a existência de associação ou não entre a presença e ausência do médico no clube (duas variáveis) com a ocorrência ou não esportiva (duas variáveis) (Tabela 12.9). Nessa análise, foi observado que, dos três esportes envolvidos, o basquete não apresentou associação ($p = 0,504$) entre essas quatro variáveis observadas (Tabela 12.10), indicando que, apesar do elevado número de lesões apresentado, ele não foi afetado pela presença do médico dentro do clube. Já com o futsal (Tabela 12.11) e o vôlei (Tabela 12.12), verificou-se que existe uma associação ($p = 0,006$ e $p = 0,048$, respectivamente) entre as quatro variáveis observadas, indicando que o número de lesões foi maior com a presença do médico dentro do clube. Esse resultado estatístico torna-se interessante, à medida que o inverso seria o mais coerente, ou seja, na presença constante do médico no clube deveria ocorrer um menor número de lesões por causa das medidas preventivas e do acompanhamento médico. Tal questão foi compreendida quando os atletas jovens avaliados receberam a orientação de relatar apenas as lesões que foram avaliadas por um médico. Dessa forma, os atletas cujos clubes não disponibilizavam atendimento médico no local comentaram que raramente consultavam-se com um médico especialista, exceto quando, com o fisioterapeuta do clube, achavam que a lesão era grave. As equipes que não tinham um atendimento médico dentro do clube apresentaram um menor número de lesões. Isso ocorreu porque, as lesões de menor gravidade não foram identificadas, uma vez que, dos 20 clubes, apenas oito dispunham um médico para avaliar tais lesões.

Tabela 12.9 – Número de atletas que apresentaram lesão esportiva na presença do médico dentro do clube

| Esporte | Atletas com lesão | Atletas sem lesão | Total |
|---|---|---|---|
| Basquete | 13 | 7 | 20 |
| Futsal | 42 | 25 | 67 |
| Vôlei | 46 | 15 | 51 |
| Total | 101 | 47 | 148 |

Fonte: Arena e Carazzato (2007, p. 219).

Tabela 12.10 – Número de atletas que apresentaram lesão esportiva na ausência do médico dentro do clube

| Esporte | Atletas com lesão | Atletas sem lesão | Total |
|---|---|---|---|
| Basquete | 65 | 49 | 114 |
| Futsal | 14 | 26 | 40 |
| Vôlei | 11 | 10 | 21 |
| Total | 90 | 85 | 175 |

Fonte: Arena e Carazzato (2007, p. 219).

Tabela 12.11 – Associação estatística entre a ocorrência e não de lesão esportiva (sim e não – lesão) com e sem a presença do médico (sim e não – médico) em 2002 no basquete

| Médico | Lesão | | |
| | Sim | Não | Total |
|---|---|---|---|
| Sim | 13 | 7 | 20 |
| Não | 65 | 49 | 114 |
| Total | 78 | 56 | 134 |

$p = 0,504$

Fonte: Arena e Carazzato (2007, p. 219).

Tabela 12.12 – Associação estatística entre a ocorrência e não de lesão esportiva (sim e não – lesão) com e sem a presença do médico (sim e não – médico) em 2002 no futsal

| Médico | Lesão | | |
|---|---|---|---|
| | Sim | Não | Total |
| Sim | 42 | 25 | 67 |
| Não | 14 | 26 | 40 |
| Total | 56 | 51 | 107 |

p = 0,006

Fonte: Arena e Carazzato (2007, p. 219).

Tabela 12.13 – Associação estatística entre a ocorrência e não de lesão esportiva (sim e não – lesão) com e sem a presença do médico (sim e não – médico) em 2002 no vôlei

| Médico | Lesão | | |
|---|---|---|---|
| | Sim | Não | Total |
| Sim | 46 | 15 | 61 |
| Não | 11 | 10 | 21 |
| Total | 57 | 25 | 82 |

p = 0,048

Fonte: Arena e Carazzato (2007, p. 219).

Programas de treinamento esportivo aplicados a jovens em fase de desenvolvimento, sem muito controle da carga e com poucas medidas preventivas de lesão podem, em longo prazo, predispor o jovem a lesões típicas do esporte, que, inicialmente, podem ser de menor gravidade, mas, quando ocorrem repetidas vezes na mesma região corpórea, podem acarretar lesões graves que comprometem o futuro atlético dos envolvidos.

A redução dos riscos de o atleta jovem sofrer lesões musculoesqueléticas começa com a supervisão médica adequada, que deve incluir: exames médicos de pré-participação com avaliações gerais e musculoesqueléticas, bem como um histórico das lesões esportivas ocorridas e das formas de tratamento médico e fisioterápico utilizados; o atendimento adequado de especialistas médicos e equipes de apoio, em razão dos riscos impostos sobre as estruturas imaturas das cartilagens articulares, apófises e placas de crescimento, desvios posturais e defeitos congênitos (Batista, Oliveira Filho e Andrade, 1999).

Uma completa avaliação musculoesquelética de um atleta previamente lesado e um completo planejamento de prevenção e reabilitação pode ser o meio mais efetivo para diagnosticar e controlar as lesões esportivas em atletas jovens. Nos Estados Unidos, existem alguns sistemas ativos de vigilância de lesões esportivas. Os mencionados com mais frequência são o National Safety Council, o Annual Survey Football Injury Reserch, o National Electronic Injury Surveillance System (NEISS), o NCAA Injury Surveillance System, o National Center for Catastrophic Sports Injury Research e o National High School Sports Injuries Registry (Arnheim e Prentice, 2002).

# Referências

AGUIAR, A.; JORGE, C. C. Puberdade e seus distúrbios. In: OLIVEIRA, C. F. (Coord.). *Manual de ginecologia*. 2011. v. 1. Disponível em: <http://www.fspog.com/fotos/editor2/cap_14.pdf>. Acesso em: 22 set. 2014.

ABRAMS, B.; ALTMAN, S. I.; PICKETT, K. E. Pregnancy weight gain: still controversial. *Am. J. Clin. Nutr.*, v. 71 (supl. 1), p. S1233-41, 2000.

ACCIOLY, E.; SAUNDERS, C.; LACERDA, E. M. A. *Nutrição em obstetrícia e pediatria*. Rio de Janeiro: Cultura Médica, 2005.

ALLEN, L.; GILLESPIE, S. *What works?* A review of the efficacy and effectiveness of nutrition interventions. Manila: ADB, 2001.

AL-SAHAB, B. et al. Age of menarche in Canada: results from the National Longitudinal Survey of Children and Youth. *BMC Public Health*, v. 10, p. 736, 2010.

ALTER, M. J. *Alongamento para os esportes*. 2. ed. São Paulo: Manole, 1999.

ALVES, C.; LIMA, R. B.V. Impacto da atividade física e esportes sobre o crescimento e puberdade de crianças e adolescentes. *Revista Paulista de Pediatria*, v. 26, n. 4, p. 383-91, 2008.

AMERICAN ALIANCE FOR HEALTH, PHYSICAL EDUCATION AND RECREATION AND DANCE (AAHPERD). *Health-related physical fitness tests manual.* Reston (VA): AAHPERD, 1988.

AMERICAN COLLEGE OF OBSTETRICIANS AND GYNECOLOGISTS (ACOG). Committee on obstetric. Exercise during pregnancy and the postpartum period. Pratice n. 267. *Am. Col. Obstet. Gynecol.*, v. 99, p. 171-3, 2002.

AMERICAN COLLEGE OF SPORTS MEDICINE (ACSM). *ACSM, AHA Support Federal Physical Activity Guidelines 2011.* 2011. Disponível em: <http://www. acsm.org/about-acsm/mediaroom/acsm-in-thenews/2011/08/01/acsm-aha-support-federal-physicalactivity-guidelines>. Acesso em: 22 set. 2014.

ANDRADE, F. A. et al. Treinamento de força em crianças e adolescentes pré-puberes. *EFDeportes*, Buenos Aires, ano 15, n. 153, fev. 2011. Disponível em: <http://www.efdeportes.com/efd153/treinamento-de-forca-em-adolescentes.htm>. Acesso em: 8 set. 2014.

ANDREWS, J.; HARRELSON, G. L.; WILK, K. E. (Ed.). *Reabilitação física das lesões esportivas.* Rio de Janeiro: Guanabara, 2000.

ANTUNES, L. S. et al. Amamentação natural como fonte de prevenção em saúde. *Ciênc. Saúde Coletiva*, v. 13, n. 8, p. 103-9, 2008.

ARENA, S. S. Especialização esportiva: aspectos biológicos, psicossociais e treinamento a longo prazo. *Corpoconsciência*, n. 1, p. 41-54, 1998.

ARENA, S. S. *Estudo epidemiológico das lesões esportivas no basquetebol, futsal e voleibol ocorridas em atletas jovens*: aspectos de treinamento e acompanhamento médico. 2005. 125 p. Tese (Doutorado em Ortopedia e Traumatologia) – Instituto de Ortopedia e Traumatologia, Universidade de São Paulo, São Paulo, 2005.

_____. *Exercício e qualidade de vida*: avaliação, prescrição e planejamento. São Paulo: Phorte, 2009.

_____. *Iniciação e especialização esportiva na Grande São Paulo.* 2000. Dissertação (Mestrado em Educação Física) – Escola de Educação Física e Esporte, Universidade de São Paulo, São Paulo, 2000a.

_____. O movimento humano. *Revista do Instituto da Saúde*, n. 23, p. 29-32, 2000b.

ARENA, S. S.; BÖHME, M. T. S. Federações esportivas e a organização de competições para jovens. *Rev. Bras. Ci. Mov.*, v. 12, n. 4, p. 45-50, 2004.

_____. Programas de iniciação e especialização esportiva na Grande São Paulo. *Rev. Paul. Educ. Fís.*, v. 14, n. 2, p. 184-95, jul./dez. 2000.

ARENA, S. S.; CAMPOS, A. P. Educação Física escolar: aspectos da legislação brasileira e formação profissional. *Revista Metropolitana de Ciência e Movimento Humano*, n. 2, p. 21-6, 2005.

ARENA, S. S.; CARAZZATO, J. G. A relação entre o acompanhamento médico e a incidência de lesões esportivas em atletas jovens de São Paulo. *Rev. Bras. Med. Esporte*, v. 13, n. 4, jul./ago. 2007.

ARENA, S. S.; MANCINI, R. U. Lesões esportivas, fatores de risco e exame de pré-participação para jovens atletas. *Revista de Educação Física da Cidade de São Paulo*, v. 1, n. 3, p. 21-9, 2003.

ARMSTRONG, N. Aptidão aeróbica de crianças e adolescentes. *J. Pediatr. (Rio J.)*, v. 82, n. 6, 2006.

ARNHEIM, D. D.; PRENTICE, W. E. *Princípios do treinamento atlético*. Rio de Janeiro: Guanabara Koogan, 2002.

ARTAL, R.; WISWELL, R. A.; DRINKWATER, B. L. Orientações de exercícios para a gravidez. In: ARTAL, R.; WISWELL, R. A.; DRINKWATER, B. L. *O exercício na gravidez*. São Paulo: Manole, 1999.

ASHWORTH, A.; MORRIS, S. S.; LIRA, P. I. C. Postnatal growth patterns of full-term low birth weight infants in Northeast Brazil are related to socioeconomic status. *J. Nutr.*, v. 127, n. 10, p. 1950-6, 1997.

AYRES, A. J. *Southern California sensory integration test*. Los Angeles: Western Psychological Services, 1972.

AZEVEDO, J. C. V. et al. Comparison between objective assessment and self-assessment of sexual maturation in children and adolescents. *J. Pediatr.*, v. 85, n. 2, p. 135-42, 2009.

AZEVEDO, M. R. et al. Tracking of physical activity from adolescence to adulthood: a population-based study. *Rev. Saúde Pública*, v. 41, n. 1, p. 69-75, 2007.

BAECHLE, T. R.; EARLE, R. W. *Fundamentos do treinamento de força e do condicionamento*. 3. ed. São Paulo: Manole, 2010.

BAGNI, U. V.; BARROS, D. C. Capacitação em antropometria como base para o fortalecimento do Sistema de Vigilância Alimentar e Nutricional no Brasil. *Rev. Nutr.*, v. 25, n. 3, p. 393-402, 2012.

BAQUET, G.; VAN PRAAGH, E.; BERTHOIN S. Endurance training and aerobic fitness in young people. *Sports Med.*, v. 33, n. 15, p. 1127-43, 2003.

BARBANTI, V. J. *A comparative study of selected anthropometric and physical fitness measurements of brazilian and american school children*. 1982. Tese (Doutorado em Educação Física) – Universidade de Iowa, Iowa, 1982.

_____. *Aptidão física relacionada à saúde*. Manual de Testes. Campinas: MEC/SEED, 1983.

_____. *Formação de esportistas*. São Paulo: Manole, 2005.

_____. *Teoria e prática do treinamento esportivo*. São Paulo: Edgar Blücher, 1997.

BARBOSA, J. M. et al. Fatores socioeconômicos associados ao excesso de peso em população de baixa renda no Nordeste brasileiro. *Arch. Latinoam. Nutr.*, v. 59, n. 1, p. 22-9, 2009.

BAR-OR, O. *The child and adolescent athlete*. Oxford: Blackwell, 1996.

BATISTA, C. A. S.; OLIVEIRA FILHO, J. A.; ANDRADE, B. J. F. Exame clínico geral: pré-participação. In: GHORAYEB, N.; BARROS, T. *O exercício*: preparação fisiológica, avaliação médica, aspectos especiais e preventivos. São Paulo: Atheneu, 1999. p. 51-9.

BAU, A. M. et al. Is there a further acceleration in the age at onset of menarche? A cross-sectional study in 1840 school children focusing on age and bodyweight at the onset of menarche. *Eur. J. Endocrinol.*, v. 160, n. 1, p. 107-13, 2009.

BECKER, M. M. et al. Arterial blood pressure in adolescents during exercise stress testing. *Arq. Bras. Cardiol.*, v. 88, n. 3, p. 297-300, 2007.

BEATTIE, M.C. et al. Effect of the social environment on alcohol involvement and subjective well-being prior to alcoholism treatment. *J. Stud. Alcohol.*, v. 54, n. 3, p. 283-96, 1993.

BEE, H. *A criança em desenvolvimento*. Porto Alegre: Artes Médicas, 2003.

BELLIA, Y. *Treino de força para crianças e adolescentes*. 2007. Disponível em: <http://www.ruibarbosa.com.br>. Acesso em: 20 abr. 2008.

BERG, A.; KIM, S. S.; KEUL, J. Skeletal muscle enzyme activities in healthy young subjects. *Int. J. Sports Med.*, v. 7, n. 4, p. 236-9, 1986.

BERNS, R. M. *O desenvolvimento da criança*. São Paulo: Loyola, 2002.

BOMPA, T. *Treinamento total para jovens campeões*. Barueri: Manole, 2002.

BÖHME, M. T. S.; FREITAS, M. C. *Aptidão física: avaliação de aspectos relacionados com a saúde*. Viçosa: Imprensa Universitária, 1989.

BÖHME, M. T. S. Aptidão física: aspectos teóricos. *Rev. Paul. Educ. Fís.*, v. 7, n. 2, p. 52-65, 1993a.

BÖHME, M. T. S. Aptidão física e crescimento físico de escolares de 7 a 17 anos de Viçosa. Parte I: Resistência aeróbia. *Revista Mineira de Educação Física*, v. 2, n. 1, p. 27-41, 1994a.

_____. Aptidão física e crescimento físico de escolares de 7 a 17 anos de viçosa. Parte II: Força muscular. *Revista Mineira de Educação Física*, v. 2, n. 2, p. 35-44, 1994b.

_____. Aptidão física e crescimento físico de escolares de 7 a 17 anos de Viçosa. Parte III: Flexibilidade do quadril. *Revista Mineira de Educação Física*, v. 3, n. 1, p. 34-42, 1995a.

_____. Aptidão física e crescimento físico de escolares de 7 a 17 anos de Viçosa. Parte IV. Estatura, peso e perímetros. *Revista Mineira de Educação Física*, v. 3, n. 2, p. 54-74, 1995b.

_____. Aptidão física e crescimento físico de escolares de 7 a 17 anos de Viçosa. Parte V: Dobras cutâneas. *Revista Mineira de Educação Física*, v. 4, n. 1, p. 45-60, 1996.

_____. Avaliação do treinamento esportivo. *Revista da Associação de Professores de Educação Física de Londrina*, v. 12, n. 2, p. 66-70, 1997.

BÖHME, M. T. S. O treinamento a longo prazo e o processo de detecção, seleção e promoção de talentos esportivos. *Rev. Bras. Ciênc. Esporte*, v. 23, n. 2-3, p. 4-10, 2000.

_____. Talento esportivo I: aspectos teóricos. *Rev. Paul. Educ. Fís.*, v. 8, n. 2, p. 90-100, 1994c.

_____. *Zur entwicklung der körperlichen fitness brasilianischer kinder und jugendlicher.* 1993. 132 p. Tese (Doutorado em Educação Física) – Universidade de Giessen, Giessen, 1993b.

BÖHME, M. T. S.; ARENA, S. S. Aspectos a serem considerados na avaliação da aptidão física de crianças e adolescentes. *Revista Mineira de Educação Física*, v. 9, n. 2, p. 7-22, 2001.

_____. Testes de campo em jovens atletas. In: KISS, M. P. D. M. *Esporte e exercício*: avaliação e prescrição. São Paulo: Roca, 2003.

BOISSEAU, N.; DELAMARCHE, P. Metabolic and hormonal responses to exercise in children and adolescents. *Sports Med.*, v. 30, n. 6, p. 405-18, 2000.

BORGES, G.A.; PIRES-JÚNIOR, R. Idade da menarca em adolescentes de Londrina-PR. *Rev. Bras. Ativ. Fís. Saúde*, v. 5, n. 3, p. 5-11, 2000.

BRANDÃO, I. M. Utilização de prebióticos e probióticos em pediatria. *Scire Salutis*, Aquidabã, v. 3, n. 2, abr./set. 2013.

BRASIL. Ministério da Saúde. Secretaria de Atenção à Saúde. Departamento de Atenção Básica. *Estratégias para o cuidado da pessoa com doença crônica*: hipertensão arterial sistêmica / Ministério da Saúde, Secretaria de Atenção à Saúde, Departamento de Atenção Básica. Brasília: Ministério da Saúde, 2013.

BRASIL. Ministério da Saúde. Secretaria de Atenção à Saúde. Departamento de Atenção Básica. *Política Nacional de Alimentação e Nutrição*. Textos Básicos de Saúde. Brasília: Ministério da Saúde, 2012a. 84 p.

_____. Ministério da Saúde. *Saúde da criança*: acompanhamento do crescimento e desenvolvimento infantil. Brasília: Ministério da Saúde, 2002. Disponível em: <http://bvsms.saude.gov.br/bvs/publicacoes/crescimento_desenvolvimento.pdf>. Acesso em: 02 out. 2014.

_____. Ministério da Saúde. Secretaria de Políticas de Saúde. *Saúde da criança*: crescimento e desenvolvimento. Cadernos de Atenção Básica, n. 33. Brasília: Ministério da Saúde, 2012b.

_____. Ministério da Saúde. Secretaria de Atenção à Saúde. Departamento de Atenção Básica. *Saúde da criança*: nutrição infantil: aleitamento materno e alimentação complementar. Cadernos de Atenção Básica, n. 23. Brasília: Ministério da Saúde, 2009.

BRIEFEL, R. et al. Toddlers' transition to table foods: impact on nutrient intakes and food patterns. *J. Am. Diet. Assoc.*, v. 104, n. 1 (supl. 1, p. S38-44, 2004.

BRINER, W. W.; BENJAMIN, H. J. Volleyball injuries: managing acute and overuse disorders. *Phys. Sportsmed.*, v. 27, n. 3, p. 48-60, 1999.

BRODERICK, C. R.; WINTER, G. J.; ALLAN, R. M. Sport for special groups. *Med. J. Aust.*, v. 184, n. 6, p. 297-302, 2006.

BRUININKS, R. H. *Bruininks-Oseretsky test of motor proficiency examiner's manual*. Circle Pines: American Guidance Service, 1978.

BUCHALLA, A. P. Criança feliz, feliz a brincar. *Veja*, ed. 1996, ano 40, n. 7, p. 88-90, fev. 2007.

BURTON, A. W.; MILLER, H. C. *Movement skill assessment*. Champaign: Human Kinetics, 1998.

CABRERA, T. F. C. et al. Análise da prevalência de sobrepeso e obesidade e do nível de atividade física em crianças e adolescentes de uma cidade do sudoeste de São Paulo. *Rev. Bras. Crescimento Desenvov. Hum.*, v. 24, n. 1, p. 67-6, 2014.

CAMPOS, A. C. et al. Intervenção psicomotora em crianças de nível socioeconômico baixo. *Fisioter. Pesqui.*, São Paulo, v. 15, n. 2, 2008. Disponível em: <http://www.scielo.br/scielo.php?script=sci_arttext&pid=S1809-29502008000200013&lng=en&nrm=iso>. Acesso em: 8 set. 2014.

CAMPOS, M. A. *Musculação*: diabéticos, osteoporose, idosos, crianças, obesos. Rio de Janeiro: Sprint, 2000.

CAMPOS, W.; BRUM, V. P. C. *Criança no esporte*. Curitiba: Os Autores, 2004.

CAPINUSSÚ, J. M. A Alemanha Oriental no cenário esportivo: fatores que possibilitam o seu crescimento. *Rev. Fund. Esporte Tur.*, v. 2, n. 1, p. 13-5, 1990.

CARAZZATO, J. G. A criança e a prática de esportes. *Pronap. Ciclo V.*, n. 2, p. 63-91, 2001.

CARAZZATO, J. G. Idade ideal para o início da prática esportiva. *Rev. Hosp. Clín. Fac. Med. São Paulo*, v. 46, n. 6, p. 311-4, 1991.

CARVALHO, P. R. C. et al. Índice de massa corporal, hábitos alimentares e atividade física de lazer em crianças e adolescentes. *Rev. Baiana Saúde Públ.*, v. 37, n. 2, 2013.

CARVALHO, W. R. G.; FARIAS, E. S.; GUERRA-JÚNIOR, G. A idade da menarca está diminuindo? *Rev. Paul. Pediatr.*, v. 25, n. 1, p. 76-81, 2007.

CASERI, L. Musculação para crianças e adolescentes: mitos e verdades. *Jornal Saúde Informa*, Santos, fev. 2008.

CHEN, L. J. et al. Obesity, fitness and health in Taiwanese children and adolescents. *Eur. J. Clin. Nutr.*, v. 60, n. 12, p. 1367-75, 2006.

CINTRA, I. P. et al. Evolução em duas séries históricas do índice de massa corporal em adolescentes. *J. Pediatr. (Rio J.)*, v. 83, n. 2, p. 157-62, 2007.

CLAPP 3RD, J. F. et al. Begining regular exercise in early pregnancy: effect on fetoplacental growth. *Am. J. Obstet. Gynecol.*, v. 183, p. 1484-8, 2000.

COLLINS, T. et al. *Fundamentos de Robbins*: patologia estrutural e funcional. 6. ed. Rio de Janeiro: Guanabara Koogan, 2001.

CONROY, B. P. et al. Bone mineral density in elite junior olympic weightlifters. *Med. Sci. Sports Exerc.*, v. 25, n. 10, p. 103-9, 1993.

Costa, F. R.; Cintra, I. P.; Fisberg, M. Prevalência de sobrepeso e obesidade em escolares da cidade de Santos – SP. *Arq. Bras. Endocrinol. Metab.*, v. 50, n. 1, p. 60-7, 2006.

Coutinho, L. G. *Adolescência e errância*: destinos do laço social no contemporâneo. Rio de Janeiro: Nau, 2009.

Couto S. F. et al. Frequência de adesão aos "10 passos para uma alimentação saudável" em escolares e adolescentes. *Ciênc. Saúde Coletiva*, v. 19, n. 5, p. 1589-99, 2014.

Cunha, E. O. *Almanaque de brincadeiras*. 2002. Disponível em: <http://pt.slideshare.net/pteto/almanaque-de-brincadeiras>. Acesso em 03 mar. 2015.

Cunha, R. C. *A família dos animais*. 2002. Disponível em: <http://www.educacional.com.br/educacao_fisica/bau04_unico_material.asp>. Acesso em: 27 fev. 2015.

_____. *Achar o par*. 2002. Disponível em: <http://www.educacional.com.br/educacao_fisica/bau02_materiais_conjugados.asp>. Acesso em: 09 set. 2014.

_____. *Bola ao túnel*. 2002. Disponível em: <http://www.educacional.com.br/educacao_fisica/bau01_com_bolas.asp>. Acesso em: 27 fev. 2015.

_____. *Bola espião*. 2002. Disponível em: <http://www.educacional.com.br/educacao_fisica/bau04_unico_material.asp>. Acesso em: 03 mar. 2015.

Cunha, R. C. *Bola por baixo da corda*. 2002. Disponível em: <http://www.educacional.com.br/educacao_fisica/bau02_materiais_conjugados.asp>. Acesso em: 09 set. 2015.

_____. *Buscar a sua dupla*. 2002. Disponível em: <http://www.educacional.com.br/educacao_fisica/bau02_materiais_conjugados.asp>. Acesso em: 09 set. 2014.

_____. *Cabeçobol*. 2002. Disponível em: <http://www.educacional.com.br/educacao_fisica/bau01_com_bolas.asp>. Acesso em: 03 mar. 2015.

_____. *Caçadores de urso*. 2002. Disponível em: <http://www.educacional.com.br/educacao_fisica/bau01_com_bolas.asp>. Acesso em: 27 fev. 2015.

_____. *Comando de vozes*. 2002. Disponível em: <http://www.educacional.com.br/educacao_fisica/bau02_materiais_conjugados.asp>. Acesso em: 09 set. 2015.

_____. *Corrida das assinaturas*. 2002. Disponível em: <http://www.educacional.com.br/educacao_fisica/bau02_materiais_conjugados.asp>. Acesso em: 09 set. 2014.

_____. *Corrida de revezamento*. 2002. Disponível em: <http://www.educacional.com.br/educacao_fisica/bau01_com_bolas.asp>. Acesso em: 27 fev. 2015.

_____. *Em volta do círculo*. 2002. Disponível em: <http://www.educacional.com.br/educacao_fisica/bau01_com_bolas.asp>. Acesso em: 27 fev. 2015.

CUNHA, R. C. *Futebol em círculos*. 2002. Disponível em: <http://www.educacional.com.br/educacao_fisica/bau_01_com_bolas.asp>. Acesso em: 27 fev. 2015

_____. *João palmadas*. 2002. Disponível em: <http://www.educacional.com.br/educacao_fisica/bau03_sem_material.asp>. Acesso em: 03 mar. 2015.

_____. *Limpando a casa*. 2002. Disponível em: <http://www.educacional.com.br/educacao_fisica/bau04_unico_material.asp>. Acesso em: 03 mar. 2015.

_____. *Mãe corrente*. 2002. Disponível em: <http://www.educacional.com.br/educacao_fisica/bau03_sem_material.asp>. Acesso em: 27 fev. 2015.

_____. *Nome com movimento*. 2002. Disponível em: <http://www.educacional.com.br/educacao_fisica/bau03_sem_material.asp>. Acesso em: 12 mar. 2015.

_____. *Nunca três sempre dois*. 2002. Disponível em: <http://www.educacional.com.br/educacao_fisica/bau03_sem_material.asp>. Acesso em: 03 mar. 2015.

_____. *O diretor da orquestra*. 2002. Disponível em: <http://www.educacional.com.br/educacao_fisica/bau03_sem_material.asp>. Acesso em: 12 mar. 2015.

CUNHA, R. C. *O gavião e os pintinhos*. 2002. Disponível em: <http://www.educacional.com.br/educacao_fisica/bau02_materiais_conjugados.asp>. Acesso em: 12 mar. 2015.

_____. *O objeto aplaudido*. 2002. Disponível em: <http://www.educacional.com.br/educacao_fisica/bau04_unico_material.asp>. Acesso em: 03 mar. 2015.

_____. *Os dez passes*. 2002. Disponível em: <http://www.educacional.com.br/educacao_fisica/bau01_com_bolas.asp>. Acesso em: 03 mar. 2015.

_____. *Passar a bola para dentro do círculo*. 2002. Disponível em: <http://www.educacional.com.br/educacao_fisica/bau01_com_bolas.asp>. Acesso em: 03 mar. 2015.

_____. *Passe rápido*. 2002. Disponível em: <http://www.educacional.com.br/educacao_fisica/bau01_com_bolas.asp>. Acesso em: 27 fev. 2015.

_____. *Pega o rabo*. 2002. Disponível em: <http://www.educacional.com.br/educacao_fisica/bau04_unico_material.asp>. Acesso em: 27 fev. 2015.

_____. *Pular sela*. Disponível em: <http://www.educacional.com.br/educacao_fisica/bau01_com_bolas.asp>. Acesso em: 09 set. 2014.

_____. *Rede humana*. 2002. Disponível em: <http://www.educacional.com.br/educacao_fisica/bau01_com_bolas.asp>. Acesso em: 03 mar. 2015.

CUNHA, R. C. *Roda-gigante*. 2002. Disponível em: <http://www.educacional.com.br/educacao_fisica/bau03_sem_material.asp>. Acesso em: 03 mar. 2015.

_____. *Saltar arcos*. 2002. Disponível em: <http://www.educacional.com.br/educacao_fisica/bau04_unico_material.asp>. Acesso em: 27 fev. 2015.

_____. *Voleibol-tênis*. 2002. Disponível em: <http://www.educacional.com.br/educacao_fisica/bau01_com_bolas.asp>. Acesso em: 03 mar. 2015.

CURI, R. et al. *Entendendo a gordura*: os ácidos graxos. São Paulo: Manole, 2002.

CURTIS, G. B. *Sua gravidez, semana a semana*. São Paulo: Martins Fontes, 2005.

DARIDO, S. C.; FARINHA, F. K. Especialização precoce na natação e seus efeitos na idade adulta. *Motriz*, v. 1, n. 1, p. 59, 1995.

DE LOES, M. et al. A 7-year study on risks and costs of knee injuries in male and female youth sports. *Scand. J. Med. Sci. Sports*, v. 10, n. 2, p. 90-7, 2000.

DE ONIS, M.; BLÖSSNER, M.; BORGHI, E. Global prevalence and trends of overweight and obesity among preschool children. *Am. J. Clin. Nutr.*, v. 92, p. 1257-64, 2010.

DE ONIS, M. et al. Development of a WHO growth reference for school-aged children and adolescents. *Bull. World Health Organ.*, v. 85, n. 9, p. 660-7, 2007.

DE ONIS, M. et al. Estimates of global prevalence of childhood underweight in 1990 and 2015. *JAMA*, v. 291, p. 2600-6, 2004.

DE ROSE JR., D. A criança, o jovem e a competição esportiva: considerações gerais. In: DE ROSE JR., D. *Esporte e atividade física na infância e adolescência*. Porto Alegre: Artmed, 2002.

DE SOUZA, M. J. et al. Fasting ghrelin levels in physically active women: relationship with menstrual disturbances and metabolic hormones. *J. Clin. Endocrinol. Metab.*, v. 89, n. 7, p. 3536-42, 2004.

DOCHERTY, D. (Ed.). *Measurement in pediatric exercise science*. Champaign (IL): Human Kinetics, 1996.

DÓREA, V. R. *Aptidão física relacionada à saúde em escolares de Jequié – Estado da Bahia*. 1990. 119 p. Dissertação (Mestrado em Educação Física) – Escola de Educação Física e Esporte, Universidade de São Paulo, São Paulo, 1990.

DYE, T. D.; OLDENETTEL, D. Physical activity and risk of preterm labor: an epidemiological review and synthesis of recent literature. *Semin. Perinato.*, v. 20, p. 334-9, 1996.

EL-METWALLI, A. G. et al. Occupational physical activity and pregnancy outcome. *Eur. J. Obstet. Gynecol. Reprod. Bio.*, v. 100, n. 1, p. 41-5, 2001.

ENGSTROM, E. M.; ANJOS, L. A. Déficit estatural nas crianças brasileiras: relação com condições sócio-ambientais e estado nutricional materno. *Cad. Saúde Pública*, v. 15, n. 3, p. 559-67, 1999.

EULING, S. Y. et al. Examination of US puberty-timing data from 1940 to 1994 for secular trends: panel findings. *Pediatrics*, v. 121 (supl. 3), p. S172-91, 2008.

FALBO, A. R. et al. Implementação do protocolo da Organização Mundial da Saúde para manejo da desnutrição grave em hospital no Nordeste do Brasil. *Cad. Saúde Pública*, v. 22, n. 3, p. 561-70, 2006.

FARINATTI, P. T. V. *Criança e atividade física*. Rio de Janeiro: Sprint, 1995.

FARRANT, B. et al. Prevalence of severe obesity among New Zealand adolescents and associations with health risk behaviors and emotional well-being. *J. Pediatr.*, v. 163, n. 1, p. 143-9, 2013.

FAVERO, L. M. B.; POLL, F. A. Relação entre duração do aleitamento materno e internações hospitalares de crianças menores de dois anos. *Cinergis*, v. 14, n. 3, p. 153-6, 2013.

FERREIRA NETO, A. A. et al. Tratamento cirúrgico da osteocondrite dissecante do cotovelo em atletas jovens. *Rev. Bras. Ortop.*, v. 31, n. 12, p. 985-90, 1996.

FILIN, V. P. *Desporto juvenil*: teoria e metodologia. Londrina: Centro de Informações Desportivas, 1996.

FISHER, R. J.; BORMS, J. *Sport science studies*: the search for sporting excelence. Schorndorf: Verlag Karl Hofmann, 1990.

FLECK, S. J.; KRAEMER, W. J. *Fundamentos do treinamento de força muscular*. 2. ed. Porto Alegre: Artmed, 1999.

_____. *Fundamentos do treinamento de força muscular*. 3. ed. Porto Alegre: Artmed, 2006.

FONSECA, V. *Manual de observação psicomotora*. São Paulo: Artmed, 1995.

FORJAZ, C. L. M. Os aspectos fisiológicos do crescimento e do desenvolvimento: influência do exercício físico. In: DE ROSE JR., D. *Esporte e atividade física na infância e adolescência*: uma abordagem multidisciplinar. Porto Alegre: Artmed, 2002.

FRIED, P. A. Prenatal exposure to tobacco and marijuana: effects during pregnancy, infancy and early childhood. *Clin. Obstet. Gynecol.*, v. 36, n. 2, p. 319-37, 1993.

GALLAHUE, D. L.; DONELLY, F. C. *Educação desenvolvimentista para todas as idades*. 4. ed. São Paulo: Phorte, 2008.

GALLAHUE, D. L.; OZMUN, J. *Compreendendo o desenvolvimento motor*: bebês, crianças, adolescentes e adultos. 3. ed. São Paulo: Phorte, 2005.

GALLAHUE, D. L.; OZMUN, J. C.; GOODWAY, J. D. *Compreendendo o desenvolvimento motor*: bebês, crianças, adolescentes e adultos. 7. ed. Porto Alegre: Artmed, 2013.

GEORGOPOULOS, N. A. et al. Growth and pubertal development in elite female rhythmic gymnasts. *J. Clin. Endocrinol. Metab.*, v. 84, n. 12, p. 4525-30, 1999.

GERBINO, P. G.; MICHELI, L. J. The pediatric athlete: the lower extremity. In: SCUDERI, G. R.; McCANN, P. D.; BRUNO, P. J. *Sports medicine*: principles of primary care. St. Louis: Mosby, 1997. p. 413-32.

GESELL, A. *A criança de 0 a 5 anos*. 6. ed. São Paulo: Martins Fontes, 2003.

GOBBI, S.; VILLAR, R.; ZAGO, A. S. *Bases teóricas e Práticas do condicionamento físico*. Rio de Janeiro: Guanabara Koogan, 2005.

GODFREY, R. J.; MADGWICK, Z.; WHYTE, G. P. The exercise-induced growth hormone response in athletes. *Sports Med.*, v. 33, n. 8, p. 599-613, 2003.

GORAYEB, N.; BARROS NETO, T. L. *O exercício*: preparação fisiológica, avaliação médica, aspectos especiais e preventivos. São Paulo: Atheneu, 1999.

GORLA, J. I. et al. Fundamentos da avaliação motora em Educação Física Adaptada. *EFDeportes*, Buenos Aires, ano 13, n. 128, jan. 2009. Disponível em: <http://www.efdeportes.com/efd128/fundamentos-da-avaliacao-motora-em-educacao-fisica-adaptada.htm >. Acesso em: 8 set. 2014.

GRECO, P. J. Fase central do sistema de formação e treinamento desportivo. In: GRECO, P. J.; SAMULSKI, E. C. J.; CARAN JUNIOR, E. Temas atuais em Educação Física e Esportes. Belo Horizonte: Health, 1997. v. 1.

GRENDENE, A. *Introdução à fisiologia endócrina*: tireoide, paratireoides, pâncreas endócrino, adrenais. 2011. Disponível em: <http://dgx64hep82pj8.cloudfront.net/PAT/Upload/46069/SISTEMA%20END%C3%93CRINO%20(Med).pdf>. Acesso em: 19 set. 2014.

GRIFFITHS, R. *The abilities of young children*: a comprehensive system of mental measurement for the first eight years of life. London: Child Development Research Center, 1970.

GUEDES, D. P. *Crescimento, composição corporal e desempenho motor em crianças adolescentes do município de Londrina (PR), Brasil*. 1994. Tese (Doutorado em Educação Física) – Escola de Educação Física e Esporte, Universidade de São Paulo, São Paulo, 1994.

GUEDES, D. P.; GUEDES, J. E. R. P. *Crescimento, composição corporal e desempenho motor de crianças e adolescentes*. São Paulo: Balieiro, 1997.

GUEDES, D. P. et al. Prevalência de sobrepeso e obesidade em crianças e adolescentes: estimativas relacionadas ao sexo, à idade e à classe socioeconômica. *Rev. Bras. Educ. Fis.*, v. 20, n. 3, p. 151-63, 2006.

GUIMARÃES, L. V.; LATORRE, M. R. D. O.; BARROS, M. B. A. Fatores de risco para a ocorrência de déficit estatural em pré-escolares. *Cad. Saúde Pública*, v. 15, n. 3, p. 605-17, 1999.

GUY, J. A.; MICHELI, L. J. Strength training for children and adolescents. *J. Am. Acad. Orthop. Surg.*, v. 9, n. 1, p. 29-36, 2001.

GUYTON, A. C.; HALL, J. E. *Tratado de fisiologia médica*. 12. ed. Rio de Janeiro: Guanabara Koogan, 2011.

HALSEY, C. *O desenvolvimento do bebê*: tudo o que precisa de saber. Porto: Civilização, 2011.

HARRIS, S. S. The child athlete. In: BIRRER, R. B. (Ed.). *Sport medicine for the primary care phisician*. Boca Raton: CRC, 1994. p. 175-87.

HARROW, A. *Taxionomia do domínio psicomotor*. Rio de Janeiro: Globo, 1983.

HENDERSON, S. E.; SUGDEN, D. A. *Movement assessment battery for children*. London: Psychological Corporation, 1992.

INSTITUTO BRASILEIRO DE GEOGRAFIA E ESTATÍSTICA (IBGE). *Contagem da população 2007*. 2. ed. Rio de Janeiro: IBGE, 2008.

_____. *Pesquisa de orçamentos familiares 2002-2003*: antropometria e análise do estado nutricional de crianças e adolescentes no Brasil. Rio de Janeiro: IBGE, 2006.

_____. *Pesquisa de orçamentos familiares 2008-2009*: antropometria e estado nutricional de crianças, adolescentes e adultos no Brasil. Rio de Janeiro: IBGE, 2010.

INBAR, O.; BAR-OR, O. Anaerobic characteristics in male children and adolescents. *Med. Sci. Sport Exerc.*, v. 18, n. 3, p. 264-9, 1986.

JABU, M. *Pega-pega americano, mãe da rua e fugi-fugi*. 2009. Disponível em: <http://educacao.uol.com.br/planos-aula/ult3900u370.jhtm>. Acesso em: 09 set. 2014.

JANZ, K. F.; DAWSON, J. D.; MAHONEY, I. T. Increase in physical fitness during childhood improves cardiovascular health during adolescence: the muscatine study. *Int. J. Sports Med.*, v. 23 (supl. 1), p. S15-21, 2002.

JOHNSON, B. L.; NELSON, J. K. *Practical measurements for evaluation in physical education*. Minneapolis: Burgess, 1979.

JUNGE, A. et al. Medical history and physical findigns in football players of different ages and slill levels. *Am. J. Sports Med.*, v. 38, n. 5 (supl.), p. S16-21, 2000.

KAE, G.; AUXILIADORA DE SANTA CRUZ COEL; VELASQUEZ-MELENDEZ, G. Secular trend in age at menarche for women born between 1920 and 1979 in Rio de Janeiro, Brazil. *Ann. Hum. Biol.*, v. 27, p. 423-8, 2000.

KACZOR, J. J. et al. Anaerobic and aerobic enzyme activities in human skeletal muscle from children and adults. *Pediatr. Res.*, v. 57, n. 3, p. 331-5, 2005.

KARAPANOU, O.; PAPADIMITRIOU, A; Determinants of menarche. *Reprod. Biol. Endocrinol.*, v. 8, p. 115, 2010.

KARDEL, R. K.; KASE, T. Training in pregnant women: effects on fetal development and birth. *Am. J. Obstet. Gynecol.*, v. 178, n. 2, p. 280-6, 1998.

KLUG, D. P.; FONSECA, P. H. S. Análise da maturação feminina: um enfoque na idade de ocorrência da menarca. *Rev. Educ. Fís./UEM*, Maringá, v. 17, n. 2, p. 139-47, 2006.

KOHLMANN JR., O. et al. III Consenso Brasileiro de Hipertensão Arterial. *Arq. Bras. Endocrinol. Metab.*, São Paulo, v. 43, n. 4, p. 257-86, ago. 1999. Disponível em: <http://www.scielo.br/scielo.php?script=sci_arttext&pid=S0004--27301999000400004&lng=en&nrm=iso>. Acesso em: 22 set. 2014.

KOLETZKO, B. *Pediatric nutrition in practice*. Basel: Karger, 2008.

KOLETZKO, B. et al. The roles of long-chain poly-unsaturated fatty acids in pregnancy, lactation and infancy: review of current knowledge and consensus recommendations. *J. Perinat. Med.*, v. 36, n. 1, p. 5-14, 2008.

KRAEMER, J. W.; FLECK, S. J. *Treinamento de força para jovens atletas*. São Paulo: Manole, 2001.

KRASOVEC, K.; ANDERSON, M. Maternal anthropometry for prediction of pregnancy outcomes: memorandum from a usaid/WHO/PAHO. *Bull. World Health Organ.*, v. 69, n. 5, p. 523-32, 1991.

KRISHNA, R. B.; LEVITZ, M.; DANCIS, J. Transfer of cocaine by the perfused human placenta: the effect of binding to serum proteins. *Am. J. Obstet. Gynecol.*, v. 169, n. 6, p. 1418-23, 1993.

KOPROWSHI, E. Musculação para crianças: fim da polêmica. In: *Jornal da Musculação*, n. 51. p. 68-71, 2002.

LASZLO, J. I.; BAIRSTOW, P. J. *Perceptual motor behaviour*: developmental assessment and therapy. London: Holt, Rinehart and Winston, 1985.

LASTIHENOS, M.; NICHOLAS, S. J. Managing ACL injuries in children – are kids' injuries different. *Phys. Sports Med.*, v. 24, p. 59-70, 1996.

LE BOULCH, J. *Educação psicomotora*. Porto Alegre: Artes Médicas, 1988.

_____. *O corpo na escola no século XXI*: práticas corporais. São Paulo: Phorte, 2008.

LEDERMAN, S. A. Pregnancy weight gain and postpartum loss: avoiding obesity while optimizing the growth and development of the fetus. *J. Am. Med. Womens Assoc.*, v. 56, n. 2, p. 53-8, 2001.

LÉGER, J. Normal and pathological puberty. *Rev. Prat.*, v. 56, n. 17, p. 1957-62, 2006.

LEONE, C.; GALLO, P. R. Crescimento da criança e do adolescente. In: SCHOEPS, D. O.; VIEGAS, D. (Coord.). *Manual de puericultura*. Santo André (SP): Faculdade de Medicina do ABC, 2010. p. 42-8.

LEONTIEV, A. N. *Linguagem, desenvolvimento e aprendizagem*. 6. ed. São Paulo: EDUSP, 1998.

LIMA, F. et al. Effect of impact load and active load on bone metabolism and body composition of adolescent athletes. *Med. Sci. Sports Exerc.*, v. 33, n. 8, p. 1318-23, 2001.

LIMA, G. S. P.; SAMPAIO, H. A. C. Influência de fatores obstétricos, socioeconômicos e nutricionais da gestante sobre o peso do recém-nascido: estudo realizado em uma maternidade em Teresina, Piauí. *Rev. Bras. Saúde Mater. Infant.*, Recife, v. 4, n. 3, p. 253-61, jul./set. 2004.

LIMA, J. M. D. X.; NAVARRO, A. C. Sistema de vigilância alimentar e nutricional (SISVAN) em crianças de Minas Gerais, Brasil: histórico, cobertura e estado nutricional. *RBONE*, v. 8, n. 44, p. 55-64, 2014.

LIZO, C. L. P. et al. Relação entre ganho de peso materno e peso do recém-nascido. *J. Pediatr. (Rio J.)*, v. 74, n. 2, p. 114-8, 1998.

LOHMAN, T. G.; BOILEAU, R. A.; SLAUGHTER, M. H. Body composition in children and youth. In: BOILEAU, R. A. (Ed.). *Advances in pediatric sport science*. v. 1: Biological Issues. Champaign (IL): Human Kinetics, 1984.

LOPES, A. S.; PIRES NETO, C. S. Composição corporal e equações preditivas da gordura em crianças e jovens. *Rev. Bras. Ativ. Fís. Saúde*, v. 1, n. 4, p. 38-52, 1996.

LOPES, R. M. F. et al. *Desenvolvimento cognitivo e motor de crianças de zero a quinze meses*: um estudo de revisão. 2010. Disponível em: <http://www.psicologia.pt/artigos/textos/A0529.pdf>. Acesso em: 29 ago. 2014.

LOPEZ, F. A.; CAMPOS JÚNIOR, D. *Tratado de pediatria*: Sociedade Brasileira de Pediatria. 2. ed. Barueri: Manole, 2010.

MAFFULI, N.; BAXTER-JONES, A. D. Common skeletal injuries in young athletes. *Sports Med.*, v. 19, n. 2, p. 137-49, 1995.

MAFFULLI, N.; PINTORE, E. Intensive training in young athletes. *Br. J. Sports Med.*, v. 24, n. 4, 1990.

MALINA, R. M.; BOUCHARD, C. *Atividade física do atleta jovem*: do crescimento à maturação. São Paulo: Roca, 2002.

MALINA, R. M.; BOUCHARD, C.; BAR-OR, O. *Crescimento, maturação e atividade física*. São Paulo: Phorte, 2009.

MALINA, R. M. et al. Maturity status of youth football players: a noninvasive estimate. *Med. Sci. Sports Exerc.*, v. 37, n. 6, p. 1044-52, 2005.

MARANHÃO, A. G. K.; JOAQUIM, M. M. C.; SIU, C. Mortalidade perinatal e neonatal no Brasil. *Tema Radis*, v. 2, p. 6-17, 1999.

MARCONDES, E. et al. *Pediatria básica*: pediatria clínica. São Paulo: Sarvier, 2003.

MARINS, J. C. B.; GIANNICHI, R. S. *Avaliação e prescrição da atividade física*: guia prático. Rio de Janeiro: Shape, 2003.

MARTIN, R. H. C. et al. Autoavaliação da maturação sexual masculina através da utilização de desenhos e fotos. *Rev. Paul. Educ. Fís.*, v. 15, n. 2, p. 212-22, 2002.

MARTINS, G. B.; FERREIRA, T. N.; CARVALHO, I. Z. Estado nutricional e o consumo alimentar de adolescentes de uma escola provada de Maringá – PR. *Saúde e Pesquisa*, v. 7, n. 1, p. 47-53, 2014.

MASSARELLA, F. L. *Educação física para crianças entre 4 e 10 e a teoria das inteligências múltiplas*: uma proposta pedagógica. 2002. 32 p. Monografia (Bacharelado em Educação Física) – Faculdade de Educação Física, Universidade Estadual de Campinas, Campinas, 2002.

MATSUDO, V. K. R. *Critérios biológicos para diagnóstico, prescrição e prognóstico da aptidão física em escolares de 7 a 18 anos de idade*. 1992. Tese (Livre-docência em Medicina) – Universidade Gama Filho, Rio de Janeiro, 1992.

_____. Lesões e alterações osteomusculares na criança e no adolescente atleta. In: DE ROSE JR., D. *Esporte e atividade física na infância e adolescência*. Porto Alegre: Artmed, 2002.

_____. Prediction of future athletic excellence. In: BAR-OR, O. (Ed.). *The child and adolescent athlete*. Pennsylvania: Advisory Sub-Committee, 1996.

MATSUDO, V. K. R. *Testes em ciências do esporte*. São Paulo: Gráficos Burti, 2005.

MAUGHAN, R; GLEESON, M; GREENHAFF, P. L. *Bioquímica do exercício e do treinamento*. Barueri: Manole, 2000.

McARDLE, W. D.; KATCH, F. I.; KATCH, V. L. *Fisiologia do exercício*: energia, nutrição e desempenho humano. 4. ed. Rio de Janeiro: Guanabaran Koogan, 2002.

MELLO, E. D.; LUFT, V. C.; MEYER, F. Obesidade infantil: como podemos ser eficazes? *J. Pediatr. (Rio J.)*, v. 80, n. 3, p. 173-80, 2004.

MELLO, J. et al. Associação entre nível de atividade física e excesso de peso corporal em adolescentes: um estudo transversal de base escolar. *Rev. Bras. Ativ. Fís. Saúde*, v. 19, n. 1, p. 25-34, 2014.

MERCHANT, A. Extensor mechanism injuries: classification and diagnosis. In: SCOTT, N. (Ed.). *Ligament and extensor mechanism injuries of the knee*: diagnosis and treatment. St. Louis: Mosby, 1991.

MISRA, D. P. et al. Effects of physical activity on preterm birth. *Am. J. Epidemiol.*, v. 147, n. 7, p. 628-5, 1998.

MONTANHA, S. *Brincadeira*. 2007. Disponível em: <http://crescendoeaprendendo.blogspot.com.br/2007/01/brincadeiras.html>. Acesso em: 09 set. 2014.

Referências

MONTE, C. M. G. Desnutrição: um desafio secular à nutrição infantil. *J. Pediatr. (Rio J.)*, v. 76, n. 3 (supl.), p. S285-97, p. 2000.

MONTEIRO, C. A.; NAZÁRIO, C. L. Declínio da mortalidade infantil e equidade social: o caso da cidade de São Paulo entre 1973 e 1993. In: MONTEIRO, C.A. (Org.). *Velhos e novos males da saúde no Brasil*. São Paulo: Hucitec; Nupens; USP, 1995. p. 173-85.

MONTEIRO, C. A. et al. Causas do declínio da desnutrição infantil no Brasil, 1996-2007. *Rev. Saúde Pública*, v. 43, n. 1, p. 35-43, 2009.

MOORE, T. R. et al. Hemodynamic effects of intravenous cocaine on the pregnant ewe and fetus. *Am. J. Obstet. Gynecol.*, v. 155, n. 4, p. 883-8, 1986.

MORROW, R. J.; RITCHIE, J. W. K.; BULL, S. B. Maternal cigarette smoking: the effect of uterine blood flow velocity. *Am. J. Obstet. Gynecol.*, v. 159, n. 5, p. 1069-71, 1988.

MUIR, A. Precocious puberty. *Pediatr. Rev.*, v. 27, n. 10, p. 373-81, 2006.

MUSSEN, P. H. *O desenvolvimento psicológico da criança*. Rio de Janeiro: Zahar, 1978.

NAEYE, R. L. Abruptio placentae and placenta praevia: frequency, perinatal mortality and cigarette smoking. *Obstet. Gynecol.*, v. 55, n. 6, p. 701-4, 1980.

NAHAS, M. V. *Atividade Física, saúde e qualidade de vida*: conceitos e sugestões para um estilo de vida ativo. Londrina: Midiograf, 2001.

NATIONAL CENTER FOR HEALTH STATISTICS (NCHS); CENTERS FOR DISEASE CONTROL AND PREVENTION (CDC). *National health and nutrition examination survey*. 2000. Disponível em: <http://www.cdc. gov/growthcharts>. Acesso em: 29 ago. 2014.

NATIONAL HEART, LUNG AND BLOOD INSTITUTE. Report of the second task force on the blood pressure control in children – 1987: task force on the blood pressure control in children. *Pediatrics*, v. 79, p. 1-25, 1987.

_____. Task force on the blood pressure control in children: recommendations of the task force on the blood pressure control in children. *Pediatrics*, v. 59 (supl.), p. S797-820, 1977.

NEDER, J. A.; NERY, L. E: *Fisiologia clínica do exercício*: teoria e prática. Porto Alegre: Artes Médicas, 2003.

NEMET, D. et al. Effect of water polo practice on cytokines, growth mediators and leukocytes in girls. *Med. Sci. Sports Exerc.*, v. 35, n. 2, p. 356-63, 2003.

NEWMAN, L. M. The chemically dependent parturient. *Sem. Anesth.*, v. 11, p. 66-75, 1992.

OGDEN, C. L. et al. Prevalence of obesity and trends in body mass index among US children and adolescents, 1999-2010. *JAMA*, v. 307, n. 5, p. 483-90, 2012.

OLIVEIRA, C. L. et al. Obesidade e síndrome metabólica na infância e adolescência. *Rev. Nutr.*, v. 17, n. 2, p. 237-45, 2004.

OLIVEIRA, J. F. O. Reflexões sobre o crescimento e desenvolvimento em crianças e adolescentes. *Movimento & Percepção*, Espírito Santo do Pinhal, v. 6, n. 8, jan./jun. 2006.

OLIVEIRA, J. R. *Maturação sexual e adiposidade em crianças e adolescentes de duas escolas de São Paulo.* 2010. 134 p. Dissertação (Mestrado em Nutrição em Saúde Pública) – Faculdade de Saúde Pública, Universidade de São Paulo, São Paulo, 2010.

ORGANIZAÇÃO DAS NAÇÕES UNIDAS NO BRASIL (ONUBR). *ONU: mais de 70% da população mundial viverá em cidades até 2050.* 2013. Disponível em: <http://www.onu.org.br/onu-mais-de-70-da-populacao-mundial-vivera-em-cidades-ate-2050/>. Acesso em: 22 set. 2014.

OWEN, C. G. et al. Does breastfeeding influence risk of type 2 diabetes in later life? A quantitative analysis of published evidence. *Am. J. Clin. Nutr.*, v. 84, n. 5, p. 1043-54, 2006.

PAGAN, B. G. M. et al. Analysis of food intake parents and children freshman in a program multiprofessional treatment of obesity. *Fiep Bull.*, v. 83, p. 560, 2013.

PARDINI, D. P. Alterações hormonais da mulher atleta. *Arq. Bras. Endocrinol. Metab.*, v. 45, n. 4, p. 343-51, 2001.

PAPALIA, D. E.; OLDS, S. W. *Desenvolvimento humano.* 7. ed. Porto Alegre: Artmed, 2000.

PEDRAZA, D. F.; QUEIROZ, D.; SALES, M. C. Doenças infecciosas em crianças pré-escolares brasileiras assistidas em creches. *Ciênc. Saúde Coletiva*, v. 19, n. 2, p. 511-28, 2014.

PFAFF, D. et al. (Ed.). *Hormones, brain and behavior.* New York: Elsevier, 2002.

PIAGET, J. I. *A imagem mental da criança.* Porto: Civilização, 1984.

PIETRANTONI, N.; KNUPPEL, R. A. Alcohol use in pregnancy. *Clin. Perinatol.*, v. 18, p. 93-111, 1991.

PINAZO-DURAN, M. D. et al. Optic nerve hypoplasia in fetal alcohol syndrome: an update. *Eur. J. Ophthalmol.*, v. 7, n. 3, p. 262-70, 1997.

PINHEIRO, C. D.; CASTILHO, S. D. Tendência secular da idade da menarca e índice de massa corporal em adolescentes de bom nível socioeconômico. In: ENCONTRO DE INICIAÇÃO CIENTÍFICA, 16.; ENCONTRO DE INICIAÇÃO EM DESENVOLVIMENTO TECNOLÓGICO E INOVAÇÃO DA PUC-CAMPINAS, 1., 2011, Campinas. *Anais...* Campinas: PUC, 2011. Disponível em: <http://www.puc-campinas.edu.br/websist/portal/pesquisa/ic/pic2011/resumos/2011830_151412_494403444_res%20re.pdf>. Acesso em: 22 set. 2014.

PINTO, A. L. S.; LIMA, F. R. Atividade física na infância e adolescência. *Rev. Bras. Reumatolotol.*, v. 41, n. 4, p. 242-46, jul./ago. 2001.

POPKIN, B. M.; GORDON-LARSEN. The nutrition transition: worldwide obesity dynamics and their determinants. *Int. J. Obesity*, v. 28 (supl. 3), p. S2-9, 2004.

POPOVIC, N. et al. Imaging overuse injury of the elbow in professional team handball player comparison using plain films, stress radiography, ultrasound, and magnetic. *Int. J. Sports Med.*, v. 22, n. 1, p. 60-7, 2001.

POWELL, J. W.; BARBER-FOSS, K. D. Sex-related injury patterns among selected high school sports. *Am. J. Sports Med.*, v. 28, n. 3, p. 385-91, 2000.

PRADO, D. M. L.; DIAS, R. G.; TROMBETA, I. C. Comportamento das variáveis cardiovasculares, ventilatórias e metabólicas durante o exercício: diferenças entre crianças e adultos. *Arq. Bras. Cardiol.*, v. 87, n. 4, p. 149-55, 2006.

PRADO, L. S. *Fisiologia aplicada ao treinamento de crianças*: capacidade anaeróbica. Brasília: INDESP, 1999.

PRAGER, K. et al. Smoking and drinking behavior before and during pregnancy of married mothers of live-born infants and stillborn infants. *Pub. Health Rep.*, v. 99, n. 2, p. 117-27, 1984.

PRENTICE, S. et al. Evidence for a downward secular trend in age of menarche in a rural Gambian population. *Ann. Hum. Biol.*, v. 37, n. 5, p. 717-21, 2010.

PROCHNOW, J. *Reloginho*. 2002. Disponível em: <https://brincadeirasderua.wordpress.com/2010/05/04/reloginho/>. Acesso em: 27 fev. 2015.

REAGAN, L. *A sua gravidez semana a semana*. Porto: Civilização, 2006.

RIBAS, A. S.; SANTANA DA SILVA, L. C. Dislipidemia em escolares da rede privada de Belém. *Arq. Bras. Cardiol.*, v. 92, n. 6, p. 446-51, 2009.

RICHARDSON, G. A.; DAY, N. L.; McGAUHEY, P. J. The impact of prenatal marijuana and cocaine use on the infant and child. *Clin. Obstet. Gynecol.*, v. 36, n. 2, p. 302-18, 1993.

RIGON, F. et al. Update on age at menarche in Italy: toward the leveling off of the secular trend. *J. Adolesc. Health*, v. 46, n. 3, p. 238-44, 2010.

ROBERGS, R. A.; ROBERTS, S. O. *Exercise physiology*: exercise, performance and clinical applications. St. Louis: Mosby, 1997.

ROBERTS, O. W. Can children and adolescents run marathons? *Sports Med.*, v. 37, n. 4-5, p. 299-301, 2007.

ROCHA, D. S. et al. Estado nutricional e anemia ferropriva em gestantes: relação com o peso da criança ao nascer. *Rev. Nutrição*, v. 18, n. 4, 2005.

ROCKETT, J. C.; JOHNSON, C. D.; BUCK, G. M. Biomarkers for assessing reproductive development and health: part 1-puberal development. *Environ. Health Perspect.*, v. 112, n. 1, p. 105-12, 2004.

ROMAN, E. P. et al. Antropometria, maturação sexual e idade da menarca de acordo com o nível socioeconômico de meninas escolares de Cascavel (PR). *Rev. Assoc. Med. Bras.*, v. 55, n. 3, p. 317-21, 2009.

ROMANI, S. A. M; LIRA, P. I. C. Fatores determinantes do crescimento infantil. *Rev. Bras. Saúde Mater. Infant.*, v. 4, n. 1, 2004.

ROSA NETO, F. *Manual de avaliação motora*. São Paulo: Artmed, 2002.

ROSNER, B. et al. Blood pressure monograms for children and adolescents, by height, sex, and age, in the United States. *J. Pediatr.*, v. 23, p. 871-86, 1993.

ROWELL, L. B. *Human cardiovascular control*. New York: Oxford University, 1993.

ROWLAND, T. W. *Developmental exercise physiology*. Champaign: Human Kinetics, 1996.

_____. *Fisiologia do exercício na criança*. 2. ed. Barueri: Manole, 2008.

SAFRIT, M. J. *Complete guide to youth fitness testing*. Champaign (IL): Human Kinetics, 1995.

_____. *Evaluation in Physical Education*. 2. ed. New Jersey: Prentice-Hall, 1981.

SAITO, M. I.; SILVA, L. E.V.; LEAL, M. M. *Adolescência*: prevenção e risco. São Paulo: Atheneu, 2008.

SÃO PAULO. Secretaria da Educação do Estado de São Paulo. *Proposta curricular para a rede pública estadual na disciplina de Educação Física do Ensino Fundamental II e Ensino Médio*. São Paulo, 2008.

SAWAYA, A. L. Desnutrição: consequências em longo prazo e efeitos da recuperação nutricional. *Estud. Av.*, v. 20, n. 58, p. 147-58, 2006.

SCHEET, T. P. et al. The effect of endurance-type exercise training on growth mediators an inflammatory cytokines in pre-pubertal and early pubertal males. *Pediatr. Res.*, v. 52, n. 4, p. 491-7, 2002.

SCHIFFRIN, A.; COLLE, E. Hypoglycemia. In: COLLIN, R.; DUCHARME, J. R. (Ed.). *Pediatric Endocrinology*. New York: Raven, 649-73, 1989.

SCHILLING, F.; KIPHARD, E. J. *Körperkoordinationstest Für Kinder, KTK*. Weinheim: Beltz, 1974.

SILVA, A. I.; TELES, A. Neofobias alimentares: importância na prática clínica. *Nascer Crescer*, v. 22, n. 3, 2013.

SILVA, C. C.; TEIXEIRA, A. S.; GOLDBERG, T. B. O esporte e suas implicações na saúde óssea de atletas adolescentes. *Rev. Bras. Med. Esporte*, v. 9, n. 6, p. 426-32, 2003.

SILVA, C. C. et al. Does physical exercise increase or compromise children's and adolescent's linear growth? Is it a myth or truth? *Rev. Bras. Med. Esporte*, v. 10, n. 8, p. 520-4, 2004.

SILVA FILHO, L. V. F.; TAMURA, M. *A bíblia do bebê*. São Paulo: CMS, 2011.

SILVEIRA, K. B. et al. Association between malnutrition in children living in favelas, maternal nutritional status, and environmental factors. *J. Pediatr. (Rio J.)*, v. 86, n. 3, p. 215-20, 2010.

SIMÕES, C. C. S.; OLIVEIRA, I. A. P. A. *A saúde infantil no Brasil nos anos 90.* Rio de Janeiro: IBGE; DPE; DPIS, 1997.

SIQUEIRA, F. V. et al. Prática de atividade física na adolescência e prevalência de osteoporose na idade adulta. *Rev. Bras. Med. Esporte,* v. 15, n. 1, 2009.

SOARES, R. M. et al. A transição da desnutrição para a obesidade. *Braz. J. Surg. Clin. Res.,* v. 5, n. 1, p. 64-8, 2014.

SOCIEDADE BRASILEIRA DE PEDIATRIA (SBP). Departamento Científico de Nutrologia. *Avaliação nutricional da criança e do adolescente*: manual de orientação. São Paulo: SBP, 2009.

_____. Departamento Científico de Nutrologia. *Manual de orientação para a alimentação do lactente, do pré-escolar, do escolar, do adolescente e na escola.* 3. ed. Rio de Janeiro: SBP, 2012. 148 p.

SOUZA, C. M. T. Benefícios do treinamento resistido em crianças e adolescentes. *Revista Musculação e Fitness,* Parte I: p. 10-12, Parte II: p. 78-79, Parte III: p. 28-30, 2007.

SOUZA, F. S.; SARNI, R. O. C. O papel da nutrição na prevenção de doenças. In: SCHOEPS, D. O.; VIEGAS, D. (Coord.). *Manual de puericultura.* Santo André (SP): Faculdade de Medicina do ABC, 2010. p. 33-41.

STANFORD, D. E. Altered hypothalamic-pituitary-ovarian axis function in young female athletes. *Treat. Endocrinol.,* v. 4, n. 3, p. 147-54, 2005.

STARKEY, C. *Avaliação de lesões ortopédicas e esportivas.* São Paulo: Manole, 2001.

STERNFELD, B. Physical activity and pregnancy outcome: review and recommendations. *Sports Med.,* v. 23, n. 1, p. 33-47, 1997.

STEWART, M. J. Fundamental locomotor skills. In: CORBIN, C. *A text book of motor development.* Dubuque: William C. Brown, 1980.

STOPPARD, M. *Gravidez, concepção e parto.* Porto: Civilização, 2009.

_____. *Primeiras competências do bebê*: jogos criativos para incentivar a aprendizagem. Porto: Civilização, 2010.

SUGDEN, D. A.; WRIGHT, H. C. *Motor coordination disorders in children.* London: Sage, 1998.

TABORDA, W.; DEUTSCH, A. D. *A bíblia da gravidez.* 3. ed. São Paulo: CMS, 2011.

TANI, G. et al. *Educação Física escolar*: fundamentos de uma abordagem desenvolvimentista. São Paulo: EPU, 1988.

TANNER, J. M. *Growth at adolescence.* 2. ed. Oxford: Blackwell Scientific, 1962.

TOLEDO, L. Rupturas espontâneas dos tendões nos esportistas. *Rev. Bras. Ortop.,* v. 29, n. 10, 1994.

TOMELIN, G. Iniciação esportiva de atletas de orientação brasileiros. Um estudo qualitativo diagnóstico. *EFDeportes,* Buenos Aires, ano 18, n. 185, out. 2013. Disponível em: <http://www.efdeportes.com/efd185/iniciacao-esportiva-de-orientacao.htm>. Acesso em: 08 set. 2014.

TOUWEN, B. C. L. Examination of the child with minor neurological dysfunction. London: Spastics International Medical, 1979.

TURLEY, K.; WILMORE, J. H. Cardiovascular responses to treadmill and cycle ergometer exercise in children and adults. *J. Appl. Physiol.*, v. 83, n. 3, p. 948-57, 1997.

ULRICH, D. A . *Test of Gross Motor development.* Austin (TX): PRO-ED, 1985.

FUNDO DAS NAÇÕES UNIDAS PARA A INFÂNCIA (UNICEF). *Situação mundial da infância.* Brasília: Unicef, 2000.

_____. *Situação mundial da infância 2008*: sobrevivência infantil. 2008. Disponível em: <http://www.unicef.org/brazil/pt/sowc2008_br.pdf>. Acesso em: 8 set. 2014.

VELDHUIS, J. D. et al. Somatotropic and gonadotropic axes linkages in infancy, childhood and the puberty-adult transition. *Endrocr. Rev.*, v. 27, n. 2, p. 101-40, 2006.

VICTORA, C. G. et al. Maternal and child undernutrition: consequences for adult health and human capital. *Lancet*, v. 371, p. 340-57, 2008.

VIEIRA, V. R. Obesidade mata um paulistano a cada sessenta horas. *Destak*, São Paulo, p. 2, 14. jul. 2008.

VINET, A. et al. Cardiovascular responses to progressive cycle exercise in healthy children and adults. *Int. J. Sports Med.*, v. 23, n. 4, p. 242-6, 2002.

VITALLE, M. S. S. et al. Índice de massa corporal, desenvolvimento puberal e sua relação com a menarca. *Rev. Assoc. Med. Bras.*, v. 49, n. 4, p. 429-33, 2003.

VYGOTSKY, L. S.; LURIA, A. R.; LEONTIEV, A. N. *Linguagem, desenvolvimento e aprendizagem.* São Paulo: EDUSP, 1998.

WATSON, A. S. Children in sport. In: BLOOMFIELD, J.; FRICKER, P. A.; FITCH, K. D. (Ed.). *Science and medicine in sport.* Richmond: Blackwell, 1995. p. 495-527.

WEINECK, J. *Biologia do esporte.* São Paulo: Manole, 2005.

_____. *Treinamento ideal.* São Paulo: Manole, 2003.

WEISSTAUB, G. et al. Copper, iron, and zinc status in children with moderate and severe acute malnutrition recovered following WHO protocols. *Biol. Trace Elem. Res.*, v. 124, n. 1, p. 1-11, 2008.

WICKSTROM, R. L. Developmental kinesiology: maturation of basic motor patterns. In: WILMORE, J.; KEOGH, J. *Exercise and sport sciences reviews.* Waltham: Academic, 1975. v. 3.

_____. *Fundamental motor patterns.* 3. ed. Philadelphia: Lippincott, Williams and Wilkins, 1983.

WILD, M. The behavior pattern of throwing and some observations concerning its course of development in children. *Res. Q.*, v. 9, p. 20-4, 1938.

WINNICOTT, D. W. *A família e o desenvolvimento individual*. São Paulo: Martins Fontes, 1997.

WILMORE, J. H.; COSTILL, D. L. *Fisiologia do esporte e do exercício*. 2. ed. São Paulo: Manole, 2001.

WONG, J. C.; GREGG, J. R. Knee, ankle, and foot problems in the pre-adolescent and adolescent athlete. *Clin. Podiatr. Med. Surg.*, v. 3, n. 4, p. 731-46, 1984.

WORLD HEALTH ORGANIZATION (WHO). *Obesity*: preventing and managing the global epidemic: Report of a WHO Consultation. Geneva: World Health Organization, 2000.

_____. *WHO child growth standards*: methods and development. Length/height-for-age, weight-for-age, weight-for-length, weight-for-height and body mass index-for-age. 2006. Disponível em: <http://www.who.int/childgrowth/standards/Technical_report.pdf>. Acesso em: 8 set. 2014.

YAZLLE, M. E. H. D. Nutrição na gestação e lactação. In: DUTRA DE OLIVEIRA, J. E.; MARCHINI, J. S. *Ciências nutricionais*. São Paulo: Sarvier, 1998. p. 253-63.

YLIKORKALA, O.; VIINIKKA, L.; LEHTOVIRTA, P. Effect of nicotine on fetal prostacyclin and thromboxane in humans. *Obstet. Gynecol.*, v. 66, n. 1, p. 102-05, 1985.

ZEFERINO, A. M. B. et al. Acompanhamento do crescimento. *J. Pediatr. (Rio J.)*, v. 79 (supl. 1), S23-S32, 2003.

ZITO, M. Lesões musculoesqueléticas em jovens atletas: as novas tendências. In: GOULD III, J. A. *Fisioterapia na ortopedia e na medicina do esporte*. São Paulo: Manole, 1993. p. 621-44.

ZITTEL, L. L. Gross motor assessment of preschool children with special needs: instrument selection considerations. *APAQ*, v. 11, n. 3, p. 245-60, 1994.

ZUCKERMAN, B. et al. Effects of maternal marijuana and cocaine use on fetal growth. *N. Engl. J. Med.*, v. 320, p. 762-8, 1989.

Sobre o Livro
Formato: 21 x 28 cm
Mancha: 15 x 21,5 cm
Papel: Offset 90g
nº páginas: 320
1ª edição: 2016


Equipe de Realização
*Assistência editorial*
Liris Tribuzzi

*Assessoria editorial*
Maria Apparecida F. M. Bussolotti

*Edição de texto*
Gerson Silva (Supervisão de revisão)
Oitava Rima (Preparação do original e copidesque)
Gabriela Teixeira, Roberta Heringer de Souza Villar e Iolanda Dias (Revisão)

*Editoração eletrônica*
Évelin Kovaliauskas Custódia (Capa, projeto gráfico e diagramação)
Ricardo Howards (Ilustrações)

*Fotografia*
ostill, Oksana Kuzmina, Matthew Cole, Andrii Muzyka e Flashon Studio | Shutterstock (Fotos de capa)
Ulysses Neto (Fotos de miolo)
Juan Pedro Lazzaro Martorell Mendes, Rafael Luna Torres e Simone Sagres Arena (Modelos | Fotos de miolo)

*Impressão*
Intergraf Ind. Gráfica Eireli